監修者のことば

「働き方改革」が国を挙げて進められていますが、「医師の働き方改革」も例外ではありません。その中で、医師との協働を根幹理念とする看護師の育成は課題であり、長い間、検討されてきました。やがて「特定行為に係る看護師の研修制度」を可能にする「新保健師助産師看護師法（新保助看法）」が施行され、法を後ろ盾としてその動きが活発になってきています。

今回、本書を執筆したのは「新保助看法」の施行に先駆けて開設された「藤田保健衛生大学（現藤田医科大学）大学院保健学研究科保健学専攻看護学領域急性期・周術期分野」のFujita Nurse Practitioner（FNP）養成コースを修了したメンバーです。その修了生の同窓会である「櫻下会」を主導してきた彼らは、「医師の心もわかる」優秀な看護師です。心臓血管外科医である私は以前、仲間とともに、疲弊する外科医の処遇改善を目指し中間職種としてのフィジシャン アシスタント（PA）の創設を目指しましたが、日本の法律に合致したFNP櫻下会の働きぶりは、それに近い存在となったと感無量です。

そんな経験豊かな彼らが、今回「ドレーン管理」に関して執筆するという機会を得たことで、ドレーンの基本的な内容から特定行為に至るまで、彼らがもつ幅広い知識をより多くの方に伝えることができることになりました。これから看護師として実践の場に立つ方も、看護師としてレベルアップを目指す方にとっても、有意義な内容になっていると確信しています。

大学院で濃密に医学を学び、その後十分な臨床経験を医師とともに積んできた彼らが執筆した本書を、座右に置いて活用していただければ幸いです。

2021年3月

名古屋女子大学健康科学部健康栄養学科 教授
藤田医科大学医学部 兼 大学院保健学研究科 客員教授
渡邊　孝

本書を手にされた看護師の皆さまへ

医療現場は時代とともに変化し続けています。その中で看護師に必要とされる知識や技術も変化し、より高いレベルのものが求められるようになってきています。

今回、本書の執筆に関わったメンバーは、全員「診療看護師（NP)」です。現在 NP にはプライマリとクリティカルの 2 領域がありますが、本書の執筆を担当した者はほとんどが 38 行為 21 区分のすべての特定行為の認証を受けたクリティカル領域の NP で、外科、内科、救急、麻酔の領域をはじめとする分野で活動しています。

（一社）日本 NP 教育大学院協議会は、診療看護師（NP）の定義を「本協議会が認める NP 教育過程を修了し、本協議会が実施する NP 資格認定試験に合格した者で患者の QOL 向上のために医師や多職種と協働し、倫理的かつ科学的根拠に基づいた一定レベルの診療を行うことができる看護師」としています。一部を除く大学院修士課程（2 年課程）では、「心嚢ドレーンの抜去」「胸腔ドレーンの抜去」「腹腔ドレーンの抜去」「創部ドレーンの抜去」を含むすべての特定行為が実施できるよう医学知識を学び、臨床実習を経てその認証を受けています。

特定行為を実施するにあたり、個々の症例の病態や術式を理解することはもちろん、例えば「ドレーン管理」においては、そのドレーンがどのような目的で、どこにどのような方向で留置されているのか、排液の色、性状、量は想定される範囲内か、抜去する際はどのような方向にどのくらいの力加減で行えばよいのか、ドレーンの抜去による合併症等々、ドレーン抜去までに至る行為や技術のポイントはたくさんあります。本書では、基本的な知識に加えて、その裏側で持っておくべき知識を私たちの経験も踏まえて、できるだけわかりやすく網羅しています。

この本が、若手の看護師の皆さん、看護師に復帰された皆さん、そして、特定行為を実践される皆さんにとっても、「ドレーン管理」の道しるべになることができれば、この上ない喜びです。

2021 年 3 月

藤田医科大学病院
中央診療部 FNP 室
廣末　美幸

本書の見方

本書では、ドレーン管理について、「ドレーン管理の基本を知る」「看護師が行うドレーン管理」「ドレーン管理の実践」「ドレーン管理の臨床お助けガイド」という大きく４項目にわけて、解説をしています。

ドレーン管理の基本を知る

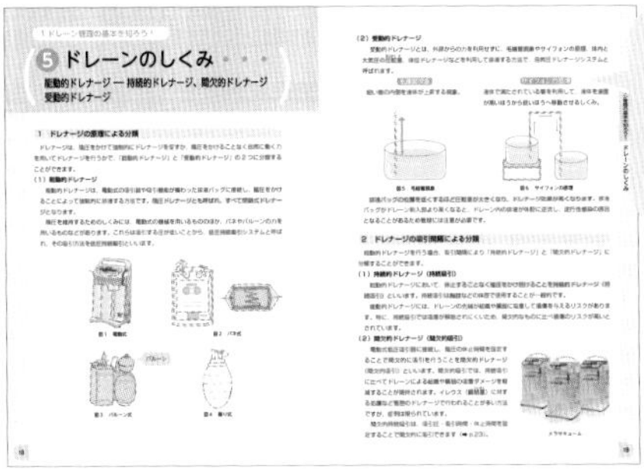

ドレーンの基本的なしくみを説明しています。

看護師が行うドレーン管理

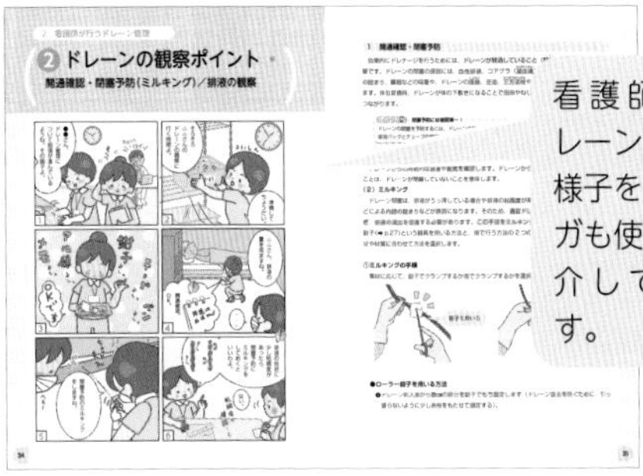

看護師のドレーン実践の様子を、マンガも使って紹介しています。

ドレーン管理の実践

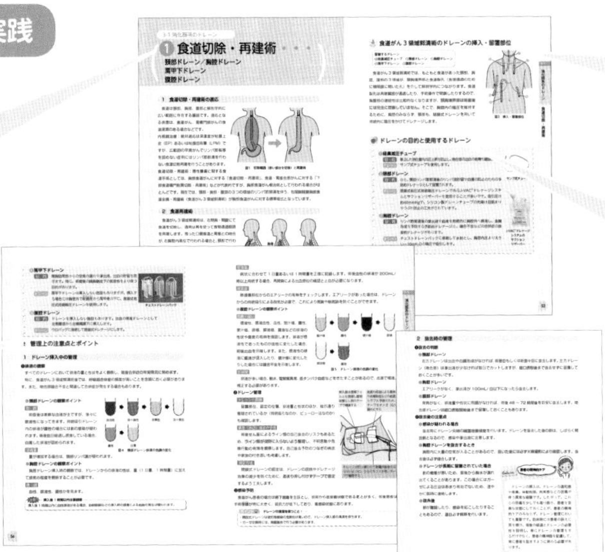

部位別・術式別で、具体的に解説しています。

ドレーンの挿入・留置部位を示しています。

ドレーンを行う目的と使用するドレーンを示しています。

ドレーン留置時の注意点を解説しています。

看護師からのアドバイス的な内容です。

ドレーン管理の臨床お助けガイド

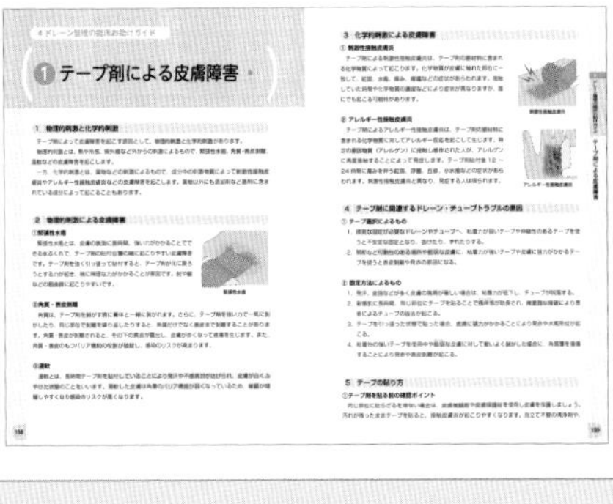

ドレーン管理中に起こりがちな事例を挙げています。いざというときに役立つ情報です。

◆アイコンの説明

ポイント	基本としておさえておきたい点です	重要！	しっかりおさえたい重要な点です
参考	知っておくと役立つ＋α情報です	注意！	忘れがちですが知っておきたい点です

※ 本書は、原則として2021年1月現在の情報をもとに編集しています。
※ 本書で取り上げられている術式や手順などの内容は、病院によって異なることがあります。

CONTENTS

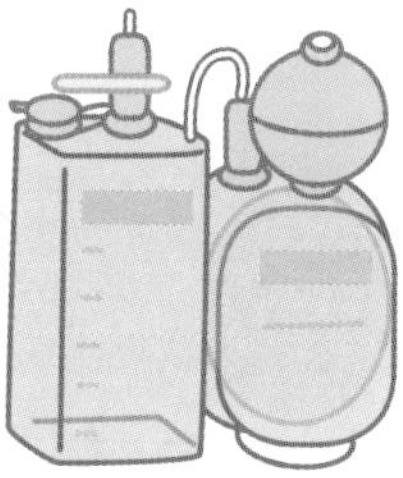

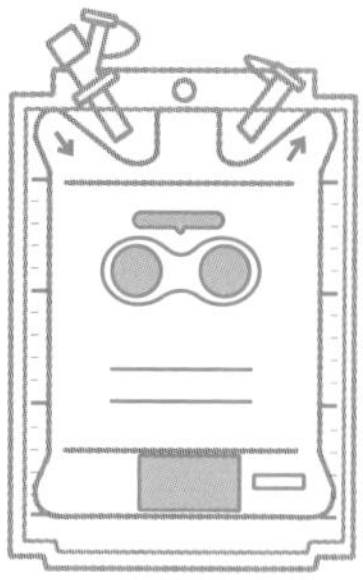

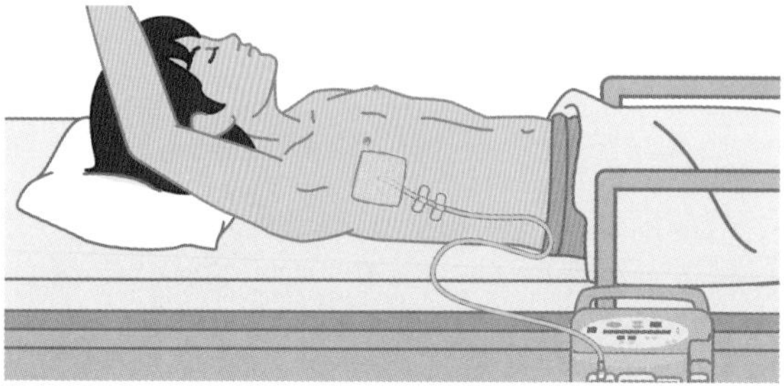

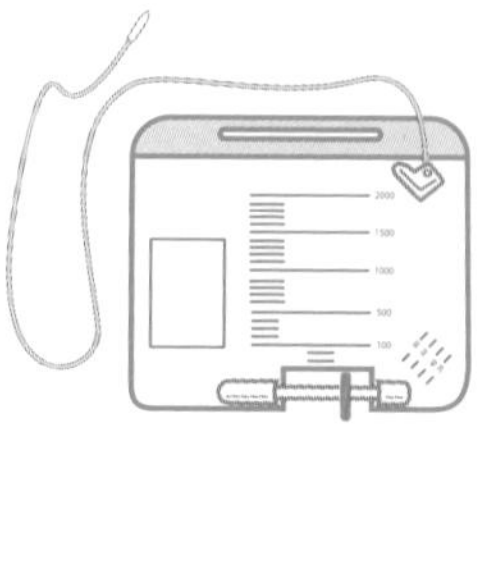

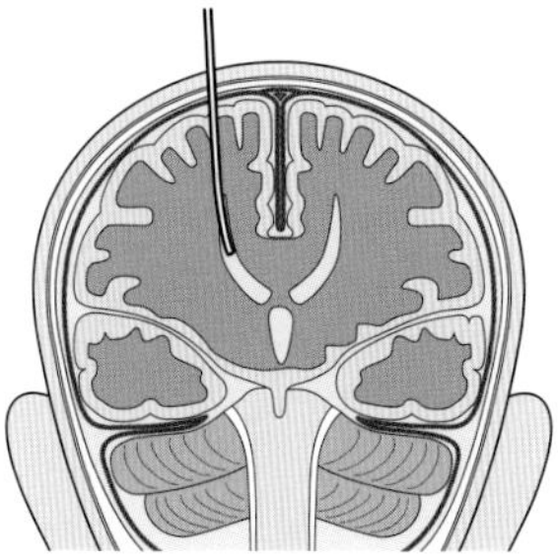

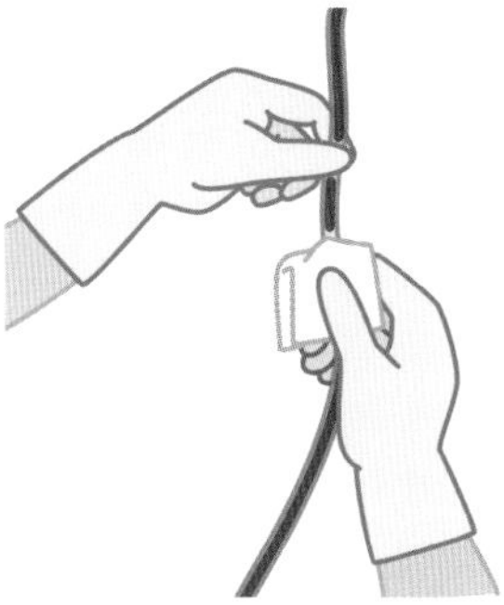

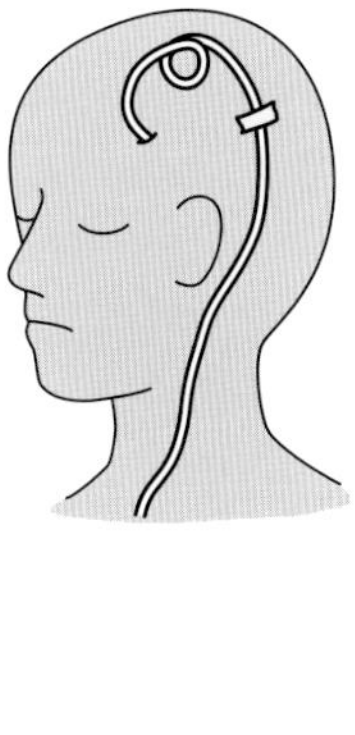

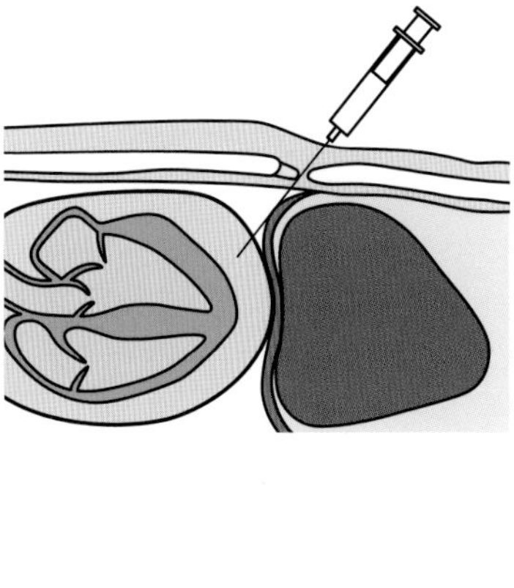

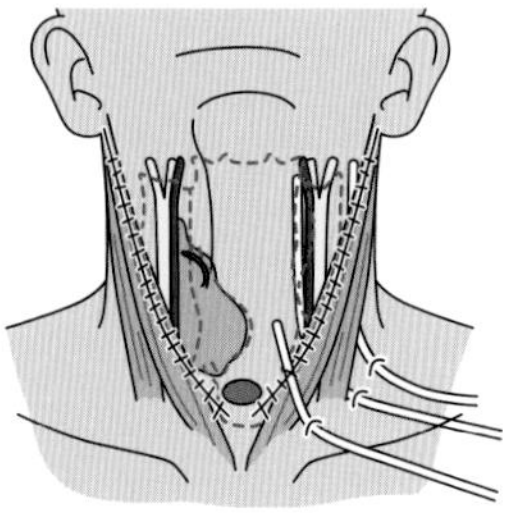

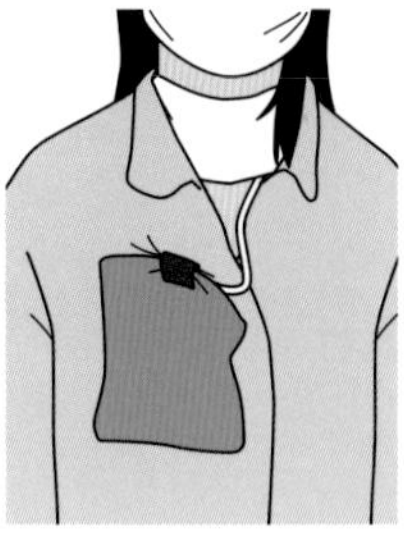

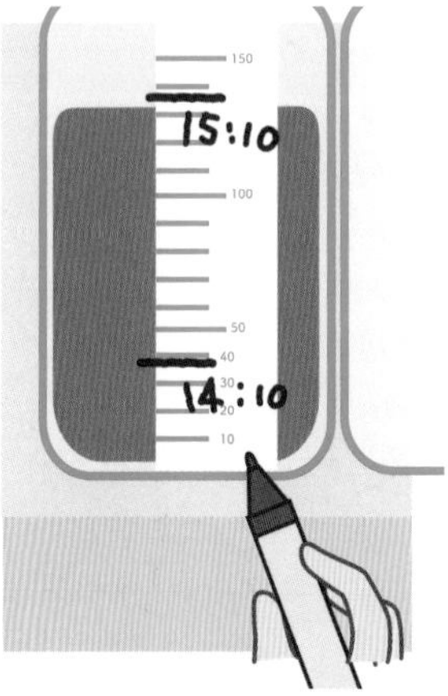

15:10
14:10

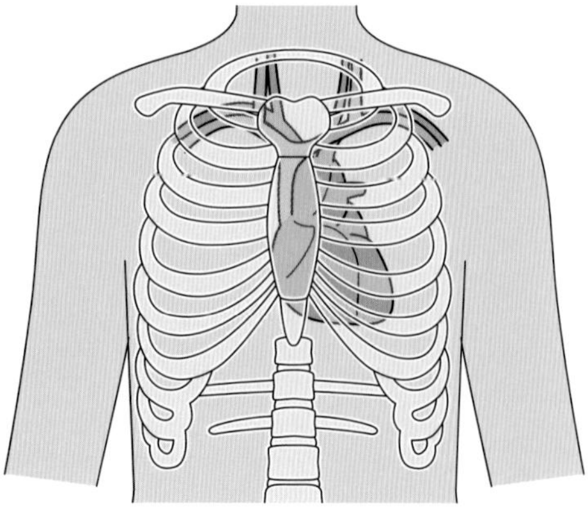

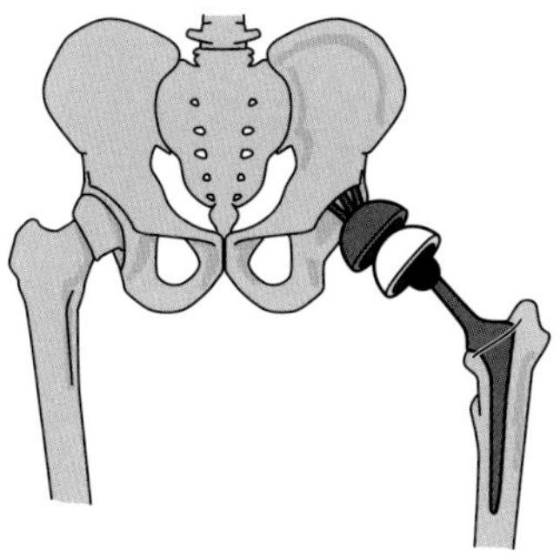

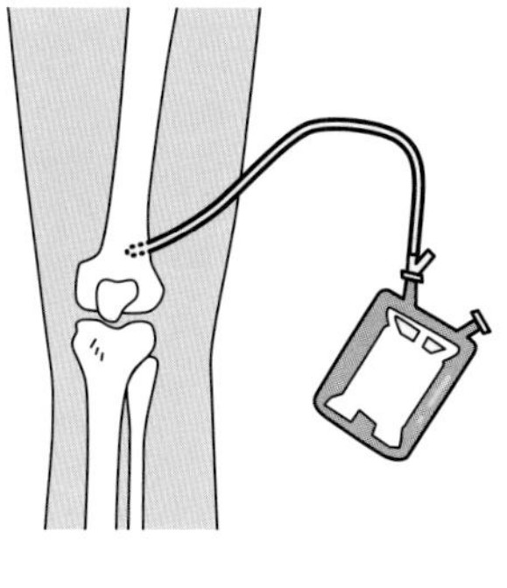

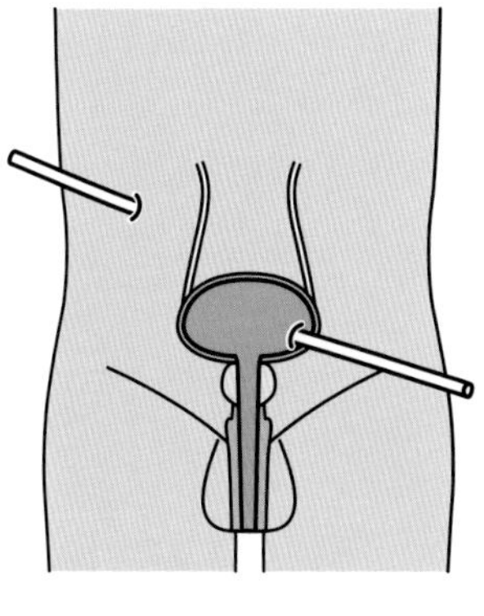

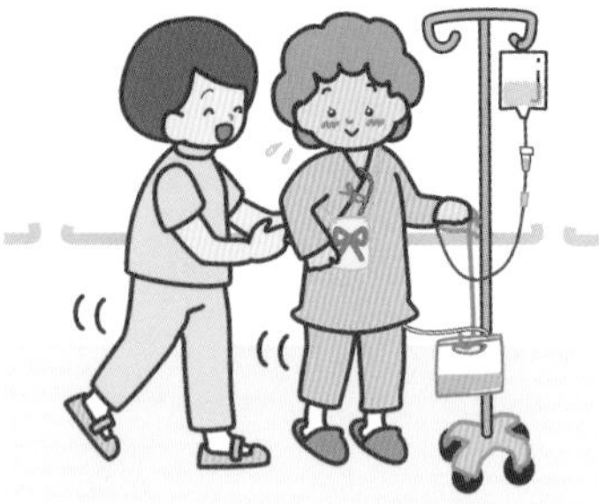

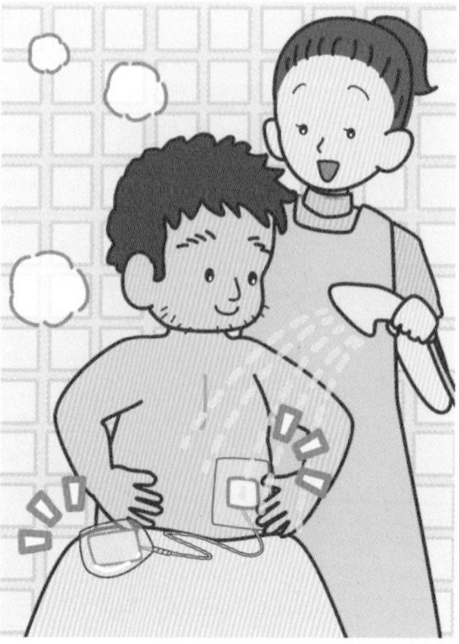

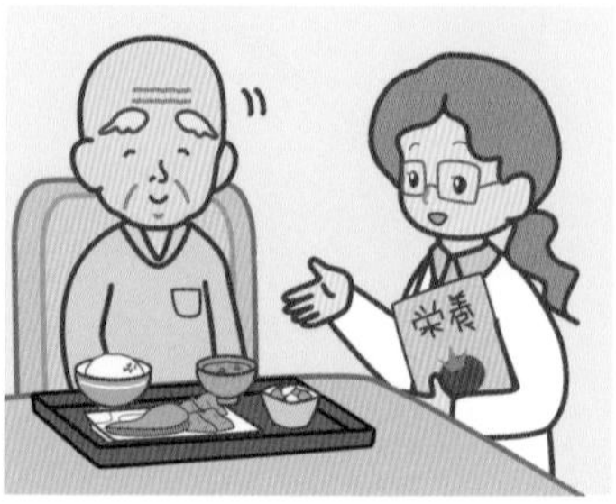
栄養

第1章

ドレーン管理の基本を知ろう！

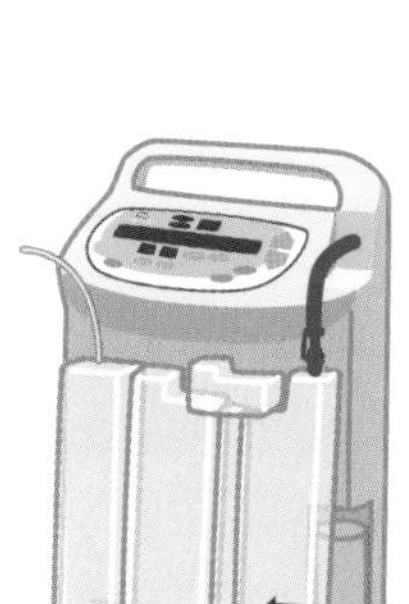

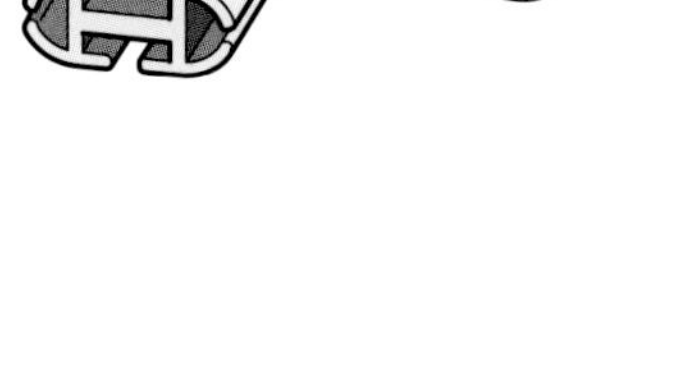

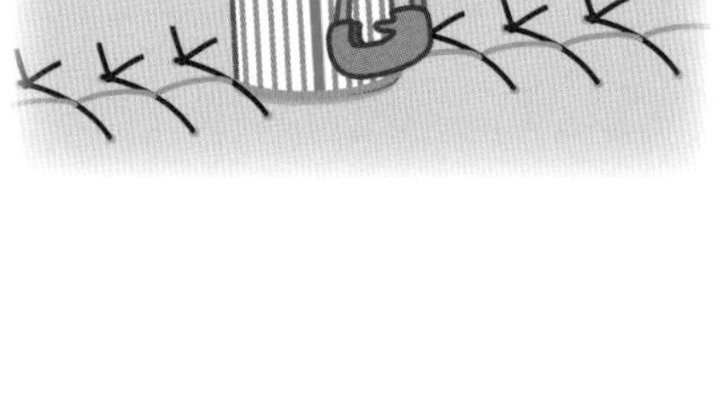

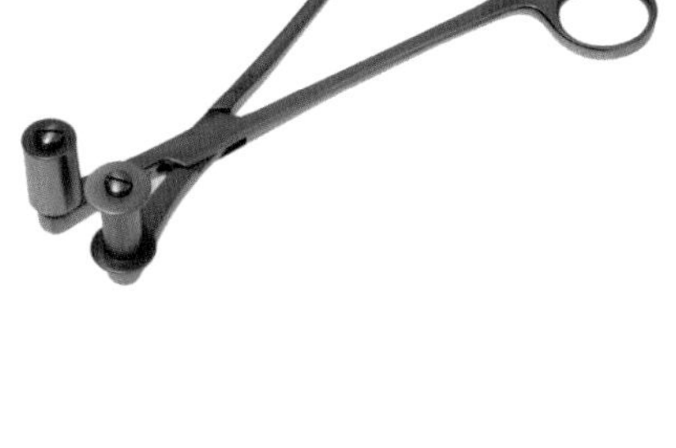

1 ドレーンとは？

どんなときにドレーンが必要か／抜去までの流れ

1　ドレーンの目的

感染のコントロールや減圧目的で血液・膿《のう》・滲出液《しんしゅつえき》・消化液などを体外に排出することを**ドレナージ**と呼び、そのために使用する管を**ドレーン**といいます。

ドレーンは、術後管理として**出血・縫合《ほうごう》不全・感染**などの情報を得るために留置されます。

2　留置部位

ドレーンの使用部位は全身の多岐にわたり、体液が最も貯留しやすい部位に留置されます。また縫合部への負担軽減として、「胆管」や「消化管」の管腔内に減圧ドレナージを留置することもあります。

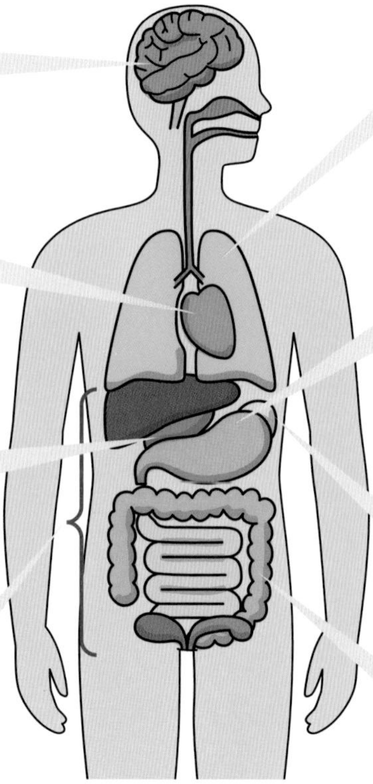

図1　主なドレーンと働き

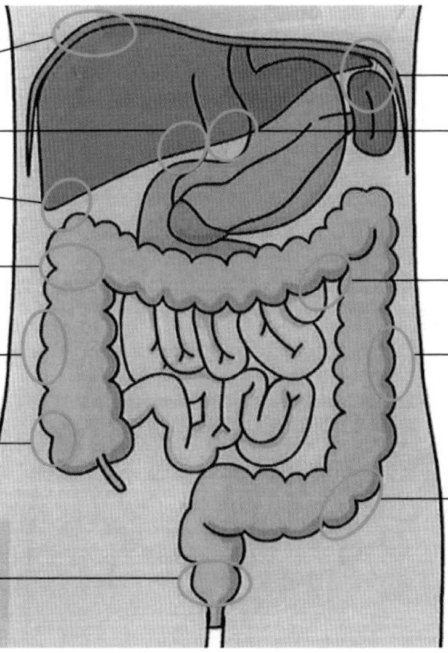

図2　体液が貯留しやすい部位

※ ダグラス窩

腹膜腔の一部で、子宮と直腸の間に存在します。直腸子宮窩ともいいます。子宮は女性にしかないため、ダグラス窩は女性にしか存在しません。男性の場合は、同様の位置に対応する場所を正式には膀胱直腸窩と呼びますが便宜的にダグラス窩と呼ばれることがあります。

3　挿入方法

ドレーンには、手術時に挿入する方法と、経皮的・内視鏡的に挿入する方法の2種類があります。

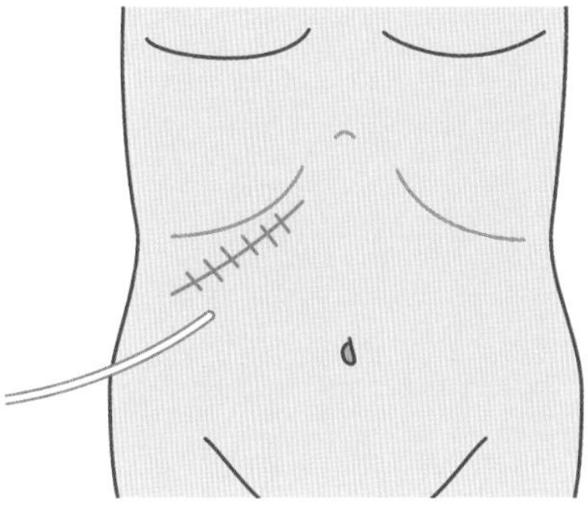

図3　手術時に挿入

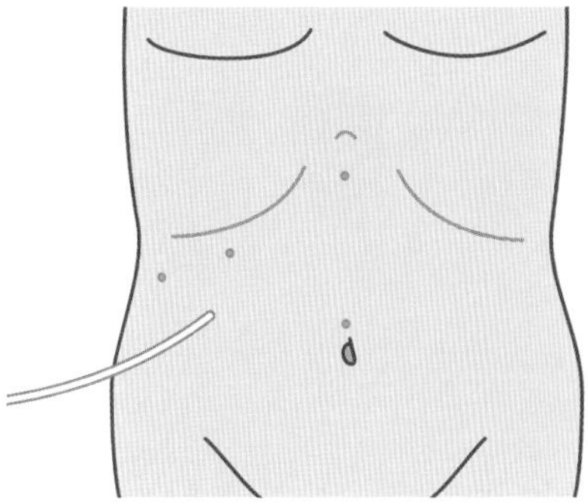

図4　経皮的・内視的に挿入

4　固定法

ドレーンを固定する際には、**屈曲《くっきょく》**や**閉塞**しないよう、患者の苦痛にならない部位で固定をします。また、自然抜去や迷入《めいにゅう》などが起こらないように、患者の状況に応じた方法で固定します。

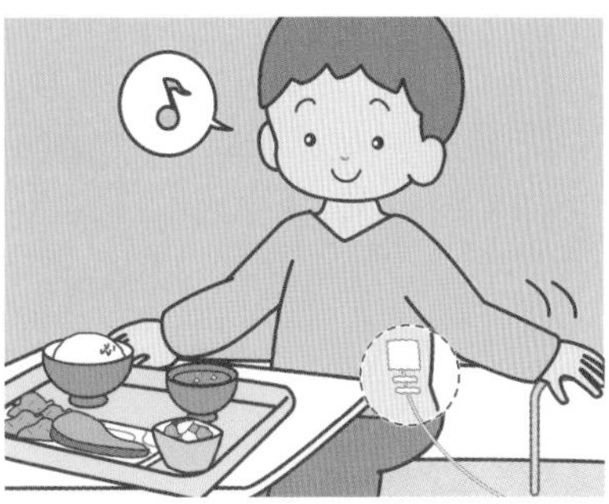

図5　ドレーンの固定法

5　ドレーン管理方法

ドレーンの固定がきちんと行われているか、ドレーン挿入部に感染徴候がないか、排液の状態はどうかなどを確認します。

・バイタルサインの観察（体温上昇や発汗などがある場合は、感染徴候も併せて確認）

・ドレーン挿入部の観察（挿入位置とドレーンの種類を確認、必要な長さが挿入されているか・ドレーンの固定部位に異常はないか確認、ドレーンの挿入部位の発赤や腫脹《しゅちょう》・疼痛《とうつう》・滲出液の異常などを確認）

・排液の観察（排液の色・性状・量・臭いなどを確認）

→量の増加や異臭の出現など、通常の経過にあてはまらない性状の変化を認めた場合は、全身状態を評価し、場合によっては緊急手術の準備も考慮します。

→血性が強くなれば**出血**を疑い、混濁すれば**感染**や縫合不全を、褐色となれば**膵液漏**を疑い対応します。

→排液が急激に減少した場合は、ドレーンの屈曲や閉塞を疑います。ドレーン刺入部から排液バッグまで確認し、屈曲やねじれがないかを確認します。特にパジャマ着用時のズボンのゴムによる屈曲などにも注意しましょう。

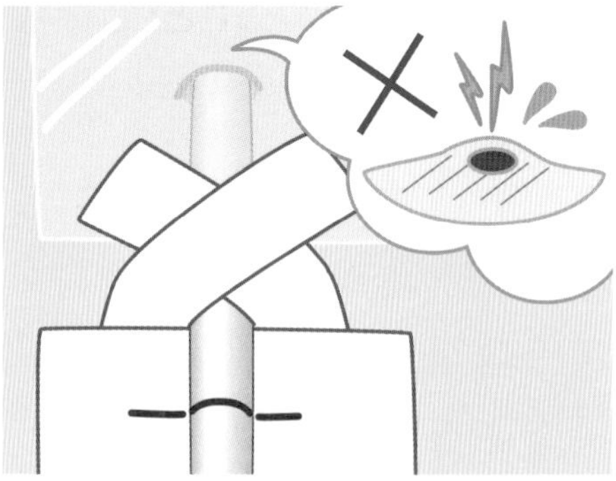

図6　ドレーン挿入部の観察

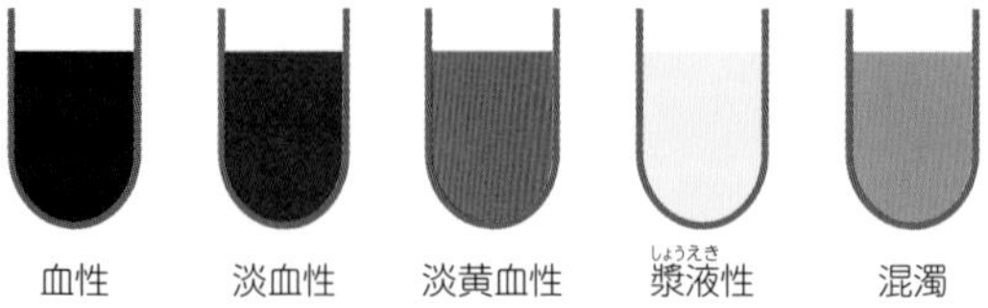

図7　ドレーンの排液の色

6　ドレーンの抜去

ドレーンの留置期間や抜去時期は、排液の性状や量に応じて決まります。逆行性感染予防のためにも、性状や量ともに通常経過で、術後合併症がないと判断されたものに関しては、早急に抜去します。

表1　ドレーンの抜去時期の目安

予防的ドレーン	食事開始後など縫合不全が起きていないことを確認してから抜去
情報的ドレーン	通常は１～２日で抜去することが多い
治療的ドレーン	ドレーンの性状や量から判断し、漿液性の排液が減少したことを確認し抜去

② ドレーン挿入による影響

疼痛／出血／逆行性感染／体位制限／行動制限／皮膚障害

ドレナージは、創傷部の滲出液《しんしゅつえき》や血液の排出を促し治癒を促進する、創傷部の状態を知る、感染を予防するなどの利点がある一方で、次のような影響を及ぼすこともあります。

①ドレーンを留置することによる刺激、疼痛《とうつう》、出血、また腸管や吻合《ふんごう》部の機械的損傷

②創傷部や体腔が外界と通じていることによる、逆行性感染の可能性

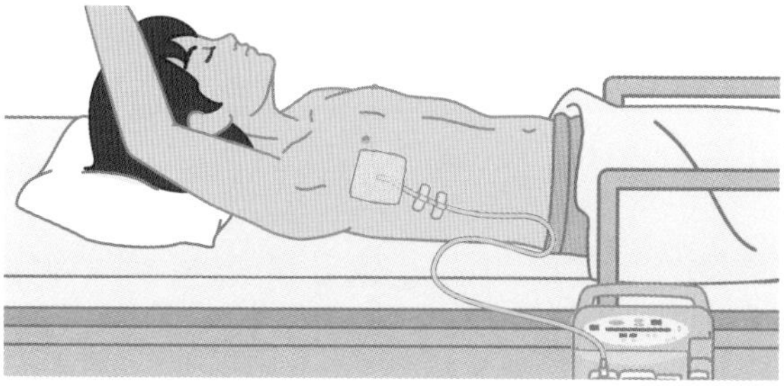

逆行性感染の予防策

- ドレーン刺入部より排液バッグが低い位置になるように管理する。
- 排液バッグが直接床につかないようにする。
- ベッド脇にドレーンを入れるバッグやケースを用意する。
- 必要のなくなったドレーンは速やかに抜去する。

③ドレナージ効果を促すための体位制限、及びチューブや排液バッグを装着することによる行動の制限

・身体的苦痛への支援

身体的苦痛には、ドレーン挿入部の自発痛、固定や体動に伴う痛み、処置に伴う不快などがあります。ドレーンのズレによる痛みを防止するために、確実な固定（2か所が望ましい）が必要です。これは同時に自己抜去、自然抜去の防止にもつながります。また鎮痛薬を使用する場合は、使用前の痛みの程度と使用後の薬効のアセスメントを行い、制限内で可能な安楽な体位や、ドレーンの固定方法などの検討が必要になります。

・精神的苦痛への支援

患者が味わう精神的苦痛には、ドレーンの挿入期間や、体動制限などへの不安や拘束感などがあります。術後の経過や留置期間、安静度拡大などを患者に説明することで不安の軽減をはかります。ドレーン挿入によるボディイメージの変化、家族・他人からの視線が気になるなどの精神的苦痛を最小限にできるように、患者からの苦痛の訴えなどに傾聴し、それを改善するために支援することが大切です。

④出血、滲出液、特に消化液（膵液《すいえき》や胆汁《たんじゅう》などのアルカリ液）が皮膚に付着することによる、ドレーン周囲の皮膚障害の発生

開放式ドレーンの場合は、消化液が皮膚に付着すると皮膚障害を起こすことがあります。ドレーン周囲に皮膚の発赤が見られた場合には、皮膚保護材を貼付します。

③ ドレナージの目的による分類

予防的ドレナージ／情報的ドレナージ／治療的ドレナージ

1　ドレナージの目的

ドレナージの目的は、「**予防的ドレナージ**」「**情報的ドレナージ**」「**治療的ドレナージ**」の３つに分類されます。

表１　ドレナージの目的別分類

予防的ドレナージ	主に手術後の管理として予防的にドレーンが挿入され、出血や滲出液《しんしゅつえき》の貯留を防止することで、感染や臓器障害の予防を目的とする。
情報的ドレナージ	手術後の出血や縫合《ほうごう》不全による消化液の漏出《ろうしゅつ》など、手術に伴う異常の早期発見を目的とする。
治療的ドレナージ	体内に貯留した液体や気体を体外に排出させることにより、臓器障害や病状が進行しないようにすることを目的とする。

2　予防的ドレナージ

手術により発生する出血や滲出液、リンパ節郭清《かくせい》によるリンパ液が体内に貯留しないように体外に排出させる目的と、万が一縫合不全を発症した場合に、早期に診断・治療を開始する目的のために挿入します。

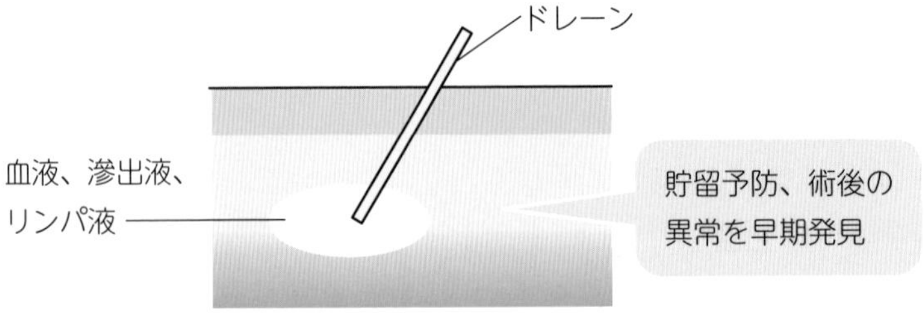

図１　予防的ドレナージ

表２　予防的ドレナージの利点と欠点

利　点	欠　点
・術後出血が早期に発見できる ・体液の貯留を予防することで、感染を防止できる ・縫合不全や感染が生じた場合、情報的ドレナージとなり、治療的ドレナージとなって再手術を回避できることもある	・逆行性感染の可能性がある ・ドレーン刺入部や排液口の清潔管理が必要となる ・疼痛《とうつう》を伴う場合がある ・臓器を圧迫・損傷する場合がある ・体液を喪失する

3　情報的ドレナージ

術後出血や縫合不全など、術後の異常が危惧される場合に早期発見を目的として挿入されます（予防的ドレナージと重複する部分があります）。

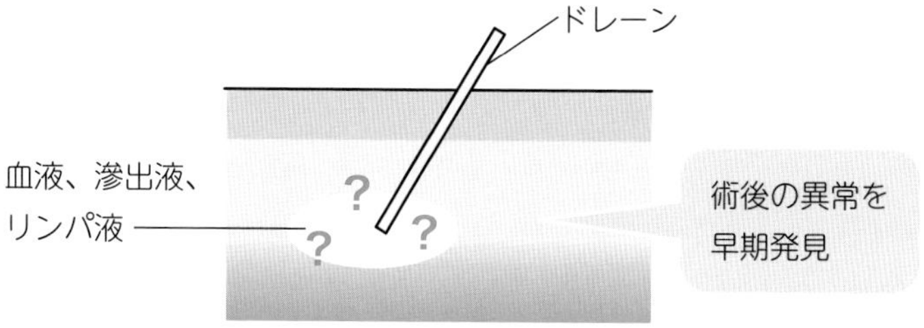

図２　情報的ドレナージ

4　治療的ドレナージ

腹膜炎などによる腹腔内膿瘍《のうよう》や、貯留した排液を体外に排出させる目的のために挿入します。予防的ドレナージから移行する場合や手術時に挿入されたり、形成された膿瘍腔に体外から超音波ガイド下に挿入されたりする場合があります。治療が終了するまで長期間の留置が必要になる場合があります。

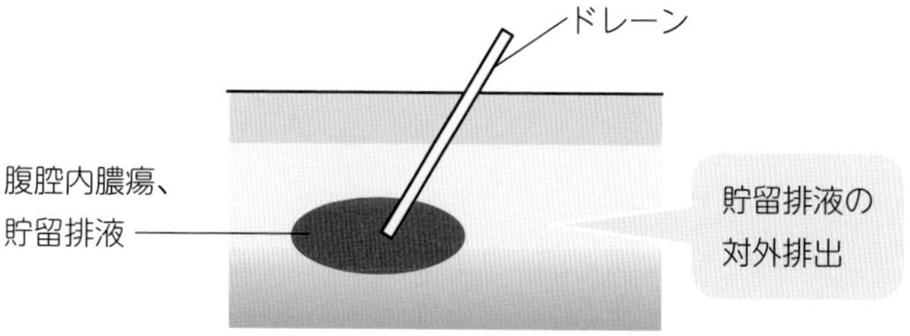

図３　治療的ドレナージ

表３　各ドレナージの適応

<table>
<tr><th>分　類</th><th>適　応</th></tr>
<tr><td>予防的ドレナージ</td><td rowspan="2">心嚢《しんのう》・縦隔《じゅうかく》・胸骨下ドレナージ（心臓手術）
胸腔ドレナージ（肺手術・食道手術）
脳室ドレナージ（脳手術）
縫合部・吻合《ふんごう》部ドレナージ
切離部ドレナージ
皮下ドレナージ
右横隔膜下ドレナージ（肝切除術）
ウィンスロー孔ドレナージ（胃切除術）
ダグラス窩《か》ドレナージ（直腸・S状結腸切除術）
モリソン窩ドレナージ（消化管手術）
など</td></tr>
<tr><td>情報的ドレナージ</td></tr>
<tr><td>治療的ドレナージ</td><td>脳室ドレナージ（水頭症）
心嚢ドレナージ（心タンポナーデ）
胸腔ドレナージ（気胸・血胸）
胆道ドレナージ（閉塞《へいそく》性黄疸・胆汁《たんじゅう》うっ滞）
イレウス管（腸閉塞）
など</td></tr>
</table>

4 ドレーンの排液方法による分類・閉鎖式ドレーン／半閉鎖式ドレーン／開放式ドレーン

1 ドレーンの排液方法

ドレーンは、排液方法によって「**閉鎖式ドレーン**」「**半閉鎖式ドレーン**」「**開放式ドレーン**」の３つに分類されます。

排液方法は、ドレナージの目的や部位、患者の状態に応じて選択されます。また、それぞれの排液方法に合ったドレーンや排液バッグなどを用います。ドレーンの素材としては、組織反応性が低く、排液効率がよく、適度な強度を備えたＸ線造影性のものが理想的です。これらの条件を満たすために、材質や構造にさまざまな工夫がされた種々の製品があります。

2 閉鎖式ドレーン

閉鎖式ドレーンは、ドレーンを貯留用のドレーンバックなどにつないでドレーン内の陰圧を利用して排液する方法です。

表１　閉鎖式ドレーンのメリットとデメリット

メリット	デメリット
・感染が起こりにくい ・ドレナージの圧を調整しやすい ・排液量の計測がしやすい ・排液量の採取が容易	・詰まりやすい ・患者の体動が制限される ・ドレーンバックとドレーンをつなぐ連結管が必要となり、ドレーンの確実な固定が必要

3 半閉鎖式ドレーン

半閉鎖式ドレーンは、開放式ドレーンにパウチを装着したものです。半閉鎖式ドレーンはドレナージがよく効いて感染が起こりにくいですが、パウチの管理に習熟が必要という欠点があります。

4　開放式ドレーン

開放式ドレーンは、ドレーンの一端を切離開放したままで毛細管現象を利用して排液する方法です。ペンローズドレーンなどを用い、ドレーンが脱落したり、迷入《めいにゅう》したりする（体内に入り込む）ことがないように安全ピンや糸をドレーンに固定し、排液を受けるため滅菌ガーゼで覆います。ドレナージ効果は高いですが、逆行性感染の可能性が高くなるデメリットがあります。

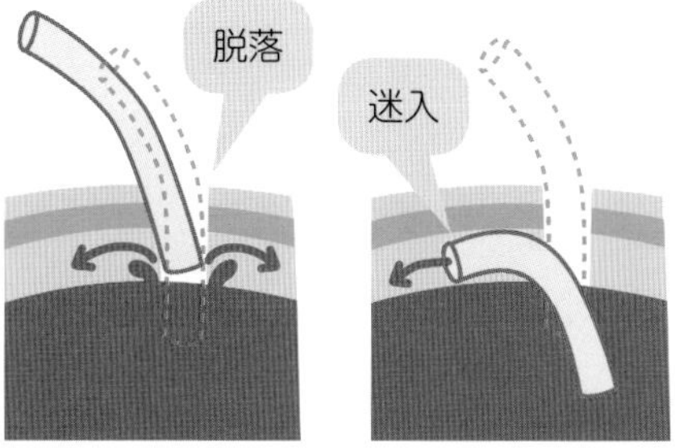

図1　ドレーンのトラブル（脱落・迷入）

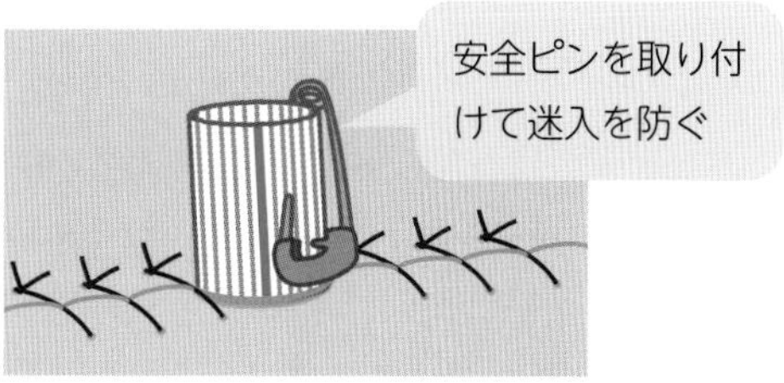

図2　ペンローズドレーンの迷入防止策

表2　排液方法によるドレナージの分類

	閉鎖式	半閉鎖式	開放式
種類	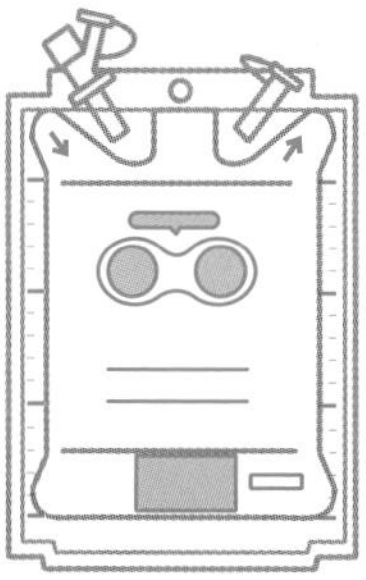	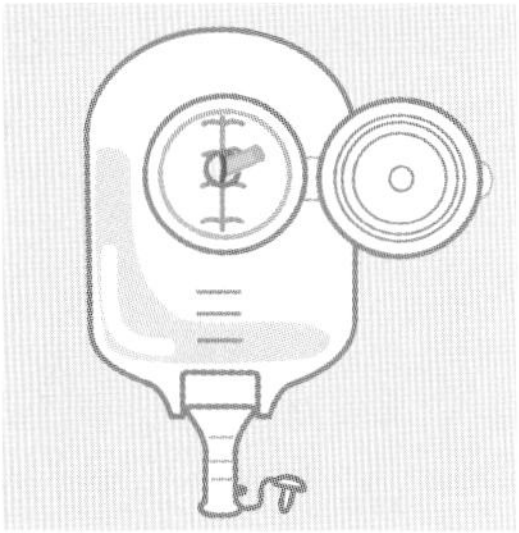	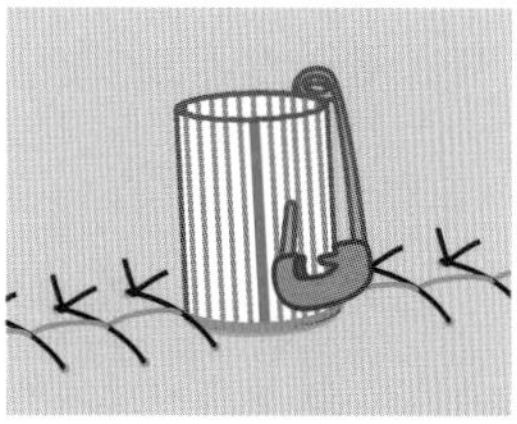
方法	ドレーンの一端を貯留用のドレーンバックにつないで陰圧をかけて排液を促す。（能動的）	開放式ドレーンにパウチを装着。（受動的）	ドレーンの一端は切離開放。フィルム型ドレーンを使用。（受動的）
メリット	• 逆行性感染のリスクが低い。 • ドレナージ圧を調整しやすい。 • 排液量の計測採取が容易である。 • 排液の性状を細かく観察しやすい。	• ドレナージ効果が大きい。	• ドレナージ効果が大きい。
デメリット	• 体動が制限される。	• パウチ管理が困難。	• 逆行性感染のリスクが高い。

5 ドレーンのしくみ・・・

能動的ドレナージ ― 持続的ドレナージ、間欠的ドレナージ 受動的ドレナージ

1　ドレナージの原理による分類

ドレナージは、陰圧をかけて強制的にドレナージを促すか、陰圧をかけることなく自然に働く力を用いてドレナージを行うかで、「**能動的ドレナージ**」と「**受動的ドレナージ**」の２つに分類することができます。

（1）能動的ドレナージ

能動的ドレナージは、電動式の吸引器や吸引機能が備わった排液バッグに接続し、**陰圧**をかけることによって強制的に排液する方法です。陰圧ドレナージとも呼ばれ、すべて閉鎖式ドレナージとなります。

陰圧を維持するためのしくみには、電動式の機械を用いるもののほか、バネやバルーンの力を用いるものなどがあります。これらは吸引する圧が低いことから、**低圧持続吸引システム**と呼ばれ、その吸引方法を**低圧持続吸引**といいます。

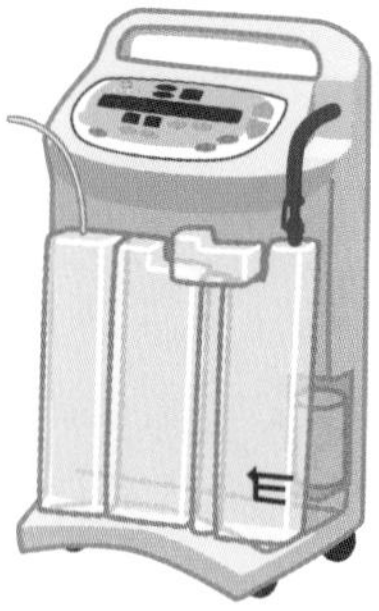

図１　電動式

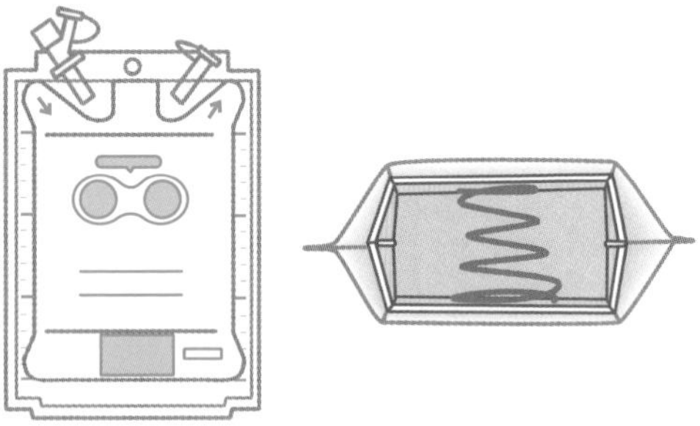

図２　バネ式

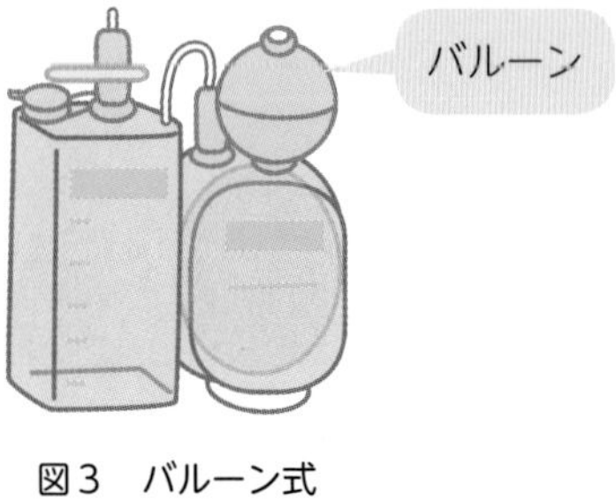

図３　バルーン式

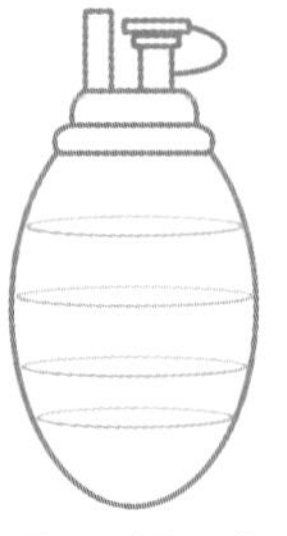

図４　握り式

（2）受動的ドレナージ

受動的ドレナージとは、外部からの力を利用せずに、**毛細管現象**や**サイフォンの原理**、**体内と大気圧の圧較《あつかく》差《さ》**、**体位ドレナージ**などを利用して排液する方法で、**自然圧ドレナージシステム**と呼ばれます。

毛細管現象

細い管の内側を液体が上昇する現象。

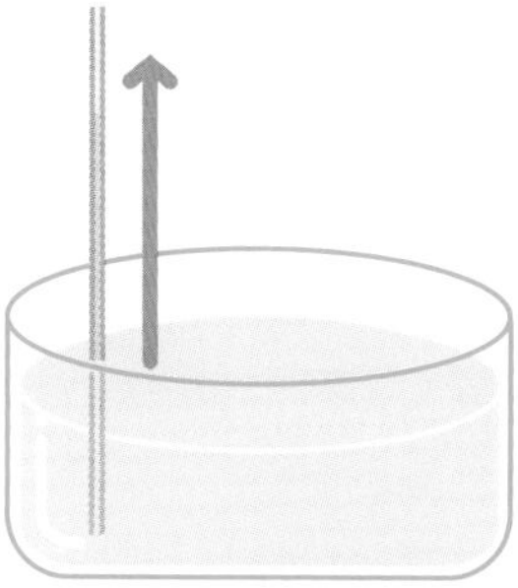

図5　毛細管現象

サイフォンの原理

液体で満たされている管を利用して、液体を**液面が高いほうから低いほうへ移動させる**しくみ。

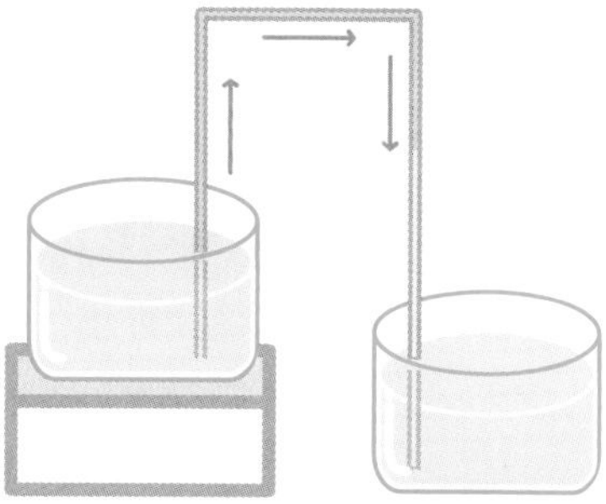

図6　サイフォンの原理

排液バッグの位置を低くするほど圧較差が大きくなり、ドレナージ効果が高くなります。排液バッグがドレーン刺入部より高くなると、ドレーン内の排液が体腔に逆流し、**逆行性感染**の原因となることがあるため管理には注意が必要です。

2　ドレナージの吸引間隔による分類

能動的ドレナージを行う場合、吸引間隔により「持続的ドレナージ」と「間欠的ドレナージ」に分類することができます。

（1）持続的ドレナージ（持続吸引）

能動的ドレナージにおいて、休止することなく**陰圧**をかけ続けることを**持続的ドレナージ**（持続吸引）といいます。持続吸引は**胸腔**などの体腔で使用することが一般的です。

能動的ドレナージには、ドレーンの先端が組織や臓器に吸着して損傷を与えるリスクがあります。特に、持続吸引では吸着が解除されにくいため、間欠的なものに比べ損傷のリスクが高いとされています。

（2）間欠的ドレナージ（間欠吸引）

電動式低圧吸引器に接続し、陰圧の休止時間を設定することで間欠的に吸引を行うことを**間欠的ドレナージ**（間欠吸引）といいます。間欠吸引では、持続吸引に比べてドレーンによる組織や臓器の吸着ダメージを軽減することが期待されます。**イレウス**（**腸閉塞《へいそく》**）に対する処置など管腔のドレナージで行われることが多い方法ですが、症例は限られています。

間欠的持続吸引は、吸引圧・吸引時間・休止時間を設定することで間欠的に吸引できます（➡ p.23）。

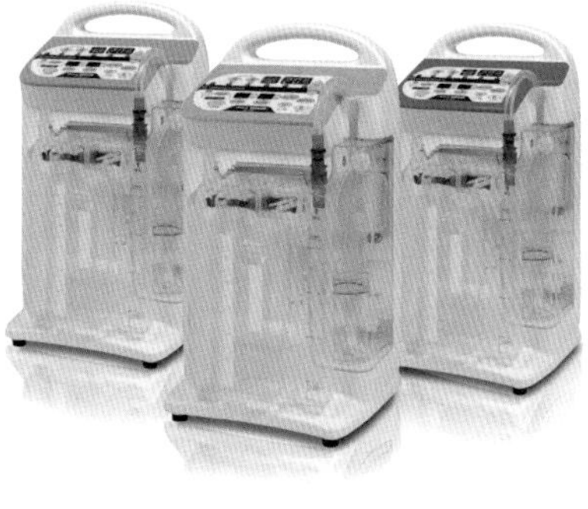

メラサキューム

⑥ ドレーン管理に必要な器具・種類と特徴

ドレーンの分類／低圧持続吸引器／パウチ式ドレーンバック／その他の器具

1　ドレーンの構造による分類

（1）フィルム型（フィルム型・多孔型・ペンローズ型）

主に**開放式ドレナージ**として使用され、ひだ状構造による**毛細管現象**を利用して排液を行います。柔らかい**シリコン**製で、組織に対する侵襲《しんしゅう》が少なく、患者に与える苦痛や違和感が少ないとされています。体内や皮下に貯留した体液をドレナージするのに適しており、ドレーンのカットが可能なため、挿入する長さを自由に調節できるという利点があります。**粘稠《ねんちゅう》度《ど》の高い排液**や血液の凝固、壊死組織などにより内腔がつぶれ、**閉塞《へいそく》**しやすいのが欠点です。

フィルム型	多孔型	ペンローズ型
浅い創部に対して用いられる 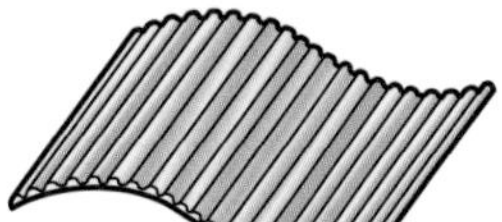	多量の滲出液《しんしゅつえき》が予想される場合に用いられる 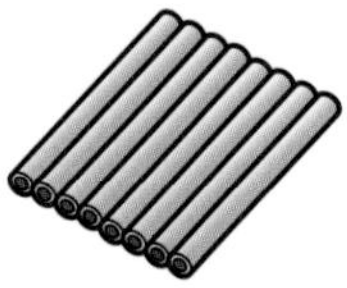	最もよく使用される。ひだ状の構造により屈曲《くっきょく》による閉塞を生じにくい 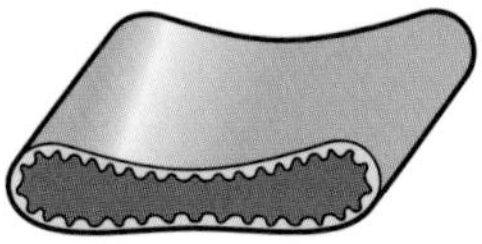

（2）チューブ型（単孔丸型・平型・プリーツ型・デュープル型）

腹腔内や**胸腔内**に留置する管状のドレーンです。先端および側壁に排液口があり、効率よく排液が行える構造になっています。ゴム製、シリコン製、シリコンおよび塩化ビニルの合成素材などのものがあり、多くは**閉鎖式**で用いられます。**吸引圧**（能動的）や**高低差・腹圧**（受動的）によってドレナージを行います。

単孔丸型	平　型	プリーツ型	デュープル型
変形しにくく内腔がしっかりと保持されるため、粘稠度の高い**膿**や**コアグラ**（凝《ぎょう》血《けつ》塊《かい》）、**壊死組織**などの排出に用いられる 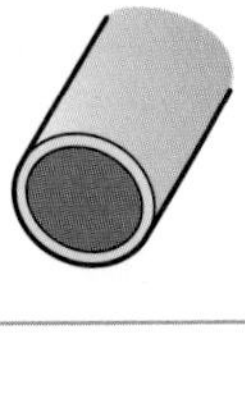	単孔丸型をつぶした形のもの 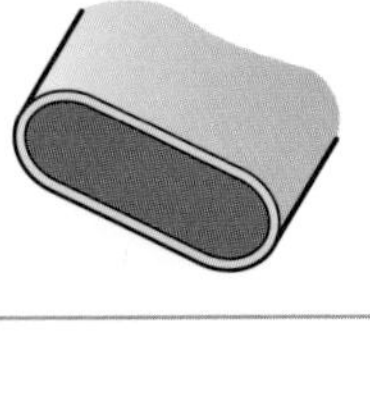	ドレーンの内腔がひだ状になっているため、単孔丸型に比べ屈曲してもつぶれにくい構造となっている。内腔が保持されるため、粘稠度の高い**膿**や**コアグラ**、**壊死組織**などの排出のために用いられる 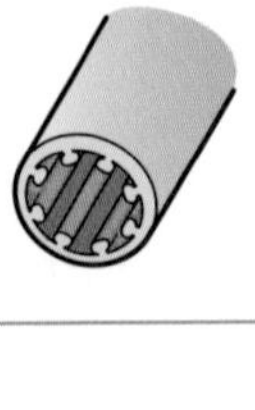	ドレーンの内腔がひだ状で、屈曲に強く、**粘稠度の高い体液**や**血液**の排出が可能。外周には小さな**側腔**があり、強い**毛細管現象**が生じ粘稠度の低い排液を排出することが可能。**腹腔**や**皮下ドレナージ**に用いられることが多い 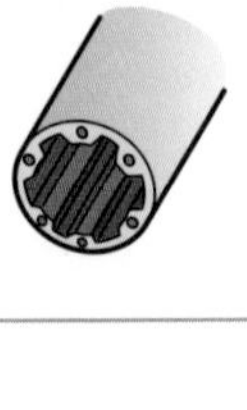

（3）サンプ型（2腔型・3腔型・マルチドレーン）

吸引をかけてもドレーンの先端が周囲組織を吸着しないで持続吸引が可能なように、内腔が多重構造となっています。**血性**で**多くの排液量**が予想される場合、**粘稠度の高い排液**や**刺激性の強い滲出液**が排出されることが予想される場合などに用います。側管から外気を導入し、中心孔から吸引・体液のドレナージを行う（**サンプ効果**）ため、閉塞しにくいのが特徴です。欠点としては、外気と交通していることで**逆行性感染**のリスクが高いことと、屈曲するとドレーンの内腔がつぶれて**閉塞**しやすいことです。

2腔型	3腔型	マルチドレーン
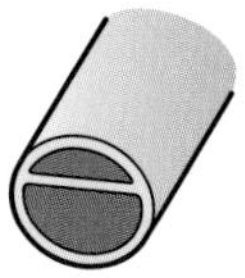	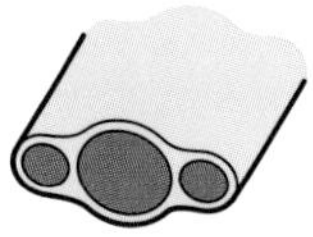	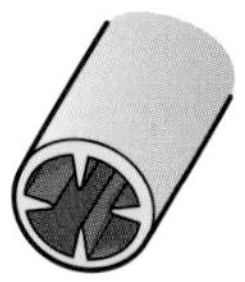

（4）マルチスリット（ブレイク）型

マルチスリット（ブレイク）型ドレーンは、内腔をもたず、吸引が有効にできるよう、様々な形をした**縦溝**（**スリット**と呼ばれる切れ込み）が入ったドレーンです。スリットが吸引口となるため、周囲の組織との接触面積が広く、屈曲してもつぶれず、**高いドレナージ効果**をもっています。

フラット型	ラウンド型
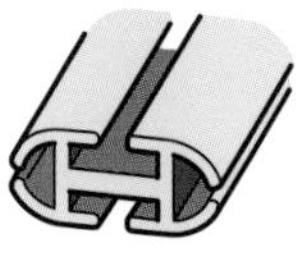	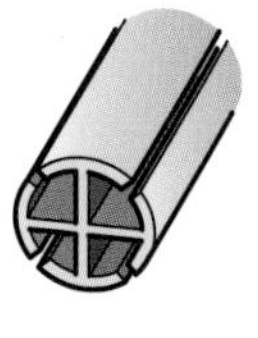

2　ドレーンの材質による分類

ドレーンの材質は、組織反応性が低いこと、耐久性に優れていること、留置部位の周辺臓器を損傷しない柔軟性があること、抗血栓性で、管腔内が凝血塊などで閉鎖しにくいものが適しているといわれています。ラテックス・シリコン・ポリ塩化ビニルが主なものとして挙げられます。

ラテックス	**天然ゴム**あるいは**合成ゴム**から作られており、古くから使用されてきました。組織反応が強いことが欠点で、長期留置には向かず、最近では**ラテックスアレルギー**などの問題もあり使用頻度は低くなっています。 例）ネラトンチューブ
シリコン	柔らかく組織反応性が低いのが利点であり、その分硬さがなく強度が劣るのが欠点ですが、今日一番多く用いられる材質です。 例）ペンローズ　J-VAC®
ポリ塩化ビニル	ある程度の硬さがあるのが利点ですが、長期留置によりさらに硬くなり、抗血栓性にも劣るのが欠点でもあります。 例）SBバック

3　低圧持続吸引器

(1) 機械式

バネや**バルーン**により陰圧を作り出しています。電動式のように目標の圧設定を行うことはできず、また排液バッグ内の排液が多くなるにつれて経時的に陰圧が低くなっていくなど詳細な圧の設定を行うことはできません。しかし、持ち運べる大きさのものばかりで患者の体動を妨げずに持続吸引が行えることは大きな利点です。

● J-VAC®

ラウンド型もしくは**フラット型**の**マルチスリット**（**ブレイク**）型ドレーンを挿入し、**サクションリザーバー**に接続することで持続的に低圧吸引管理をすることができます。サクションリザーバーには、**スタンダード型**(150mL・300mL・450mL)もしくは**バルブ型**(100mL)があります。ラウンド型・フラット型どちらも留置する部位によって大きさを選択することができます。

①スタンダード型

フラップを手前に折ることでツメが外れ、リザーバー内にあるスプリング（バネ）が広がろうとする力（反発力）を用いて陰圧を作り出しています。スプリングが十分に伸びて反発力がなくなると陰圧管理はできなくなります。

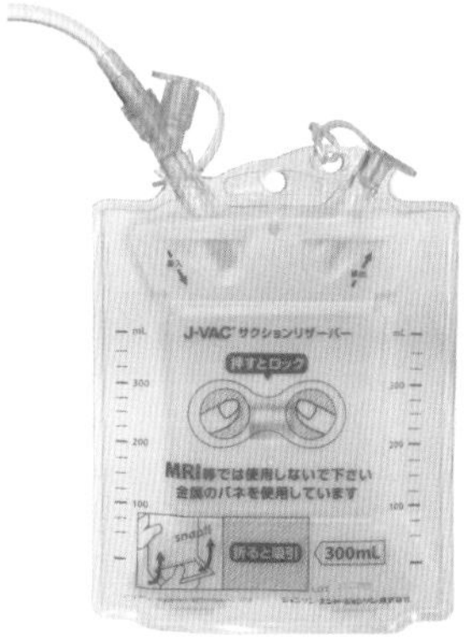

スタンダード型

注意! **MRI 検査ではスタンダード型は×**

- 吸引して時間がたっていないのにドレーンが膨らんでくる場合には**空気**を吸引していることを示している。
- 手術後に**MRI 検査**が想定されるような場合には、**スプリング**(バネ)を内蔵しているスタンダード型は使用できないため注意が必要。

②バルブ型

シリコン製の**排液ボトル**をへこませて吸引チューブを接続し、ボトルが元に戻ろうとする力（反発力）を用いて陰圧を作り出しています。吸引圧はJ-VAC® スタンダード型やSBバックに比べて低く、排液バッグが元の形にまで膨らむと反発力がなくなり陰圧管理はできなくなります。

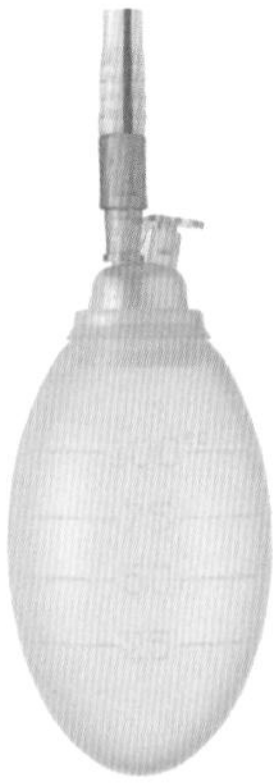
バルブ型

● SB バック

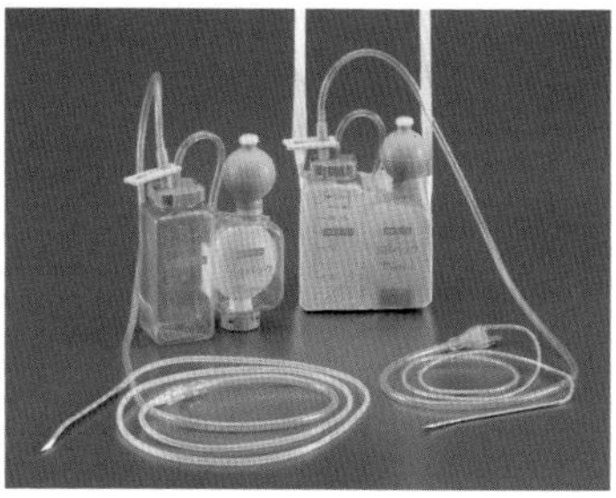

SBバック

ゴム球によって陰圧ボトル内を陰圧にしてバルーンを膨らませ、**バルーン**が元に戻ろうとする力（反発力）を用いて陰圧を作り出しています。最高吸引圧は 27kPa で、排液を吸引する陰圧の強さは、ゴム球をどのくらいポンピングするか（吸引圧の強さ）で調整することができます。

注意！ 吸引ボトルに排液が入ったらダメ！

・吸引ボトル内に排液が移行するのを防ぐため、**排液ボトル**は立てた状態で管理する必要があります。
・排液が吸引ボトルに移行した場合は直ちに吸引を中止し、新しい吸引ボトルに交換します。

●クリオドレーンバック

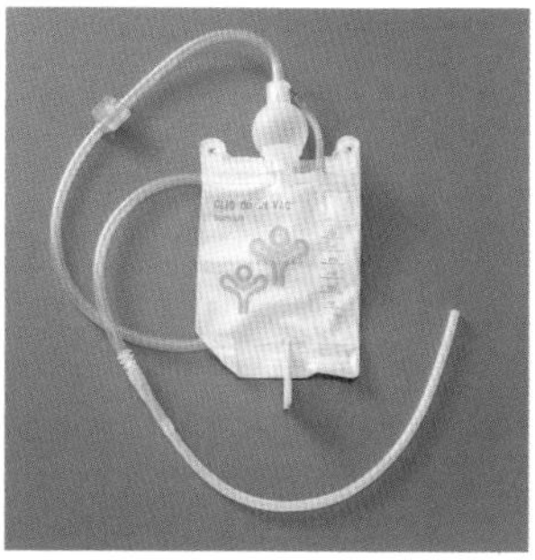

クリオドレーンバック

腹腔内のドレナージ用に開発されたドレーンで、プリーツ型ドレーンと吸引器・排液バッグが一体となっています。**バルーン**を**ワンプッシュ**するのみでバルーンが元に戻ろうとする力（反発力）を用いて陰圧を作り出しています。バルーンの吸引容量は40mLで吸引バッグは300mLと800mLです。バルーンの反発力がなくなると陰圧管理ができなくなり、腹圧・落差圧を利用したドレーンと同様になります。

（2）電動式

●メラサキューム

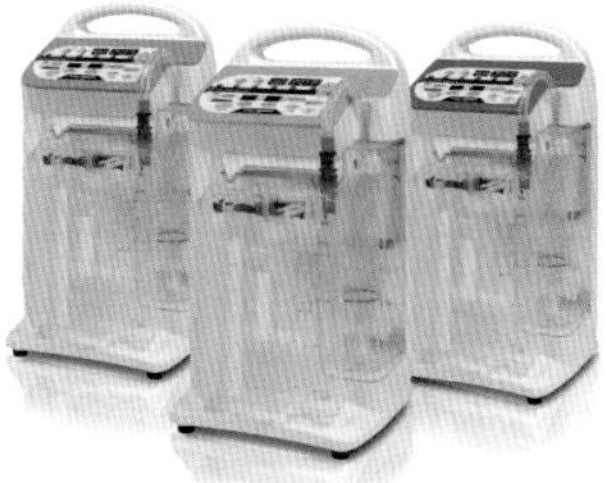

メラサキューム

吸引器本体をメラサキューム、ディスポーザブルの排液部分をアクアシールと呼びます。弱い陰圧を発生させて、**胸腔・腹腔**などに貯留した液体・気体を持続的に体外に誘導するために用いられる電動式の装置で、バッテリーを内蔵（フル充電で約１時間）しています。原理は三連ボトルシステムで、吸引器本体が吸引圧制御室の役割を果たしています。

ポイント 単位は気にしなくて OK

吸引圧は機械によって **hPa** 表示のものと **cmH_2O** 表示のものがありますが、単位の表示が変わってもほぼ同等と考えて管理してよいです。

吸引圧の設定、**連続吸引**もしくは**間欠吸引**の選択ができ、間欠吸引の場合には吸引時間と休止時間の設定をすることができます。設定できる吸引圧は－１ ～－50hPa（cmH_2O）です。吸引圧はセンサーで測定され、設定吸引圧と測定される吸引圧が一致するように制御されています。

メラサキュームのアラームは、次ページのように**リーク**と**高陰圧**の２種類があります。

リークアラーム

設定吸引圧に対して、吸引圧が **50%以下**になったときに「リーク」表示灯が警告のため点灯し、**10 秒以上**持続すると点灯と同時にアラームが鳴るようになっています。

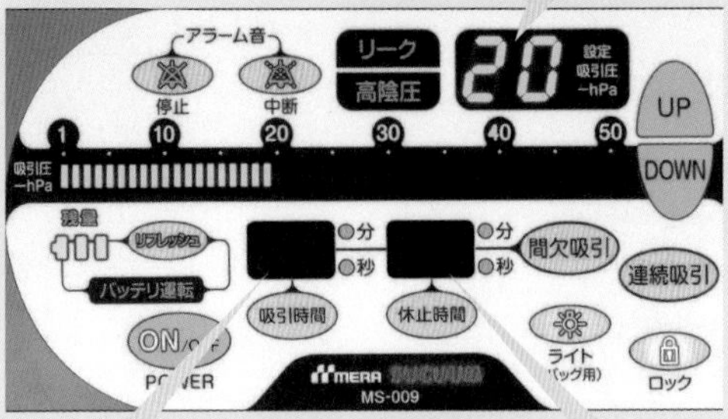

メラサキュームの操作パネル

高陰圧アラーム

設定吸引圧に足して、吸引圧が **−20cmH₂O** 以上の**差**を検知したときに「高陰圧」表示灯の点灯と同時にアラームが鳴ります。このアラームが鳴るのは、例えば、胸腔内に挿入されている場合であれば胸腔内の陰圧が異常に高くなっていることを示しています。

●トパーズプラス®（Thopaz⁺ ／メデラ社製）

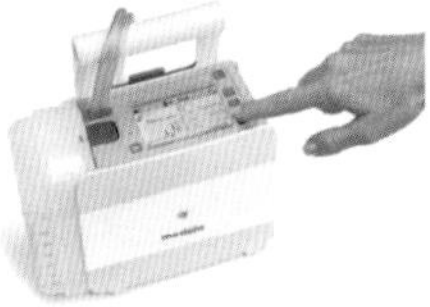

トパーズプラス®

トパーズプラス®（メデラ社製）は新しい電動式低圧持続吸引器で、その特徴は次の通りです。

❶吸引圧の調整が可能

最大吸引圧の設定を−1 ～−102cmH₂O まで **1cmH₂O 刻み**で調整できます。

※ 吸引圧を高く（40cmH₂O 等）設定すれば、口腔内吸引などで使用可能

❷持ち運びに便利

本体がコンパクト（本体重量 1kg）で、ベルトを装着すればショルダーバッグのように肩にかけられます。また、**水封が必要なく**水を用いないため、トパーズ本体を傾けても問題はなく移動しやすいです。なお、バッテリー稼働時間は **10 時間**です。

❸原則としてミルキング不要

5 分に 1 回、自動でチューブ内をエアでフラッシュするため、チューブが閉塞するリスクが低減します。ただし、心臓手術などの後で血性排液が持続的に出ている場合などでは、一時的に**ミルキング**を要する場合があります。

❹陰圧が持続的に監視され自動調節

吸気時と呼気時の平均値から、**設定した吸引圧の値を保てる**ように自動的に調整しています。気胸の場合、肺が十分に再膨張して、ドレーン孔が膨らんだ肺に当たったりすると、局所的に不要な陰圧がかかりすぎることになります。設定陰圧よりも、**− 5㎝ H₂O 以上陰圧がかかる**状態が **10 秒以上続く**と換気弁が開き、フィルタを経由したエアが少量送り込まれることにより、**過陰圧**を防ぐことができます。

また、通常の水封式低圧持続吸引器を用いる場合、チューブ内に排液が溜まると吸引圧が変わってしまうため（➡ p.140）、チューブの排液を時々空にする必要がありましたが、トパーズプラス® はその分陰圧が調整されるため、**吸引圧が維持**されます。

❺エアリークをデジタルで「量」としてカウント

従来は、主観的に泡の量を見ていましたが、電動式低圧持続吸引器ではエアリークの量

を定量的に測定できます。肺がん切除の症例では、エアリークが **20mL/ 分以下**となり、それが **12 時間**続くことが胸腔ドレーン抜去の目安といわれています。また、排液量はさまざまなパラメータを持続的に測定し、**グラフで表示**させることが可能です。

❻排液による感染予防の観点からキャニスター内の排液

キャニスターには**凝固剤**が入っています。使用後は**凝固剤**部分を外から指で押し、隔壁を**開通**させて清潔に破棄できます。排液と医療従事者の接触感染を防ぐことができます。

●サーボドレイン

メラサキュームと同様に陰圧を発生させることにより、胸腔・腹腔などに貯留した液体・気体を持続的に体外に誘導するために用いられる電動式の装置で、バッテリーを内蔵（充電時間は 4 時間でフル充電、約 150 分運転可能）しています。原理は三連ボトルシステムで、吸引器本体が吸引圧制御室の役割を果たしています。

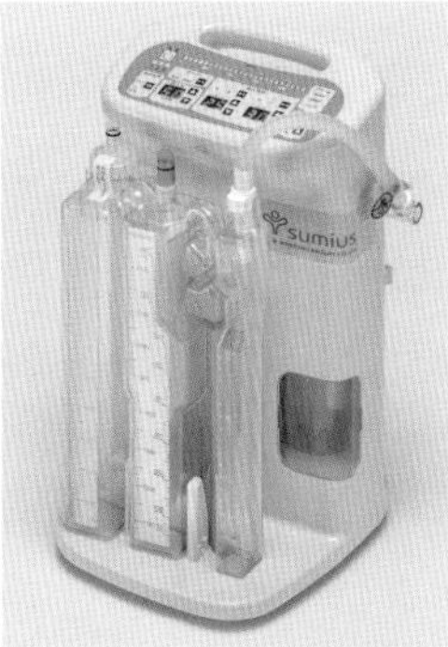

サーボドレイン

●陰圧創傷治療システム（V.A.C.ATS 治療システム）

陰圧を持続的もしくは間欠的にかけて**滲出液**を持続的にドレナージするという点において低圧持続吸引システムの一種といえます。**熱傷創**や**壊死性筋膜炎**の創管理、**開腹管理**の一時閉腹の手段など応用の幅は広がっています。

（3）チェストドレーンバック式

●チェストドレーンバック

チェストドレーンバックは、**胸腔内**の空気や血液を体外に排出するとともに持続的に陰圧を保つために、**❶排液ボトル**、**❷水封室**、**❸吸引圧制御ボトル**の３つのチャンバー(室)によって構成されています。

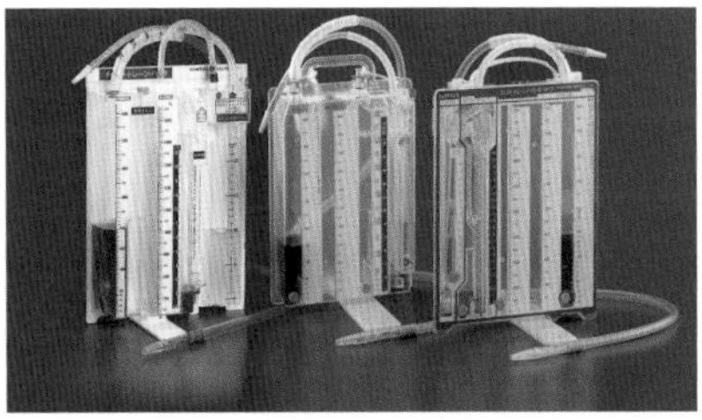
チェストドレーンバック

❶排液ボトル

胸腔内に貯留した溜まった**液体**や**血液**を貯留します。

❷水封室（水色）

吸引圧制御ボトルに入ってくる外からの**空気**が、排液ボトルを通って体内に入り込まないようにしています。水封室内には水位 2cm 程度の水が入っており、呼吸によって水位が上下します。この水により排液ボトルと吸引圧制御ボトルが直接開通しないようになっています。これを**ウォーターシール**といい、この水位の変動を**呼吸性移動**といいます。また、気胸で胸腔内の空気が体外に排出されたときには、エアリークとして水封室で観察することができます。

❸吸引圧制御ボトル（黄色）

水位 5cm ～ 20cm 程度の水が入っており、壁掛吸引器を接続され陰圧を調整する場所が吸引圧制御ボトルの役割です。大気吸引口先端から持続的に気泡が出るまで吸引圧を調整しており、少量の気泡が持続的に発生するよう調節する必要があります。

●エバキュエース

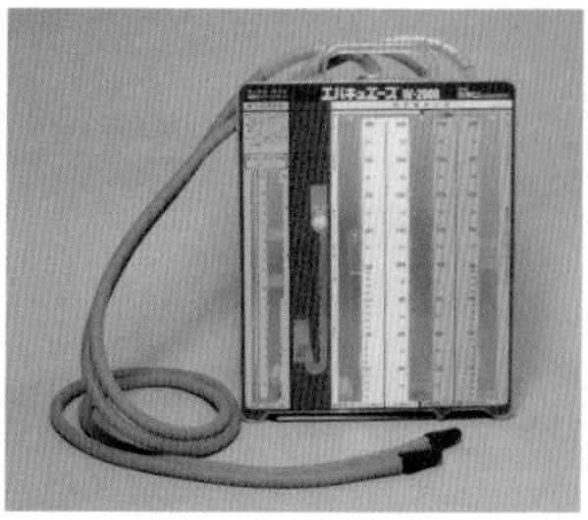

エバキュエース

チェストドレーンバックと同様、弱い陰圧を発生させることにより、**胸腔**．**腹腔**に貯留した**気体**、**液体**を持続的に体外に誘導するために用いられる一体型の装置です。

4　パウチ式ドレーンバック

粘着絆によって袋部を体幹部に貼付させることで排液をパウチや排液バッグに溜められるため、排液の性状の変化や排液量の把握が可能です。また、排液によっては皮膚への刺激性が強い場合があり、排液の皮膚への付着による**皮膚障害**の**軽減**が期待できることや、排液の**臭気**が気にならないなど患者の快適性の向上が図れます。ペンローズドレーンのように通常**開放式**で使用するドレーンの排液量が多い場合や、ドレーン**抜去部**からの排液が多い場合に使用します。

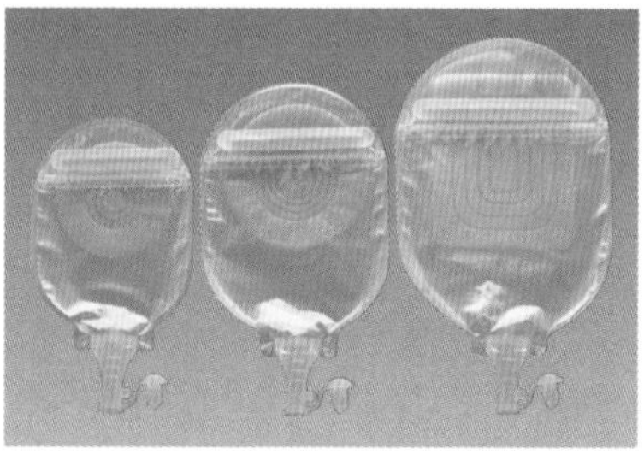

サージドレーンジッパー

①サージドレーンジッパー

ジッパーを開放することにより、貼付状態で**創部の観察・処置**が可能となっています。薄く柔軟で、皮膚に残るのり成分が少なく、フィット性に優れた皮膚保護材が採用されています。

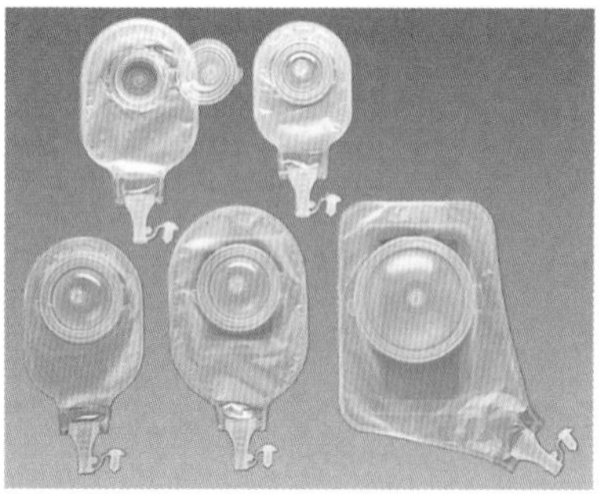

サージドレーンオープントップ

②サージドレーンオープントップ

ドーム型の**キャップ**で、創部を保護できる形状となっています。キャップを開放することにより、貼付状態で**創部の観察・処置**が可能です。

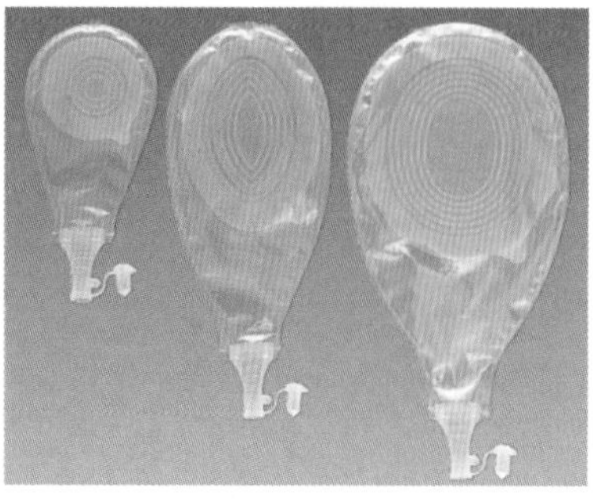

ウェルケアドレーン

③ウェルケアドレーン

薄くて柔軟で、pH 緩衝能力の高い瘻孔用皮膚保護材が採用されています。**ソフトタイプ**のため、粘稠な排液を外側から圧搾して排出することができます。

5　その他の器具

(1) ローラー鉗子《かんし》

ドレーンの閉塞は、血液などで排液の粘稠度が高い場合や排液のドレナージが停滞した場合に起こりやすくなります。そのため、適宜排液を促す必要があり、この手技を**ミルキング**と呼んでいます。

ミルキングには用手ミルキングと、ローラー鉗子と呼ばれるミルキングを促す器具を用いる場合があります（➡ p.35）。**用手的**または**ローラー鉗子**のどちらの場合でも、**末梢側**に向けての力を加えるため、ドレーンの抜去を予防するために、患者側をしっかりと保持して行う必要があります。

ポイント **ローラー鉗子の使用は慎重に**

・ローラー鉗子を使用する場合には、ドレーンの**破損**がないように慎重に取り扱う必要があります。過度な陰圧によって臓器などを**損傷**させたり、**出血**を助長したりしないように、ローラー鉗子の**真ん中**でドレーンを挟むように使用します。

注意! **ミルキングローラーの使用可否を確認**

シリコン製の柔らかいドレーンの中には、ローラー鉗子の使用が**禁止**されているものもあり、使用前の確認が必要。

(2) クランプ鉗子

ドレーンを傷つけないようにつくられた、鉤のない特殊な鉗子です。排液量の調整やドレーンバックの交換時に**一時的にクランプ**をするために使用します。

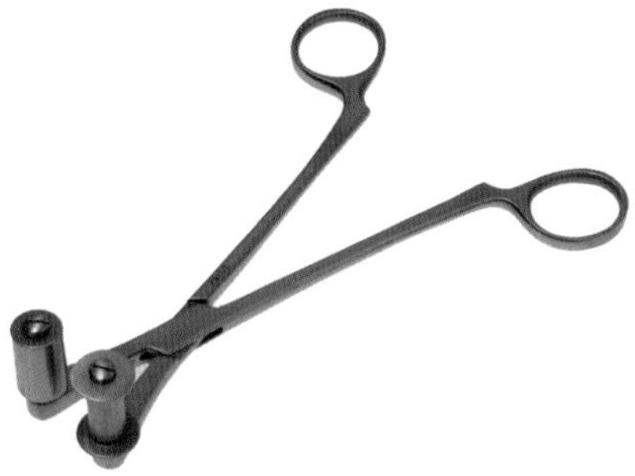

ローラー鉗子

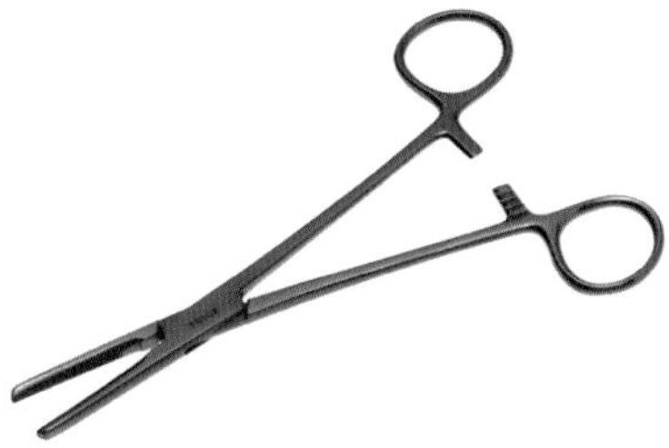

クランプ鉗子

(3) タイガン

ドレーンとチューブの接続部の外れを予防するために**タイガン**（**ケーブルタイ用結束工具**）という器具を使用します。**胸腔**ドレーンや**縦隔《じゅうかく》**ドレーンの**接続部**に使用されることが多いです。

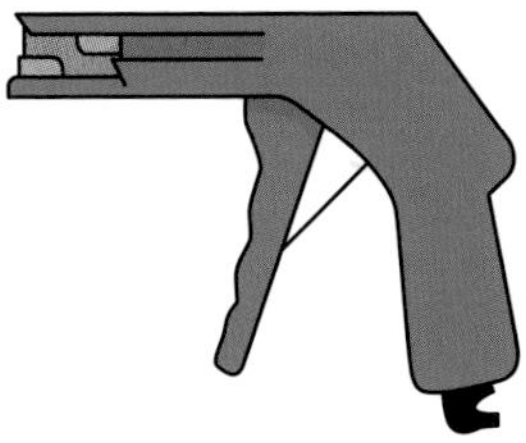

タイガン

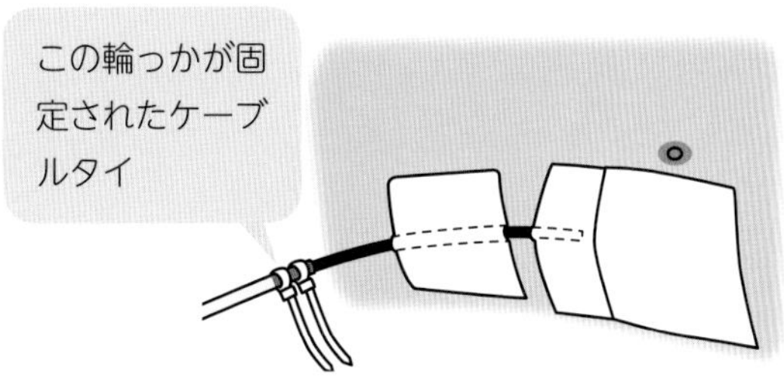

タイガン使用時

(4) ドレーンバッグカバー

排液バッグを見えなくすることで、ドレーンを挿入している患者の**プライバシー**に配慮することはとても大切です。手前のカバーをめくることで、排液の**性状**や**量**、**エアリーク**の有無を確認できます。**胸腔ドレーンバッグカバー**や、**ウロバッグ**などの排液バッグに簡単に取り付けるタイプがあります。

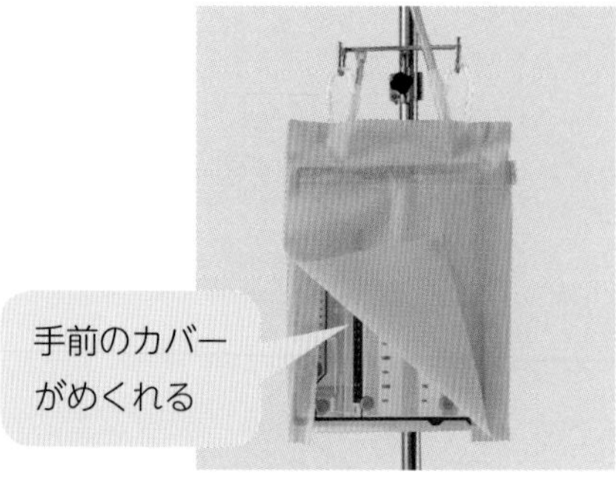

胸腔ドレーンバッグカバー

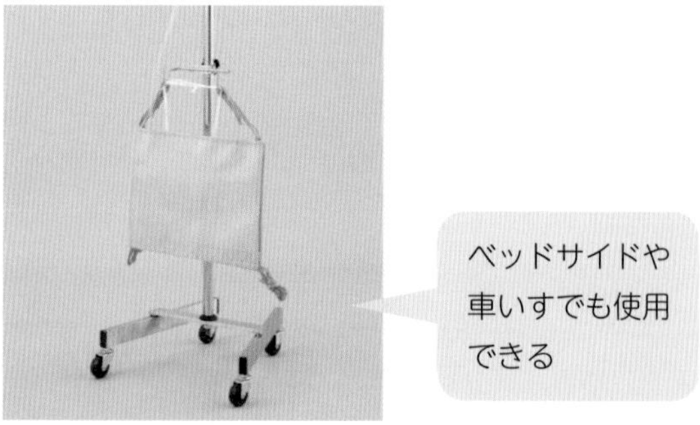

ウロバッグカバー

(5) 固定用テープ

テープには様々な種類があります。主なものは次の通りです。

IV3000	ドレーンの刺入部が容易に観察できるように**透明**のフィルムドレッシング材が用いられることが多い。IV3000 は、すき間漏れなどによる汚染がない限り、頻回に交換する必要はないとされている。
クイックフィックス	テープが**プレカット**されており、箱から取り出してそのまま使用できる。プレカットされていることにより固定用テープの加工・準備の手間が省けるだけでなく、カテーテル固定位置が剥離紙に記されているため、誰でも**Ω固定**が可能。
シルキーテックス	屈曲部位にフィットする**伸縮性**と安定した粘着力を備えており、ガーゼの固定から軽度の圧迫固定まで広範な用途に対応できる。エマルション粘着剤が採用されており、**皮膚刺激性**が**低減**されている。
ベネストーク	**強撚糸**を使用した**弾力性**のある厚手の基布で、圧迫固定に適している。皮膚への**刺激が少ない**アクリル系粘着剤を使用し、通気性を保つため粘着剤をストライプ状に塗工している。

ポイント **貼付部位の様子を観察**

・固定部位が**皮脂**や**汗**、**滲出液**で汚染している場合には本来のテープの粘着力が低下し、脱落しやすくなるため、貼付部位の十分な観察と必要に応じたテープの選択を行う必要があります。

第2章

看護師が行う
ドレーン管理

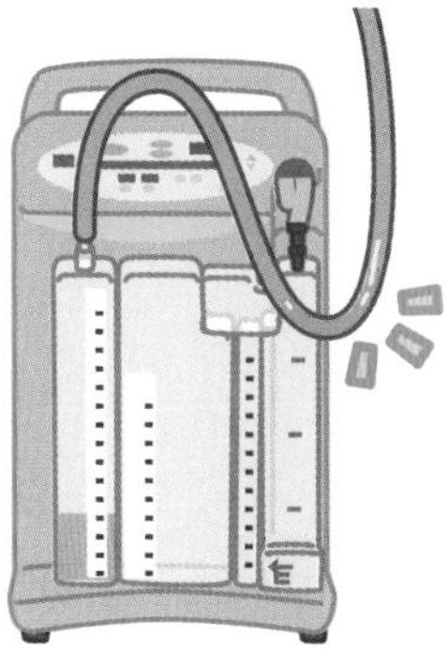

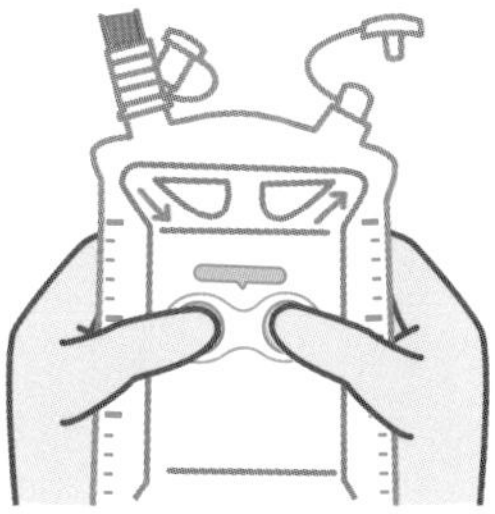

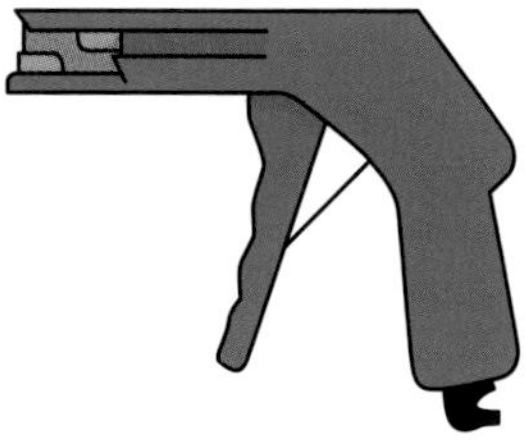

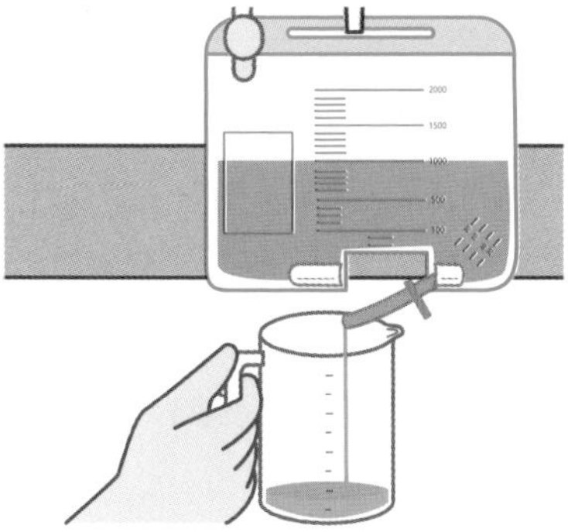

1 ドレーン管理のポイント

抜去防止に努める／合併症を最小限にする／身体的・精神的苦痛を最小限にとどめる

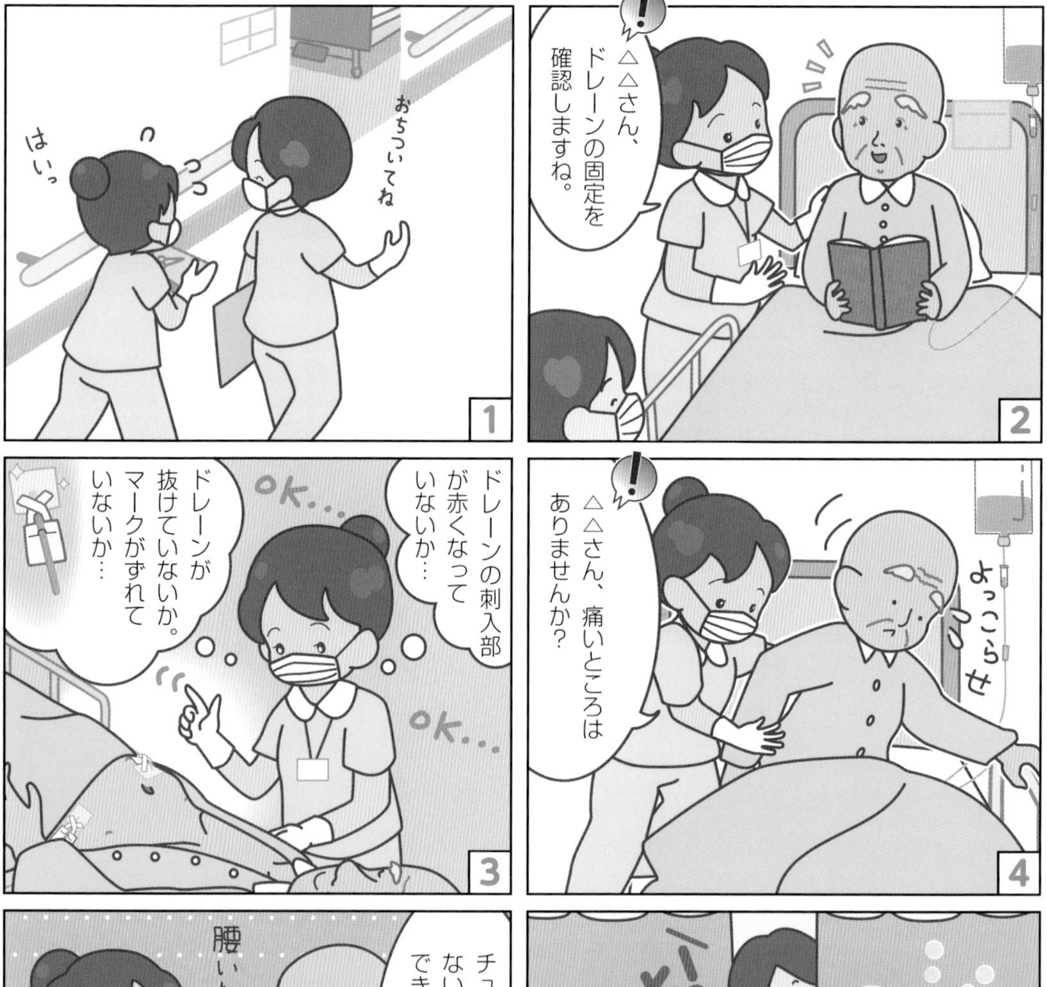

看護師が行うドレーン管理の留意点

看護師が行うドレーン管理で気をつけたいことは、大きく分けて次の３つです。

①適切にドレナージが行われるようドレーンを固定し、ドレナージができているかの確認と、抜去防止に努めること。

②感染症などの合併症を最小限にすること。

③ドレーン留置による疼痛《とうつう》など患者の受ける身体的苦痛や、体動・行動制限による精神的苦痛を最小限にとどめること。

これらに重点をおいて管理していくことは、ドレーン留置の目的を安全に果たすことにつながります。

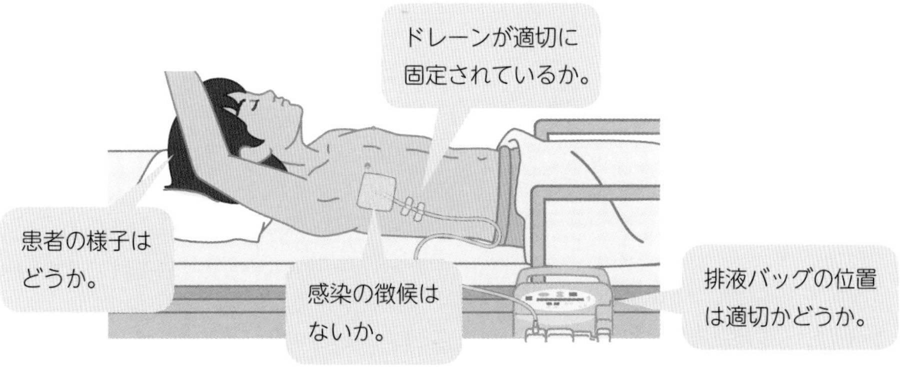

（1）適切にドレナージが行われるようドレーンを固定し、ドレナージができているかの確認と、抜去防止に努める

効果的なドレナージを行うには、排液の**うっ滞**を予防することが必要です。そのため、排液バッグは常に挿入部位より低い位置に固定し、チューブにたるみがないように固定することが大切です。

ポイント **ドレーンにたるみをつくらない**

ドレーンがたるんで、排液が低い位置から高い位置に向かうようになると陽圧がかかり、排液のうっ滞を起こします。排液のうっ滞は、ドレーン閉塞《へいそく》の原因につながります。

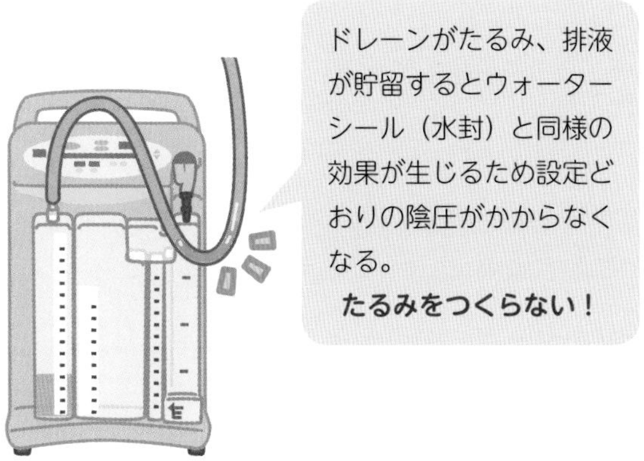

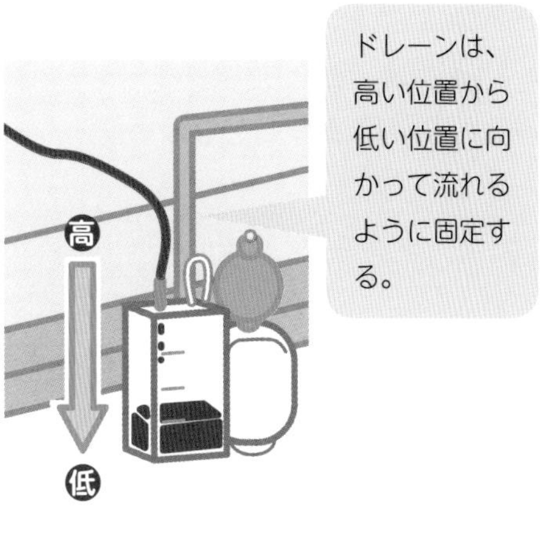

（2）感染症などの合併症を最小限にする

ドレーン刺入部の汚染やドレーン長期留置が、SSI（Surgical Site Infection/ 手術部位感染）の原因となると考えられています。そのため、合併症を起こさないためにはドレーン刺入部の汚染を予防することや、できるだけ早期にドレーンを抜去することが重要になります。標準予防策（スタンダードプリコーション）に加え、さらに全身管理も重要です。

> **ポイント** 感染の種類は２つ！
>
> ドレーン刺入部からの感染には、①ドレーン刺入部から**病原微生物が侵入し感染**する場合と、②一度体外に排出された排液がドレーンを介して体内に逆流することで感染する**逆行性感染**の２種類があります。

①標準予防策（スタンダードプリコーション）

・ガーゼ交換、ドレーン排液を扱うとき、ドレーンキャップの処理時

➡手指消毒、マスク・手袋・ガウンの着用が必要

・ドレーン排液の破棄時（体液・血液の飛散が予測されるとき）

➡ゴーグルも着用

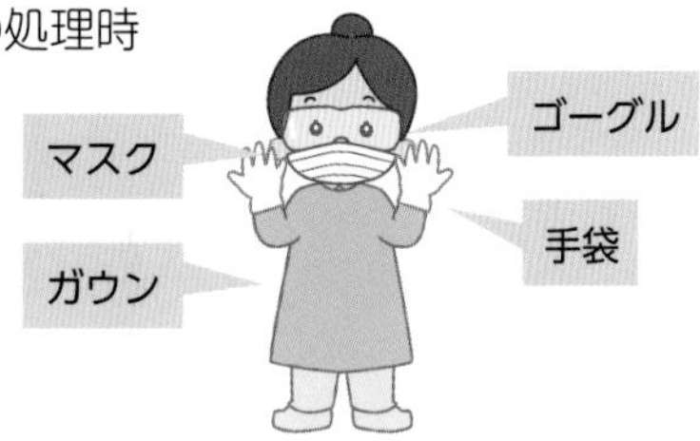

図１　標準予防策

②逆行性感染予防

❶閉鎖式ドレーン

・ドレーンの閉塞・排液のうっ滞予防

・排液バッグの取り扱い注意

➡正確な固定位置、不必要な開放は避ける

・接続の確認

・排液の観察

・早期抜去

➡排液量による明確なガイドラインはないが、１日排液量が **100 ～ 200mL 以下**を目安とし、できるだけ早期 (**48 時間以内**) に抜去

❷開放式ドレーン

・ガーゼ汚染時は、早急に交換。清潔の保持

・ドレーンの迷入《めいにゅう》予防

・排液の観察

・早期抜去

➡膿瘍《のうよう》に留置した開放式ドレーンは、状態に応じて段階的に抜去

③ドレーン刺入部からの感染予防

・ドレーン刺入部の清潔保持

・ドレーン刺入部、排液の観察

・適切なドレッシング材の選択と汚染時交換

➡頻回にドレープを交換することは、感染の機会を増やすことにつながるため避ける

④全身管理

・栄養状態、免疫機能の評価

・呼吸・循環など全身状態の観察・評価

(3) ドレーン留置による疼痛など患者の受ける身体的苦痛や、体動・行動制限による精神的苦痛を最小限にとどめる

ドレーン挿入による苦痛として、①ドレーン挿入の痛みによる**身体的苦痛**、②活動が制限されることによる**精神的苦痛**が考えられます。身体的・精神的ストレスは不安を増強させ、患者に悪影響を及ぼし、回復の遅延やQOLの低下につながる可能性があります。これらを予防するためにも、患者の苦痛を理解し、少しでも苦痛が緩和できるよう関わることが重要です。

①痛みによる身体的苦痛に対するケア

疼痛の原因には、❶ 挿入部の皮膚の痛み、❷ ドレーンが臓器を刺激する痛み、❸ 感染による痛みなどが考えられます。疼痛の強さや性質を継続的に観察し、原因を見極めていく必要があります。

特に、太いシリコンチューブが胸腔内に留置されている場合は、挿入部の刺激が強いため、薬剤による除痛のみでなく、挿入部の位置を考慮して除圧《じょあつ》枕などを使用し、体位の工夫をする必要があります。

参考 **痛みの評価スケール**

痛みの評価のためには、**VAS**（**Visual Analogue Scale**）や**フェイススケール**などを用いて、痛みの変化を客観的に評価する

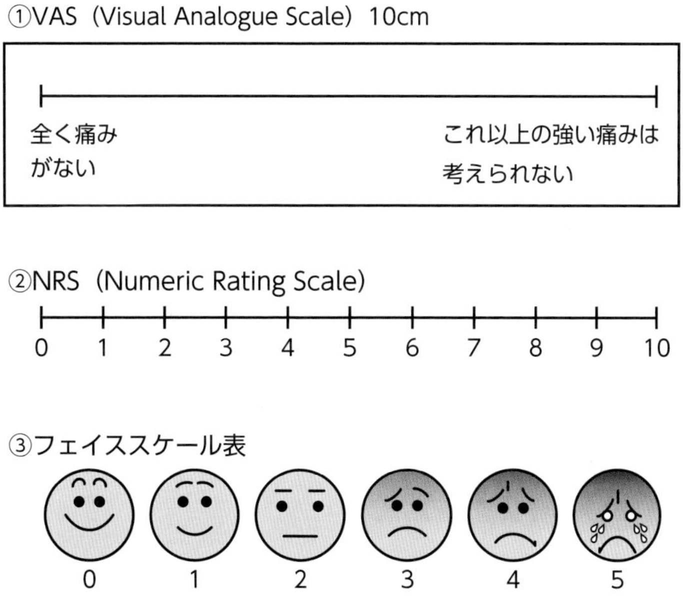

②活動が制限されることによる精神的苦痛に対するケア

ドレーンの必要性をしっかりと説明し、**ドレーン管理の注意点**、**排液の性状**、**経過**について患者に正確に認識してもらいましょう。対策点についても十分に説明し、疑問点についてはすぐに対応するような配慮も必要です。可能な活動や安静度の説明も行い、抜去や閉塞予防、トラブル発生時など、患者が訴えやすい環境づくりを行います。不安に感じていることや、苦痛に感じていることを把握できるようにしていくことが、患者の苦痛・不安を軽減させます。

②ドレーンの観察ポイント

開通確認・閉塞予防（ミルキング）／排液の観察

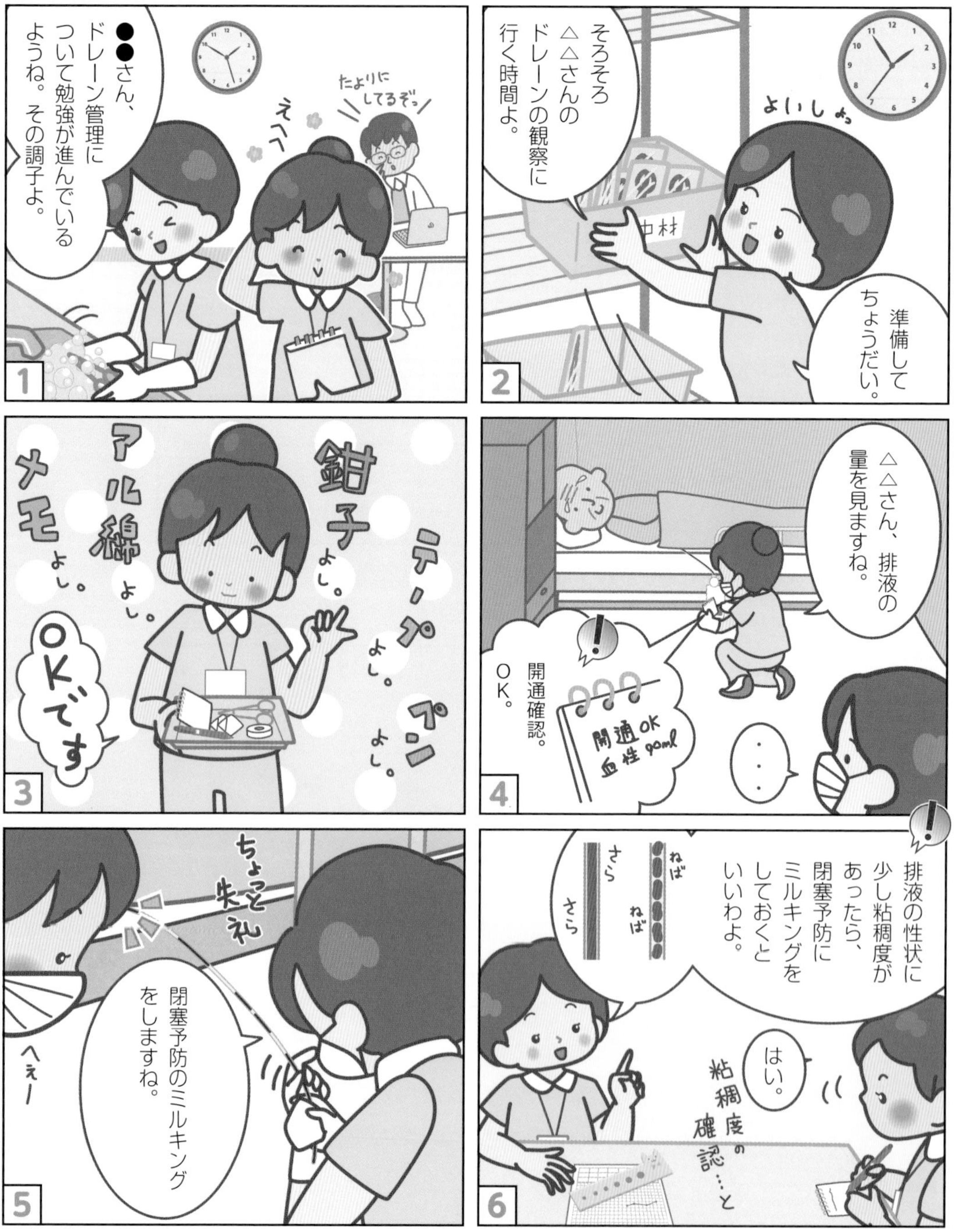

1　開通確認・閉塞予防

効果的にドレナージを行うためには、ドレーンが開通していること（閉塞《へいそく》していないこと）が重要です。ドレーンの閉塞の原因には、**血性排液**、**コアグラ**（**凝血塊《ぎょうけっかい》**）、フィブリンなどによる**内腔の詰まり**、臓器などの吸着や、ドレーンの**屈曲《くっきょく》**、**圧迫**、**三方活栓《さんぼうかっせん》**や**クレンメの操作ミス**などがあります。体位変換時、ドレーンが体の下敷きになることで屈曲やねじれなどが生じ、ドレーン閉塞につながります。

ポイント　閉塞予防には確認第一！

ドレーンの閉塞を予防するには、ドレーンの開通を確認し、排液を促す（ミルキング、体位変換、効果的な排液バッグとチューブの固定）ことや屈曲を防ぐ管理を行うことが必要！

（1）ドレーン開通確認

ドレーンからの持続的な**排液**や**脱気**を確認します。ドレーンから**排液**や**脱気**が行えているということは、ドレーンが閉塞していないことを意味します。

（2）ミルキング

ドレーン閉塞は、排液がうっ滞している場合や排液の**粘稠度**が高い場合、凝血塊、フィブリンなどによる**内腔の詰まり**などが原因になります。そのため、適宜ドレーンを**しごいて**排液の停滞を防ぎ、**排液の流出を促進**する必要があります。この手技を**ミルキング**といいます。ミルキングには、鉗子(➡ p.27)という器具を用いる方法と、指で行う方法の2つの方法があります。ドレーンの形状や材質に合わせて方法を選択します。

①ミルキングの手順

素材に応じて、鉗子でクランプするか指でクランプするかを選択します。

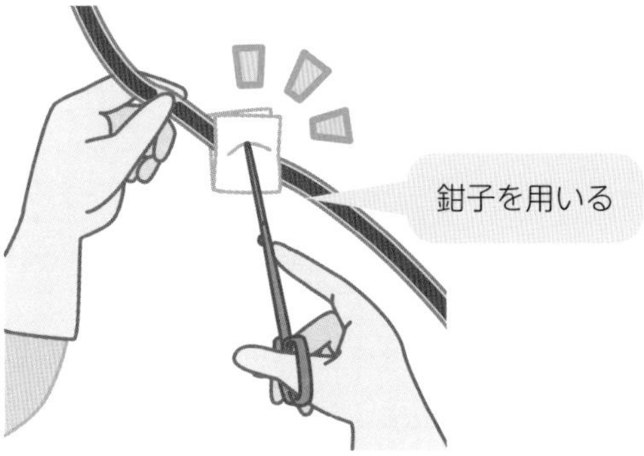

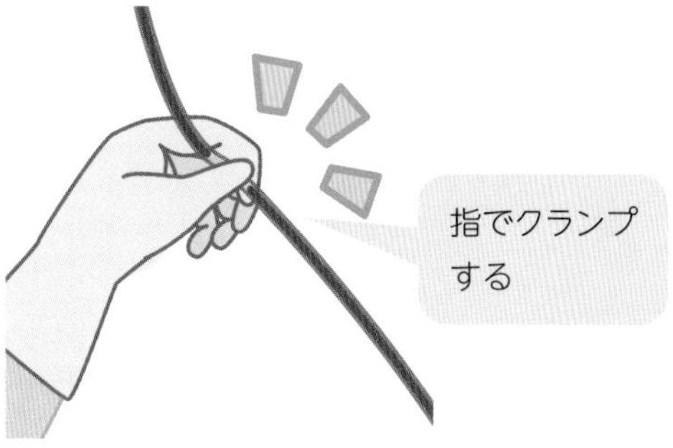

●ローラー鉗子を用いる方法

❶ドレーン刺入部から数cmの部分を鉗子でもち固定します（ドレーン抜去を防ぐために、引っ張らないように少し余裕をもたせて固定する）。

❷ミルキングしたい場所にローラーの中央を挟みます(➡ p.37 図 1)。ローラーの端を挟むと、ローラーが回転せずドレーンを損傷させる危険があるため必ず中央を挟みます。クランプの手前を押さえるか、ドレーンを把持《はじ》している手をしっかり固定し、刺入部から排液バッグに向かってゆっくりしごきます。

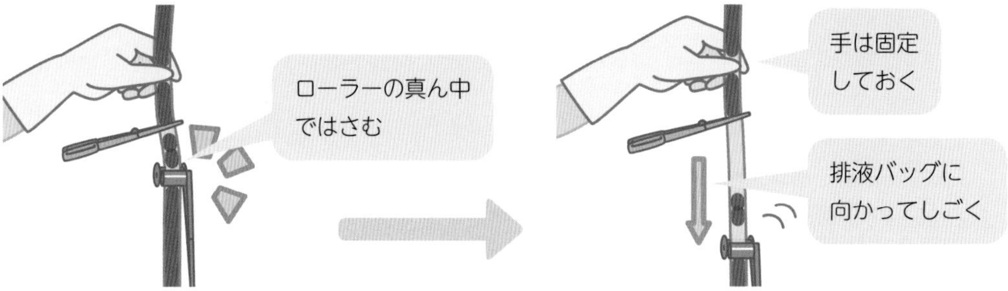

❸しごいている手を押さえたままクランプした鉗子を離すと、ドレーンが元に戻ろうとする力（復元力）が働きます。それによりドレーン内に一時的に**陰圧**が生じ、排液を促します。

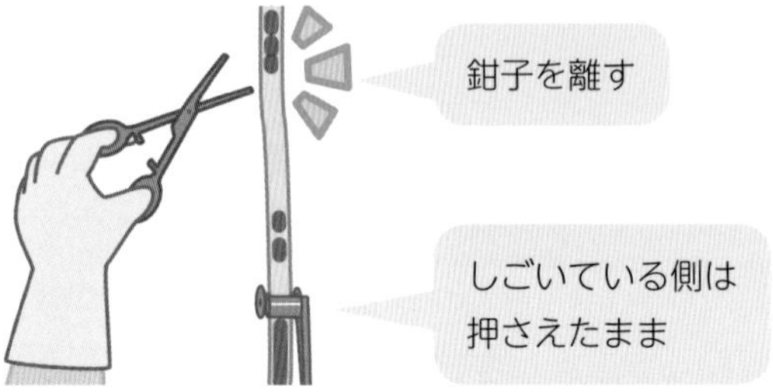

❹しごいている手を離します。

❺ ❶ - ❹を数回繰り返します。

●手で行う方法

❶シリコン製の柔らかいドレーンは、傷つきやすいのでミルキングは手で行います。ドレーン刺入部から数㎝の部分を指で持ち固定します（ドレーン抜去を防ぐために、引っ張らないように少し余裕をもたせて固定する）。

❷クランプの手前を押さえるか、ドレーンを把持している手をしっかり固定し、刺入部から排液バッグに向かって手で挟みゆっくりしごきます。アルコール綿を使用すると滑りがよくなり、ミルキングしやすいです。

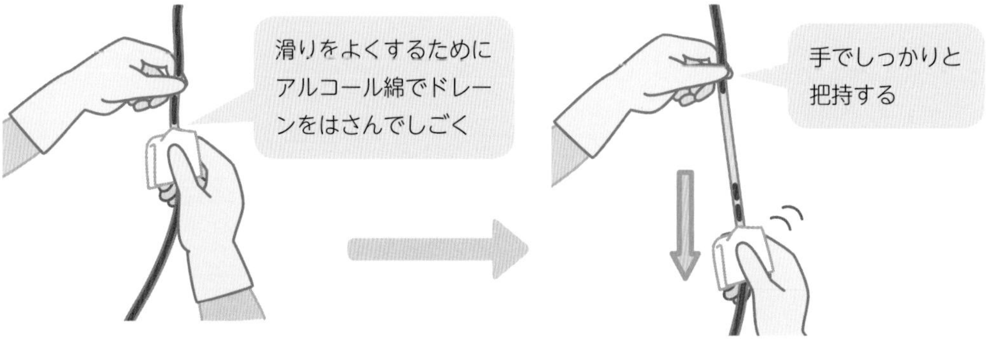

❸～❺ローラー鉗子を用いる場合と同じ。

②ミルキング時に痛みがある場合

ミルキングを行っているとき、ミルキングによりドレーンに高い陰圧がかかり、膜（胸膜や腹膜等）や筋層、皮下組織にある末梢神経が刺激されて、強い痛みを訴える場合があります。高い陰圧がドレーン先端にかからないように工夫しながら実施しましょう。

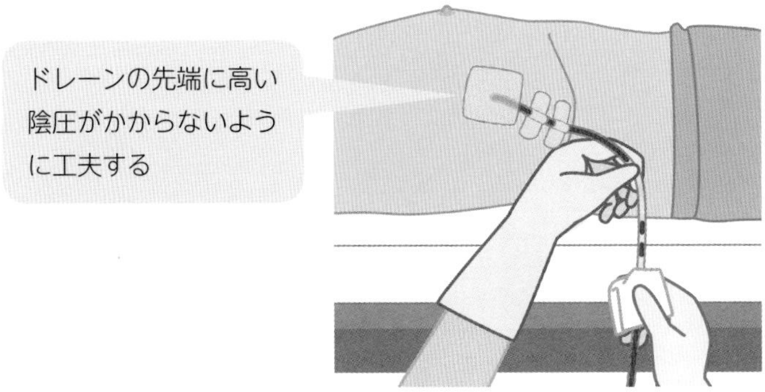

ポイント　挟むのはローラーの真ん中

①ミルキングは、末梢方向に向かい力を加えるため、ドレーンを抜去しないように中枢側を把持しながら行う
②高い陰圧によって出血することがあるためゆっくり行い、排液の性状や量の変化を確認しながら行う
③シリコン製の柔らかいドレーンには、ローラー鉗子の使用を禁止しているものもあるので添付文書を確認しておく
④ローラー鉗子の挟み方によってドレーンの破損の恐れがあるため、ローラーの真ん中に挟んでミルキングを行う

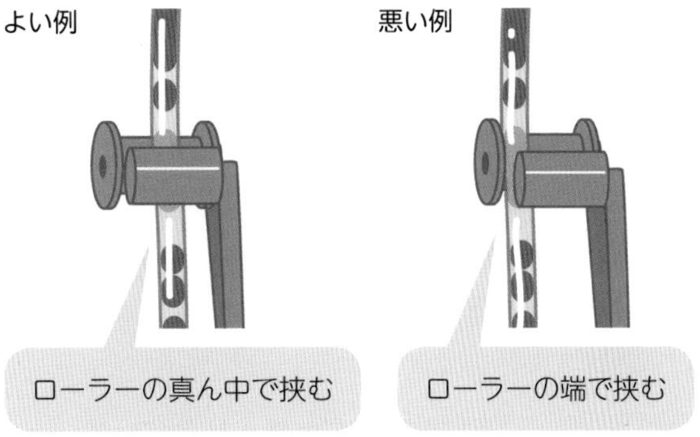

図1　ローラー鉗子のミルキング

（3）体位変換

排液の**うっ滞**は、ドレーン閉塞《へいそく》の原因となります。体位変換を実施することで、ドレーン排液を促進することができるため、体位変換はドレーン閉塞予防の重要なケアの１つになります。ドレーンが挿入されている患者は、安静度に制限があることが多いため、積極的な体位変換はドレーンの排液を促すのみでなく、**ADL 拡大**や**呼吸リハビリ**、**褥瘡《じょくそう》予防**などにもつながり様々な効果があります。患者の状態に合わせ、積極的に体位変換を行っていく必要があります。

（4）屈曲予防

ドレーンの閉塞の原因にドレーンの**屈曲**があります。体位変換後などはドレーンの**屈曲**が原因となり、ドレーンが体の下敷きになり圧迫されることがあります。これがドレーン閉塞につながります。ドレーン閉塞を予防するためには、**屈曲**にも注意し観察していく必要があります。

ドレーンの屈曲を予防するためには、①屈曲しづらい位置にチューブを配置する②頻回に観察し、ドレーンの閉塞を確認する③患者自身にも注意してもらうように指導することなどが重要です。

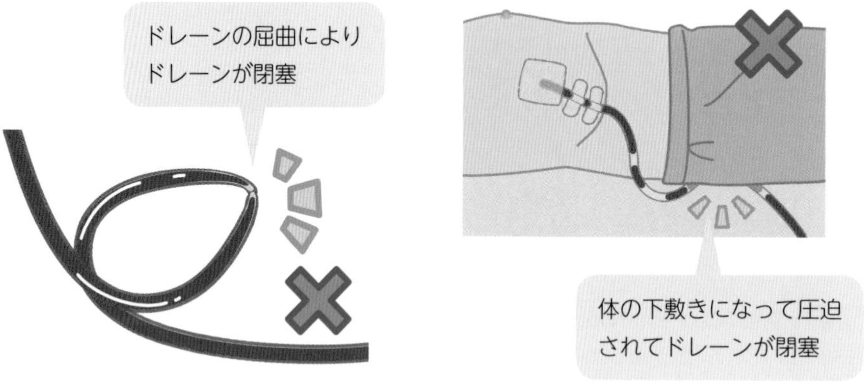

図2　ドレーンの屈曲と圧迫

2　排液の観察

（1）色や量の観察

ドレーンの排液量は、**ドレーン留置部位**や**術式**などによって異なります。各ドレーンの役割を理解し、ドレーンからの排液量や性状について観察する必要があります。

排液の「色」「性状」「量」「臭気」などを観察し、量の増加や異臭の出現など、通常の経過にあてはまらない性状の変化を認めた場合は、排液の観察とともに全身状態の観察も行い、緊急時に備えることが必要です。腹腔内であれば、排液の色は術直後が「**血性**」あるいは「**淡血性**」（術後の洗浄液など）であり、術後１日目以降が「**淡血性**」あるいは「**漿液《しょうえき》性**」となります（図３）。排液量は、**100 ～ 300mL** から漸減《ぜんげん》するのが一般経過です。排液の色・性状が変化した場合は、それぞれの変化に応じて対応します。

ドレーン排液が新鮮血性に変化した場合や血性が強くなったとき

⇒「**出血**」を疑う。この際は、経時的な排液量と合わせ、検査データ（Hb、Ht など）やバイタルサインの変化、意識レベルの変化と合わせて観察し医師に報告する。

排液に膿《のう》、混濁、浮遊物がみられた場合

⇒**感染**を疑う。ドレーン刺入部の観察や、全身状態の観察、検査データのチェックを行いながら医師に報告する。

排液に消化液や便汁の混入がみられた場合

⇒消化管の**縫合《ほうごう》不全**や損傷を疑う。

排液が急激に減少した場合

⇒ドレーンの**屈曲**、**閉塞**、**逸脱**、刺入部・接続部からの**脇漏れの有無**を確認・対応し、必要であれば医師に報告する。

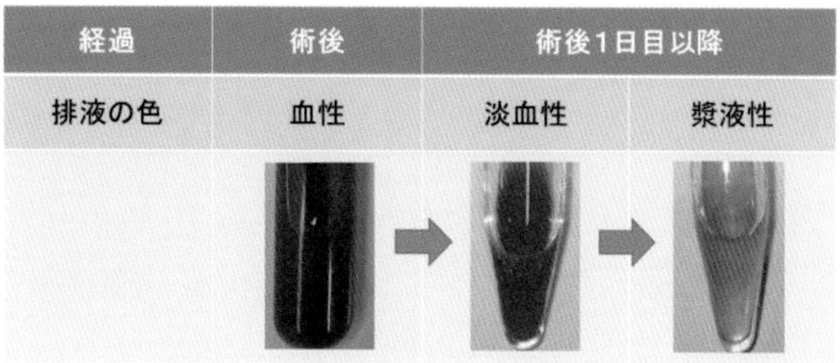

図3　正常なドレーン排液の色の変化

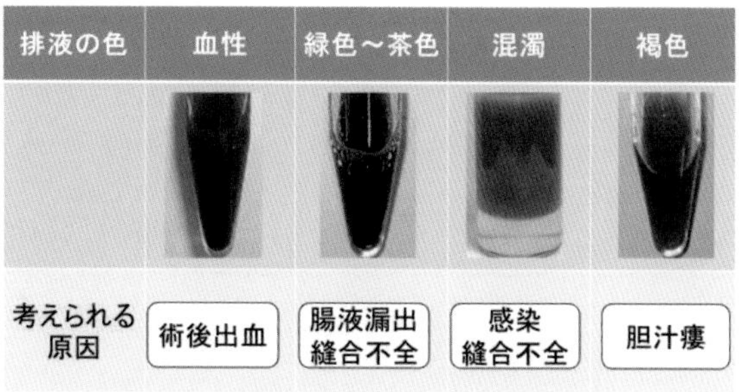

図4　異常なドレーン排液の色と原因

（2）排液バッグの破棄

ドレナージをシステムとしてみた場合、能動的ドレナージを行う**低圧持続吸引システム**（➡ p.18）と、受動的ドレナージを行う**自然圧ドレナージシステム**（➡ p.19）の２つに分けられます。排液バッグの破棄方法は、システムによって異なります。それぞれの特徴と排液の破棄方法をおさえておきましょう。

①低圧持続吸引システムの排液の破棄方法

低圧持続吸引システムは、排液バッグ内の排液が多くなるにつれて陰圧が低下するため、適宜排液を**破棄する**必要があります。排液バッグによっては、バッグのままでは正確な排液量が計測できないことがあるため、定期的に排液の**破棄**を行い、量を確認する必要があります。

注意！ **排液の破棄は適度な回数で**

・頻回なバッグの開放は感染・予防の面から好ましくない。患者の状態に合わせて確認の頻度を決める。
・排液の破棄時は、標準予防策（➡ p.32）にて清潔操作で行う。

J-VAC® スタンダード型の場合

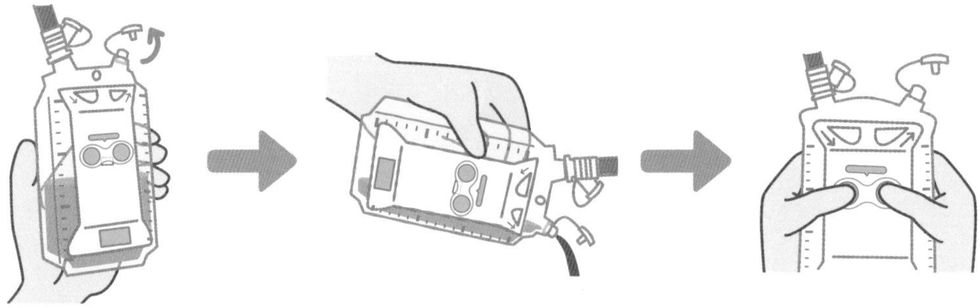

❶排液口を開ける
❷排液量を測定するときは、サクションリザーバーを全開にして目盛を読む

❸サクションリザーバーを傾けて排液する（逆流防止弁がついているものはチューブのクランプは不要）

❹吸引再作動のため、サクションリザーバーの指マークを強く押してツメをロックする

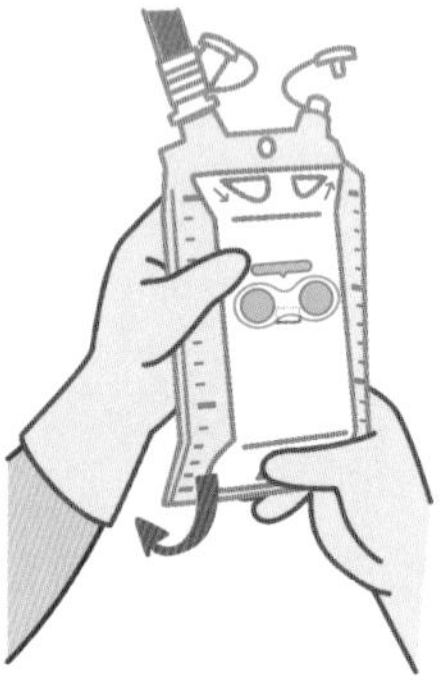

❺フラップを少し後ろに折り曲げてさらにロックをかける

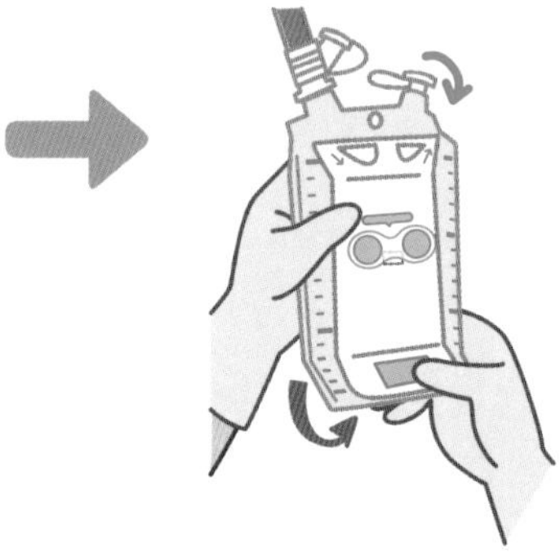

❻排出口を閉める
❼後ろへ折り曲げたフラップを手前に折り曲げて吸引開始

J-VAC® バルブ型の場合

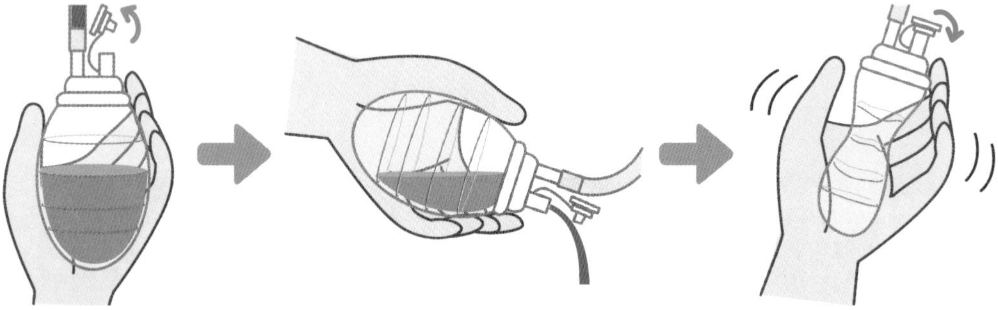

❶排液口を開ける
❷排液量を測定するときは、バルブサクションリザーバーを全開にして目盛を読む

❸バルブサクションリザーバーを傾けて排液する（逆流防止弁がついているものはチューブのクランプは不要）

❹吸引再作動のため、バルブサクションリザーバーを絞るようにつぶし、排出口を閉めて吸引開始

②自然圧ドレナージシステムの排液の破棄方法

自然圧ドレナージシステムの場合、排液バッグに貯留した排液は、**排出口**から破棄します。破棄する際は、標準予防策にて行います。量の測定が正確に行えるよう計測用のカップなどを使用します。

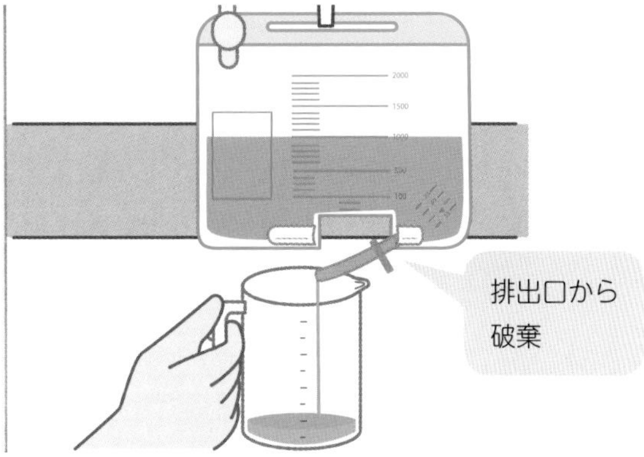

図5　排液の破棄方法

注意!　排液の破棄は適度な回数で

- **逆行性感染**防止のため、破棄時に排液口の先端が計測用のカップなどに触れないよう注意する。
- 排液を破棄する際は、**逆行性感染**防止のため、排液バッグを持ち上げずに排液を破棄する。

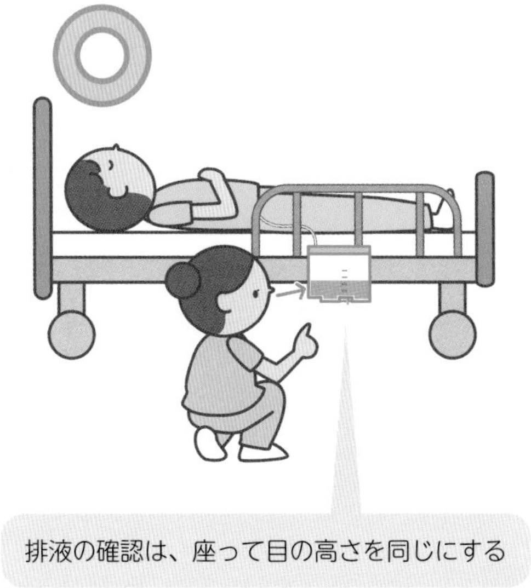

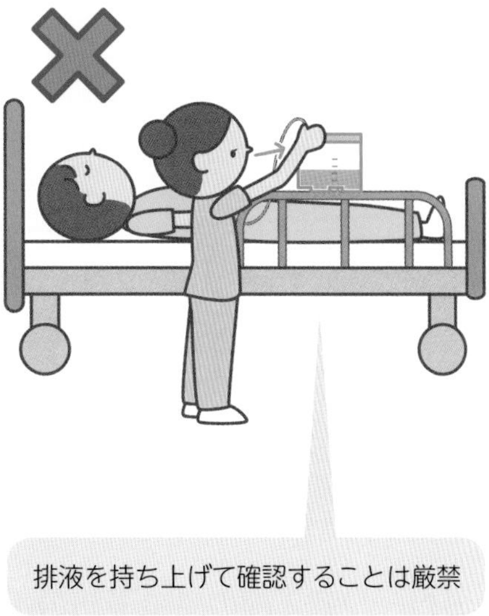

③ 感染予防のポイント

ドレーン刺入部の観察／刺入部を清潔に保つ

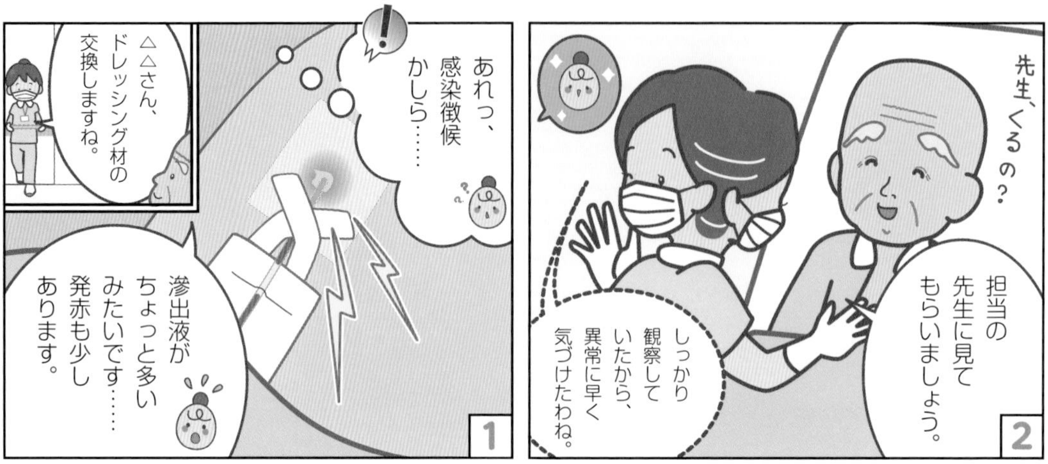

1　ドレーン刺入部の感染徴候

ドレーン刺入部周囲の発赤、腫脹《しゅちょう》、熱感、疼痛《とうつう》、滲出液《しんしゅつえき》の有無を観察します。これらの感染徴候を認めた場合はすぐに医師に報告します。

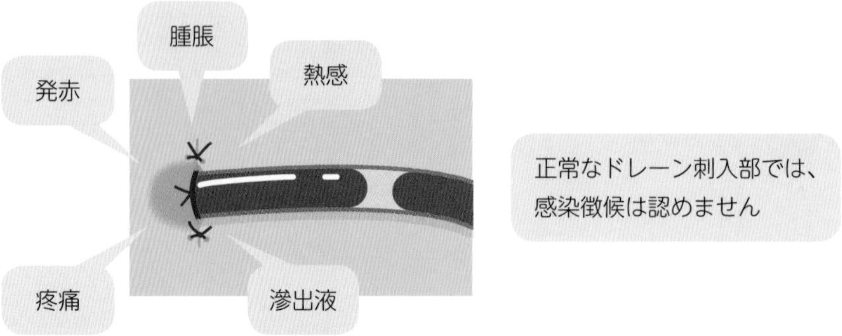

2　ドレーン刺入部の感染予防のポイント

ドレーン刺入部からの感染を予防するためには、刺入部を清潔に保つことが大切です。開放式ドレーンの場合は、清潔なガーゼで覆い、必要に応じて**ガーゼ交換**を行います。

閉鎖式ドレーンの場合は、ドレーン刺入部をフィルムドレッシング材で覆います。閉鎖式ドレーンの場合でも、刺入部からの出血や滲出液が多い場合には、清潔なガーゼで覆い、適宜交換します。

4 チューブの固定方法と抜去防止のポイント

縫合固定／テープ固定／安全ピンの固定

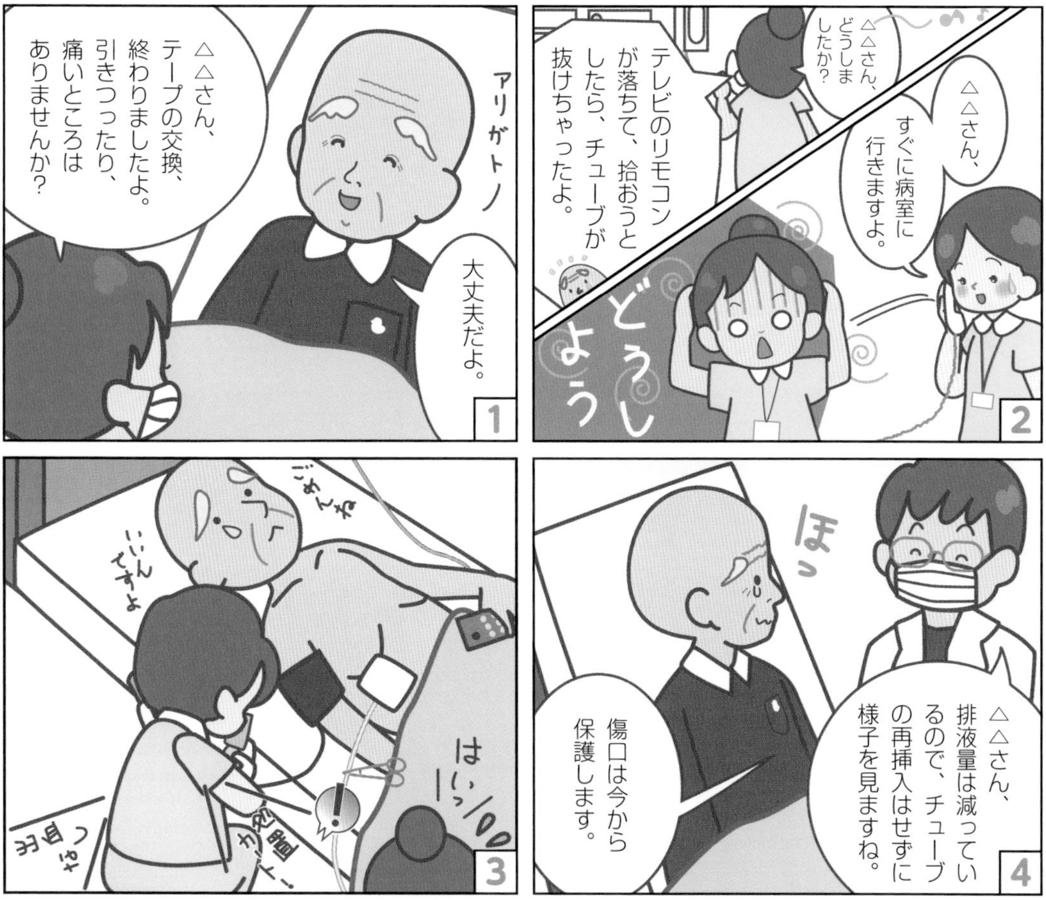

※ 予定外抜去：事故抜去、あるいは自己抜去とも呼ばれる、予定されていないドレーンの抜去

1　チューブの固定方法と抜去予防

ドレーン刺入部の固定は、呼吸性変動を考慮し、1cm 程度のあそびを作り、ドレーンと皮膚を**縫合《ほうごう》固定**します。ドレーン刺入部以外の固定は、**テープ固定**します。

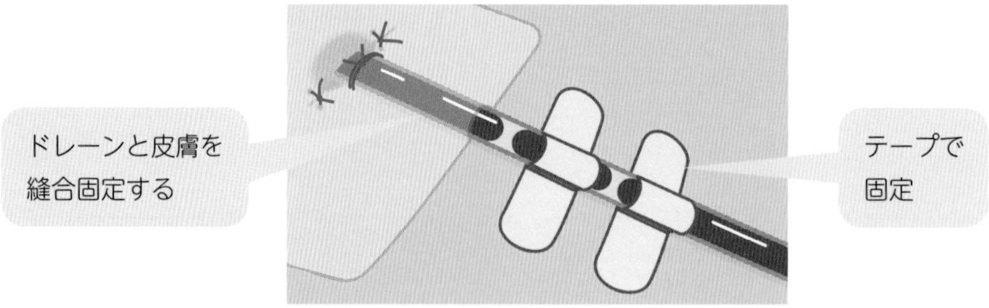

予定外抜去を防ぐためには、不要なたるみを作らないようにし、固定することが重要です。ドレーン固定をしていても、ドレーンとチューブの接続部が外れることもあります。その場合は、タイガンを用いて、ドレーンとチューブの接続部をケーブルタイで強固に固定します。

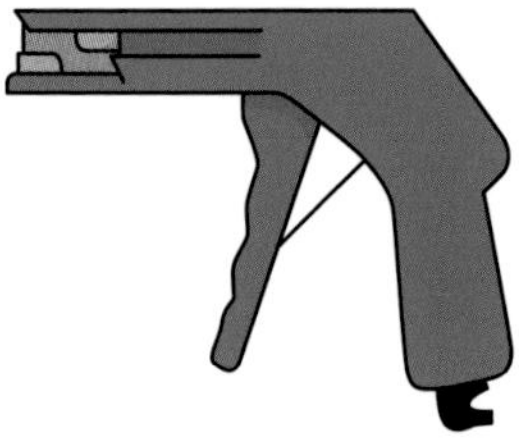

タイガン（ケーブルタイ用結束工具）

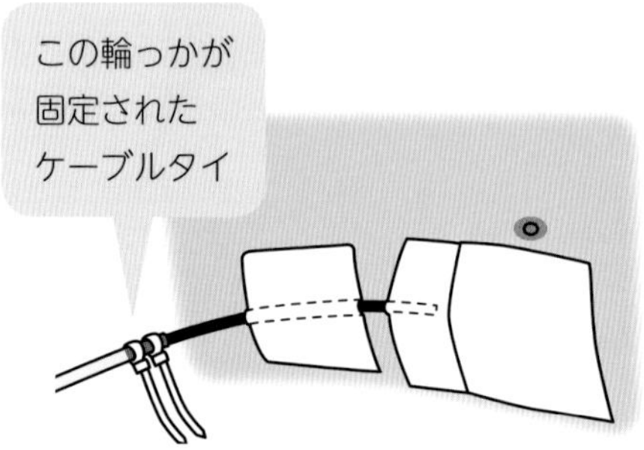

2　安全ピンの固定

開放式ドレーンは、抜去リスクとともに、体内への迷入《めいにゅう》のリスクもあります。医師によっては固定を行わず、体腔に挿入しているだけのときもありますが、安全ピンを使用して埋没による迷入を予防することもあります。

安全ピンが創に対して小さすぎる場合や、ドレーンにつけられた安全ピンと創が平行に固定されている場合には、安全ピンごと埋没し創に迷入してしまうことがあります。安全ピンのサイズと向きを確認し、安全ピンが創に対して垂直になるように取り付けます。

ポイント **安全ピンの大きさに注意！**

適切な大きさのもので、創と垂直の向きになるように固定されていることを確認し、定期的に観察します。

<安全ピンで固定する方法>

よい例

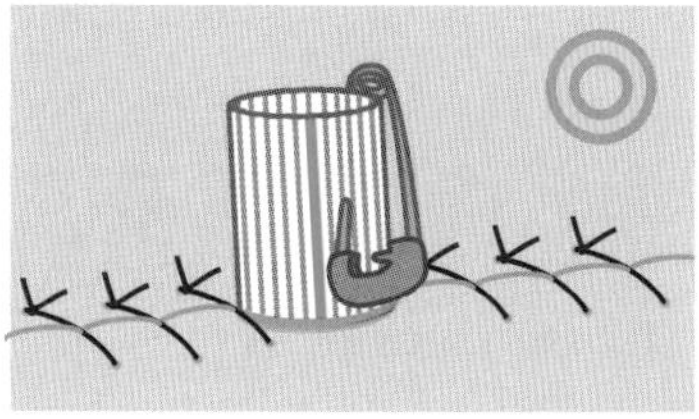

ドレーンとピンが平行になっている

悪い例

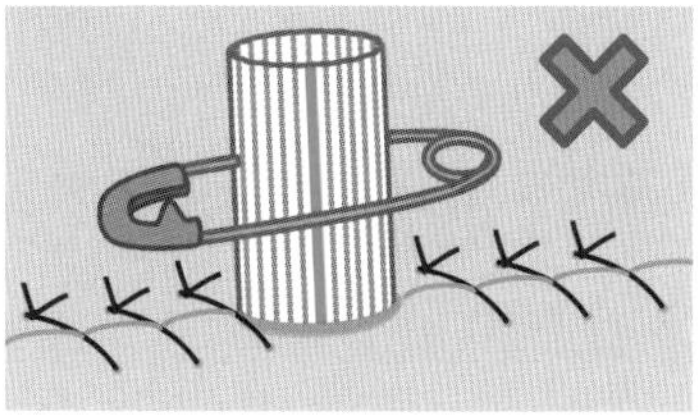

ドレーンとピンが垂直になっている

3　ドレーンテープの固定

皮膚の緊張とドレーンの脱落を防止できるように、テープは十分な長さにします。1 か所が剥がれても対処できるように、必ず 2 か所で固定します。

ポイント　角は丸めること！
テープの角が角ばっていると引っかかって剥がれやすくなります。角は丸くして貼るといいでしょう。

テープがΩ形になるように固定します。テープの粘着部分で留めることができるため、ドレーンに可動が加わっても剥がれにくくなります。また、Ω形の方が、ドレーンと皮膚が直接接触しないため、ドレーンによる圧迫が皮膚にかからなくなり皮膚損傷を起こしにくくなります。

<悪い例>

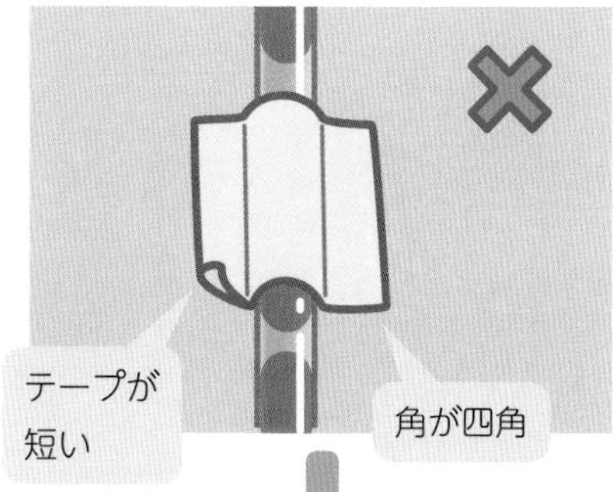

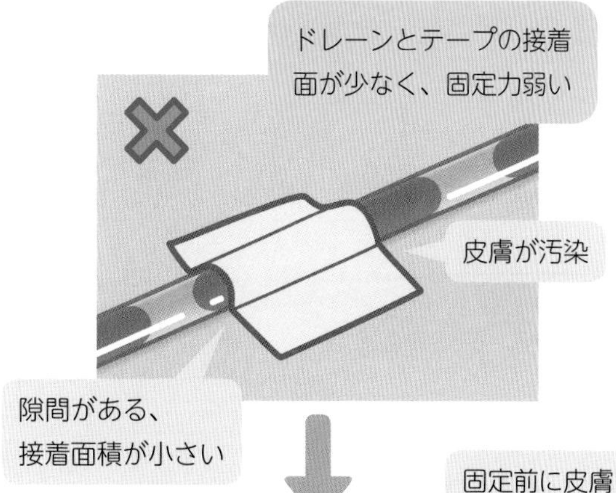

<よい例>

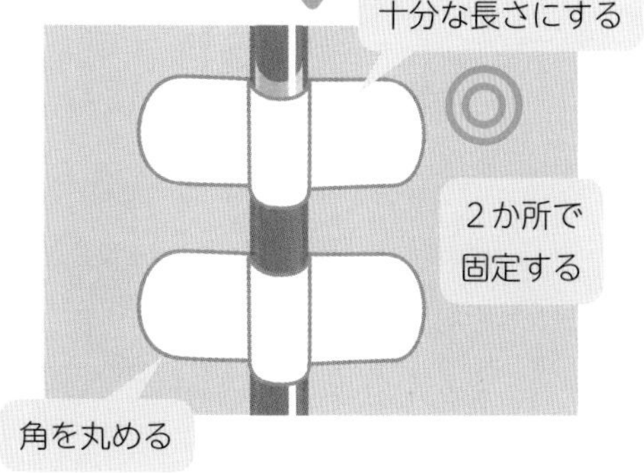

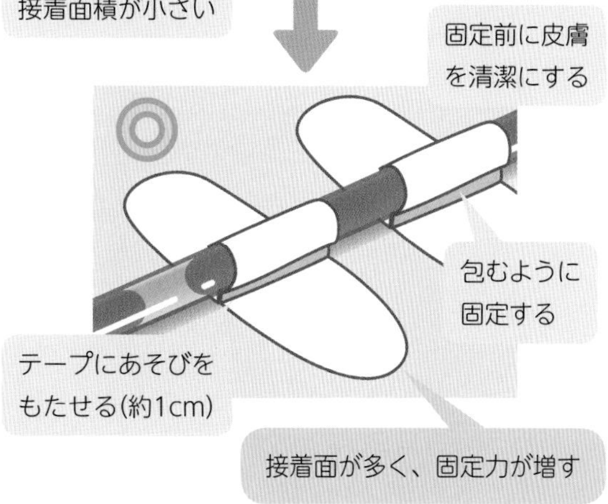

5 精神的な看護

治療前（手術前）の説明／患者の苦痛／術後せん妄／睡眠障害のケア

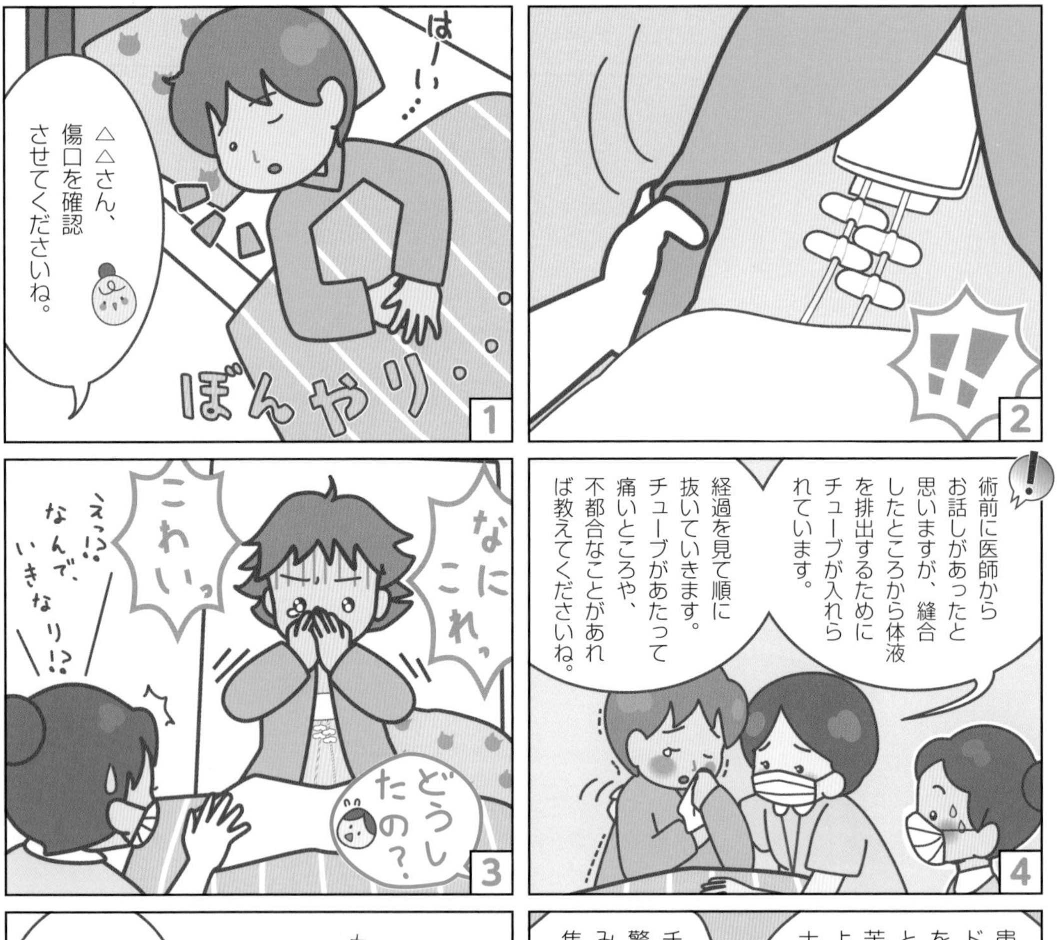

1　治療前（手術前）の説明

　ドレーンの挿入は、患者にとって体にチューブを刺されるという恐怖があり、心理的負担が大きい治療法です。通常、治療を目的としたドレナージを行うときは、患者はドレナージの必要性について医師から説明を受け、治療に対しては患者の同意が必要となります。しかし、その時点で患者はすべてを理解した上で治療に同意しているとは限りません。

　また、手術自体の説明やその後の合併症など、術前に患者の理解を得なければならない事柄は非常に多く、術後のドレーン留置に関して患者への説明が十分に行えていない場合があります。自己抜去予防や感染防止の観点からも、術後に再度ドレーンの十分な説明が必要となります。そのため、看護師は、患者が医師からの説明を十分に理解できているか確認を行い、必要に応じて補足説明を行う必要があります。

2　患者の苦痛

　患者は以下のような疼痛《とうつう》や苦痛があります。

- 手術や外傷による疼痛
- チューブやドレーン留置に伴う疼痛
- 安静臥床に伴う疼痛
- 気管内吸引や体位変換など、日常的に行われるケアや処置に伴う苦痛

　刺入部、挿入部位の疼痛のみが苦痛ではありません。身体的苦痛に加え、自分の思いを伝えることも十分にできない患者が、いつも身近にいる看護師と信頼関係を築くことが何よりも重要です。

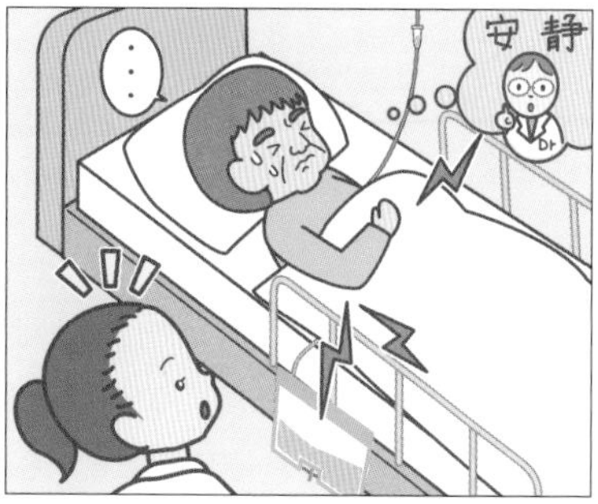

痛みを伝えられない患者の苦痛に気づく

3　術後せん妄

　せん妄とは、軽度から中等度の意識障害です。

症　状：**傾眠**等の意識混濁、急性発症する**見当識障害・記銘力低下**等の認知機能障害、**不眠・昼夜逆転**等の睡眠障害、**幻視**等の幻覚妄想、**易怒性・暴力**等の精神運動障害等

発症要因：**高齢、認知症、脳器質性疾患、薬物、アルコール**等の脆弱《ぜいじゃく》因子、入院による**環境の変化**、**不安、感覚遮断、臥床安静、睡眠障害**等

　術後せん妄は、上記の発症要因に、**手術侵襲《しんしゅう》、術中薬物**、**術後合併症、全身状態悪化**等の直接原因が加わり、発症します。

　術後せん妄の多くは、手術当日から数日以内に発症する一過性のせん妄のことを指します（➡ p.180）。特に高齢者では、夜間認知機能が低下する**夜間せん妄**が発症しやすく、術後せん妄も夜間に発症することが多くみられます。

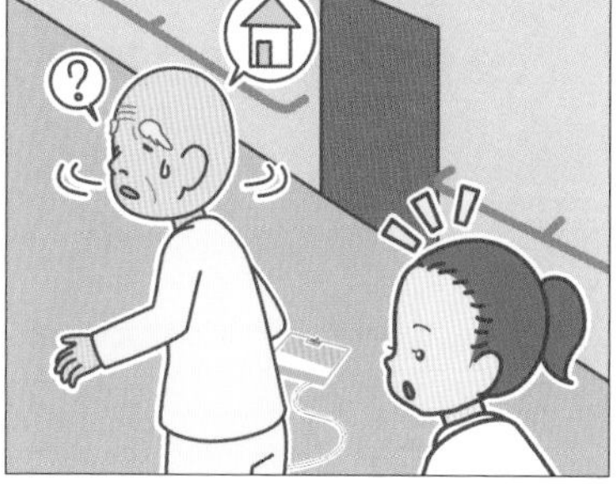

術後には一過性のせん妄が発生することがある

●抑制は禁忌

種々の機械・器具、チューブ類を装着している者は、身体の自由が損なわれ、意思の伝達もままならない状況に加え、高度な医療介入なしに生命が維持できないことも少なくありません。そのため、身体拘束を行わざるを得ない場合があります。

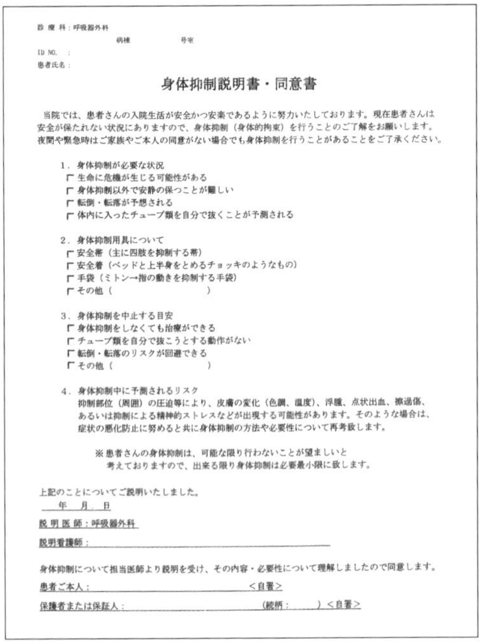

診療科：呼吸器外科
病棟　　　　号室
ID NO.　：
患者氏名：

身体抑制説明書・同意書

当院では、患者さんの入院生活が安全かつ安楽であるように努力いたしております。現在患者さんは安全が保たれない状況にありますので、身体抑制（身体的拘束）を行うことのご了解をお願いします。夜間や緊急時はご家族やご本人の同意がない場合でも身体抑制を行うことがあることをご了承ください。

1．身体抑制が必要な状況
□生命に危機が生じる可能性がある
□身体抑制以外で安静の保つことが難しい
□転倒・転落が予想される
□体内に入ったチューブ類を自分で抜くことが予測される

2．身体抑制用具について
□安全帯（主に四肢を抑制する帯）
□安全着（ベッドと上半身をとめるチョッキのようなもの）
□手袋（ミトン→指の動きを抑制する手袋）
□その他（　　　　　　　）

3．身体抑制を中止する目安
□身体抑制をしなくても治療ができる
□チューブ類を自分で抜こうとする動作がない
□転倒・転落のリスクが回避できる
□その他（　　　　　　　）

4．身体抑制中に予測されるリスク
抑制部位（周囲）の圧迫等により、皮膚の変化（色調、温度）、浮腫、点状出血、擦過傷、あるいは抑制による精神的ストレスなどが出現する可能性があります。そのような場合は、症状の悪化防止に努めると共に身体抑制の方法や必要性について再考致します。

※患者さんの身体抑制は、可能な限り行わないことが望ましいと考えておりますので、出来る限り身体抑制は必要最小限に致します。

上記のことについてご説明いたしました。
　年　月　日
説明医師：呼吸器外科
説明看護師：

身体抑制について担当医師より説明を受け、その内容・必要性について理解しましたので同意します。
患者ご本人：　　　　　　　＜自署＞
保護者または保証人：　　　　　　　（続柄：　　）＜自署＞

図１　身体抑制説明書の例

参考　安全管理委員会

多くの医療機関では、**安全管理委員会**などが中心となり、身体拘束を実施する際の患者・家族からの同意取得や、一定時間ごとの観察などを盛り込んだガイドラインを定め、記録も含め看護師に順守徹底を促しています。

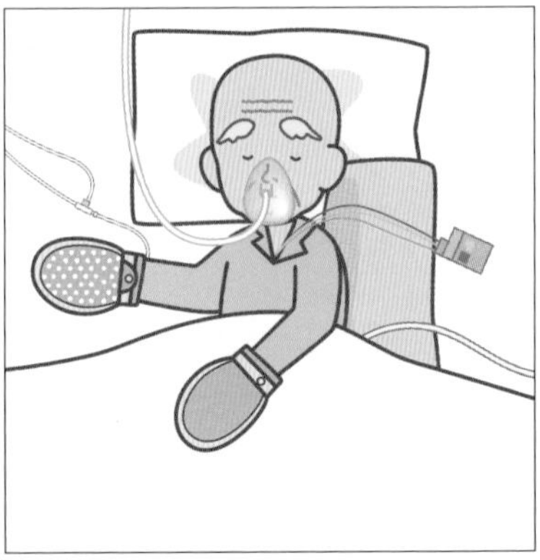

4　睡眠障害のケア

術後急性期患者の睡眠覚醒リズムや生活リズムは、以下のような原因が重なって乱れ、術後せん妄や早期離床とリハビリの遅延につながり、回復が遅れます。

・麻酔や手術侵襲《しんしゅう》による身体症状
・高齢者の場合、認知機能の低下や体内時計である脳の視《し》交《こう》叉《さ》上核《じょうかく》の変性
・明るい光や騒音にさらされた環境
・入院生活からのストレスによる睡眠障害や活動意欲の低下
・定期的な処置やケア

患者が十分な睡眠を取れているかを評価する方法として、**看護師の観察による主観的評価**や**患者自身に尋ねる**方法があります。睡眠覚醒リズムと生活リズムを保つことは、患者のQOLに大きく影響を及ぼします。

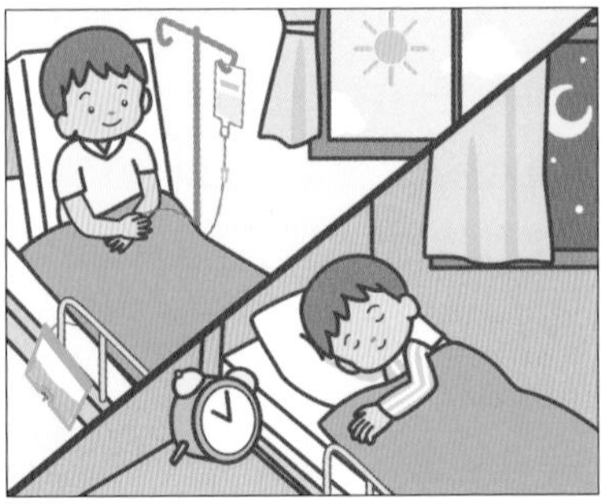

ポイント　生活リズムが大切

・睡眠障害の軽減には、**サーカディアンリズム**（24時間を周期とする**内因性リズム**）を保つ
・**日内変動**をつける
・昼夜を区別し、睡眠覚醒リズムを保つ

6 診療看護師とは

看護師の専門性について／特定行為について

1　看護師の専門性について

公益社団法人日本看護協会は、看護職の今そして将来像について、以下のように示しています。

> 看護職は、常に個々の人の尊厳を基盤に、専門的な知識と技術を身に付けた専門職として人々の看護にあたってきました。人権を尊重する倫理的態度を身に付け、**健康・医療と生活の両方の視点を持った看護職**には、多様な場で役割を発揮することが求められます。今後ますます加速する少子超高齢社会においては、さらに安心で、安全かつ効果的な医療・看護を効率的に提供することが求められます。病気を抱えながら生活する人々が増える中、「治療」と「生活」の両面から患者を捉え、身体と心の状態の変化を予測しながら必要なケアを提供する看護職への期待は、大きくなってきています。

チーム医療を推進し、看護師がその役割をさらに発揮するために制度改正が行われ、2014 年 6 月に**特定行為に係る看護師の研修制度**を創設、2015 年 10 月には上記の制度の詳細が定められた省令および施行通知に基づき研修制度を開始しました。また、医療の高度化や専門分野化が進む中で、看護ケアの広がりと看護の質の向上を目的とする資格（認定看護師・専門看護師、診療看護師＜➡ p.50>）がつくられています。看護の現場で、知識や技術を磨き、専門性を高めるキャリアアップの選択肢の一つとして、これらの資格取得を目指す看護職が増加しています。

2　特定行為について

団塊の世代が 75 歳以上となる 2025 年に向け、今後の医療を支えるために保健師助産師看護師法が一部改正され、**手順書**により**特定行為**を行う看護師に対し、**特定行為研修**の受講が義務づけられました。手順書により看護師が行う特定行為を標準化することで、今後の急性期医療から在宅医療等を支えていく看護師を計画的に養成することを目的としています。厚生労働省により、**38 行為 21 区分の特定行為**が定められており、ドレーン管理の項目に関しては「心嚢《しんのう》ドレーンの抜去」、「胸腔ドレーンの抜去」、「腹腔ドレーンの抜去」、「創部ドレーンの抜去」があります。

特定行為

診療の補助であって、看護師が手順書により行う場合には実践的な理解力、思考力及び判断力並びに高度かつ専門的な知識及び技能が特に必要とされるもの（保健師助産師看護師法第 37 条の 2）。

手順書

医師又は歯科医師が看護師に診療の補助を行わせるためにその指示として作成する文章であって、「看護師に診療の補助を行わせる患者の病状の範囲」「診療の補助の内容」などが定められている（保健師助産師看護師法第 37 条の 2）。

Column

看護師の種類（認定看護師・専門看護師・診療看護師）

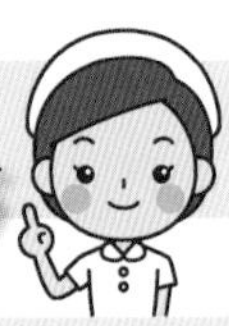

●認定看護師

認定看護師とは、看護師として**5年以上の実践経験**（実務研修が通算5年以上あり、うち3年間以上は専門看護分野の実務研修であること）を持ち、日本看護協会が定める認定看護師教育を修め、認定看護師認定審査に合格することで取得できる資格です。

患者・家族によりよい看護を提供できるよう、認定看護分野ごとの専門性を発揮しながら認定看護師の3つの役割「**実践・指導・相談**」を果たして、看護の質の向上に努め、水準の高い看護ケアを効率よく提供することができます。

●専門看護師（CNS）

専門看護師とは、看護師として**5年以上の実践経験**（実務研修が通算5年以上あり、うち3年間以上は専門看護分野の実務研修であること）を持ち、看護系の大学院で修士課程を修了して必要な単位を取得した後に、**専門看護師認定審査**に合格することで取得できる資格です。

専門看護師の6つの役割「**実践・相談・調整・倫理調整・教育・研究**」を果たし、複雑で解決困難な看護問題を持つ個人や家族に、水準の高い看護ケアを効率よく提供するため、特定の専門看護分野の知識や技術を深めた者をいいます。

●診療看護師（NP）

診療看護師とは、看護師として**5年以上の実務経験**を持ち、日本NP教育大学院協議会が認めるNP（Nurse Practitioner）教育課程を修了し、同協議会が実施するNP資格認定試験に合格することで取得できる資格です。

患者のQOL向上のために**医師や多職種と協働**し、倫理的かつ科学的根拠に基づいた**一定レベルの診療**を行うことができる看護師をいいます。

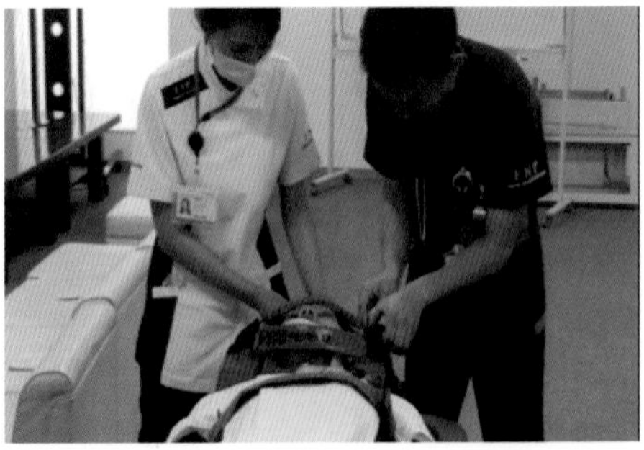

第3章

ドレーン管理を実践しよう！

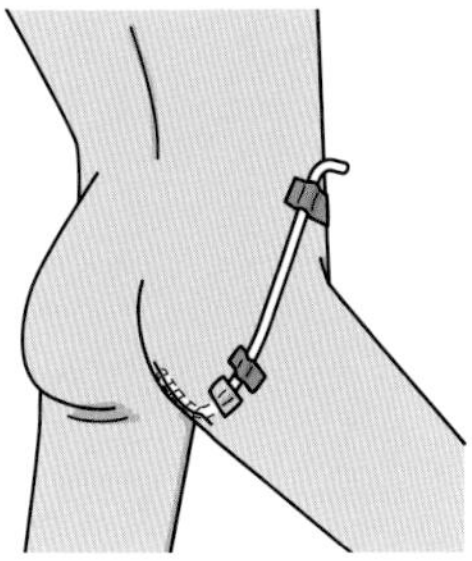

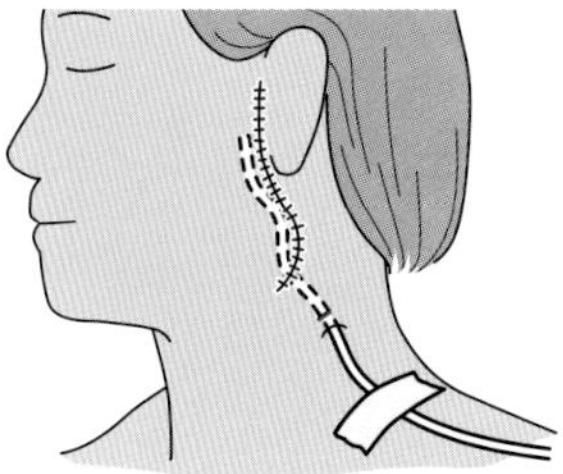

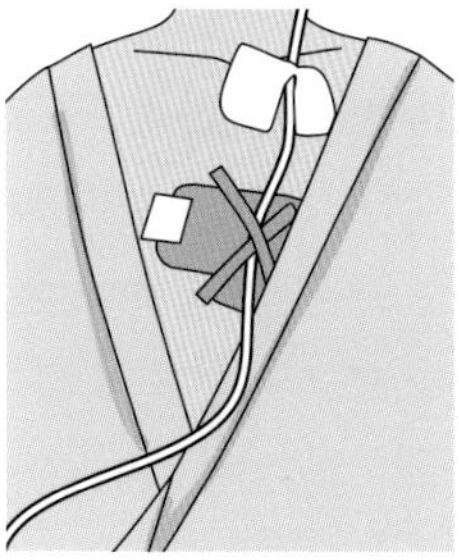

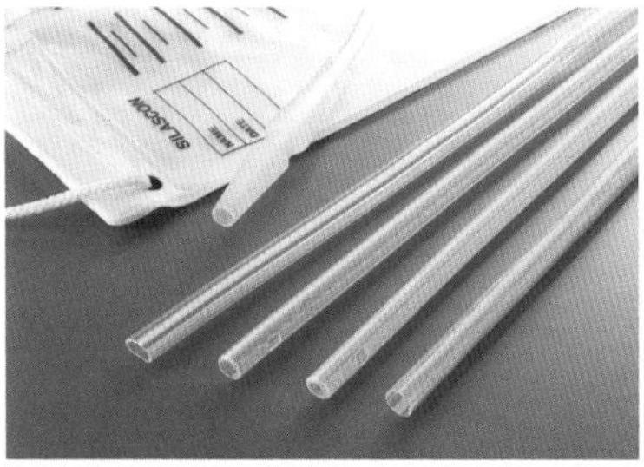

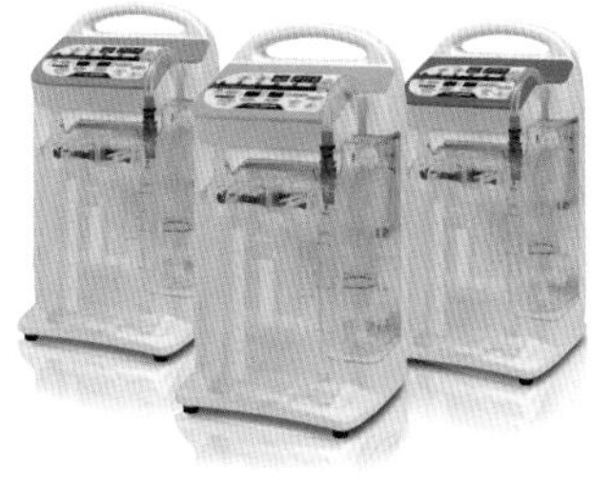

① 食道切除・再建術

頸部ドレーン／胸腔ドレーン
肩甲下ドレーン
腹腔ドレーン

1　食道切除・再建術の適応

食道は頸部、胸部、腹部と解剖学的に広い範囲に存在する臓器です。適応となる疾患は、**食道がん**、**胃噴門部がん**の食道浸潤のある場合などです。

内視鏡治療：絶対適応は深達度が粘膜上皮（EP）あるいは粘膜固有層（LPM）ですが、広範囲の早期がんでリンパ節転移を認めない症例にはリンパ節郭清《かくせい》を行わない食道切除再建を行うことがあります。

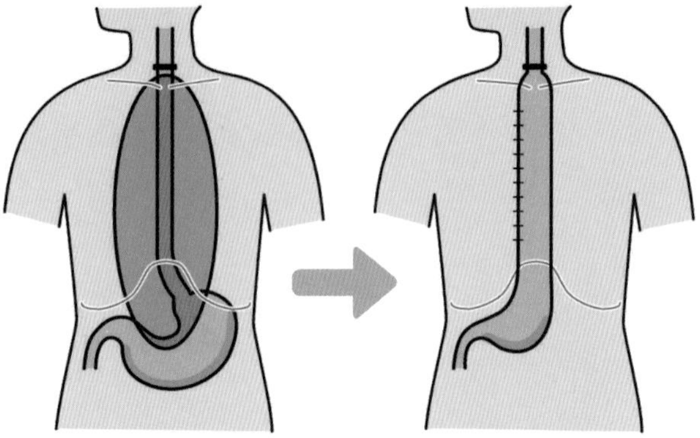

図1　切除範囲（赤い部分を切除）と再建術

食道切除・再建術：悪性腫瘍に関する食道手術としては、胸部食道がんに対する「食道切除・再建術」、食道・胃接合部がんに対する「下部食道噴門側胃切除・再建術」などが代表的ですが、胸部食道がん根治術として行われる場合がほとんどです。現在では、頸部・胸部・腹部の３つの領域のリンパ節郭清を伴う、**右開胸開腹胸部食道全摘・再建術**（食道がん３領域郭清術）が胸部食道がんに対する標準術式となっています。

2　食道再建術

食道がん３領域郭清術は、右開胸・開腹にて食道を切除し、通常は胃を使って食物通過経路を再建します。残った口側食道と胃管との吻合《ふんごう》が、右胸腔内高位で行われる場合と、頸部で行われる場合(残存食道がより短い)があります。

主な再建法は３つあります。

ⓐ**胸壁前（皮下）再建術**：皮膚と胸骨の間を剥離し、消化管を挙上する方法。

ⓑ**胸骨後再建術**：胸骨の裏側を剥離し、消化管を挙上する最も多く用いられる再建経路。

ⓒ**胸腔内（後縦隔《じゅうかく》）再建術**：切除した食道と同じ場所に消化管を挙上する方法。

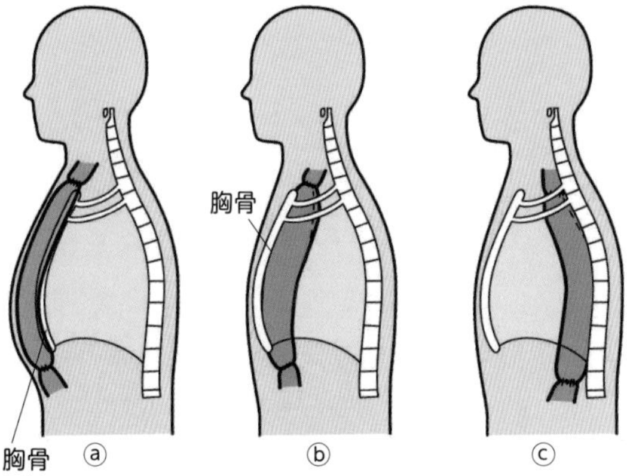

図2　食道再建術の種類

食道がん3領域郭清術のドレーンの挿入・留置部位

留置するドレーン
❶経鼻減圧チューブ　❷頸部ドレーン　❸胸腔ドレーン
❹肩甲下ドレーン　❺腹腔ドレーン

食道がん3領域郭清術では、もともと食道があった頸部、胸部、腹部の3領域が、頸胸境界部と食道裂孔（食道通過のために横隔膜に開いた孔）を介して解剖学的につながります。食道裂孔は再建臓器が通過したり、手術操作で閉鎖したりするので、胸腹部の連続性は比較的なくなりますが、頸胸境界部は術直後には完全に閉鎖していません。そこで、**胸腔内**の**陰圧**を維持するために、胸腔のみならず、頸部も、**閉鎖式ドレーン**を用いて持続的に陰圧をかけてドレナージします。

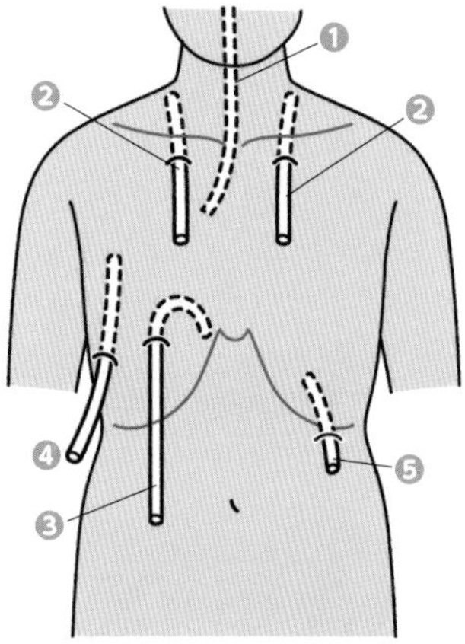

図3　挿入・留置部位

ドレーンの目的と使用するドレーン

❶経鼻減圧チューブ

目的　挙上した消化管内の圧上昇を防止し、吻合部の出血の有無を確認します。

ドレーン　サンプ式チューブを使用します。

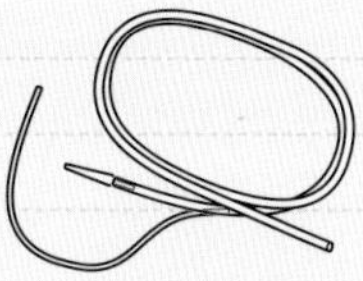
サンプ式チューブ

❷頸部ドレーン

目的　❶と、頸部リンパ節郭清後のリンパ液貯留や血腫の防止のための**予防的ドレナージ**として留置されます。

ドレーン　**閉鎖式低圧式持続陰圧ドレーン**であるJ-VAC®ドレナージシステムとサクションリザーバーを使用することが多いです。吸引圧は**約40mmHg**で、**シリコン**製ドレーンチューブの先端は目詰まりやつぶれ防止の工夫がされています。

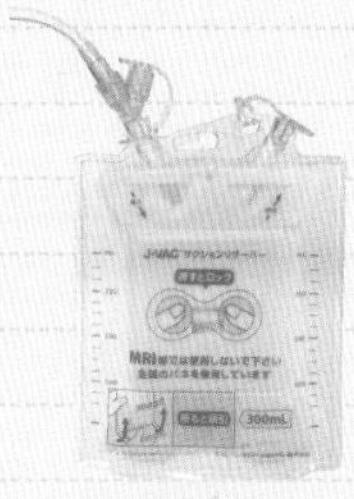
J-VAC®ドレナージシステムのサクションリザーバー

❸胸腔ドレーン

目的　リンパ節郭清後の**滲出液**《しんしゅつえき》や**血液**を持続的に胸腔外へ排液し、**血腫**形成を予防する**予防的ドレナージ**と、縫合《ほうごう》不全などの合併症の**診断的ドレナージ**があります。

ドレーン　**チェストドレーンバック**に接続して**水封**とし、胸腔内圧より大きい**−10cmH_2O**の陰圧で吸引します。

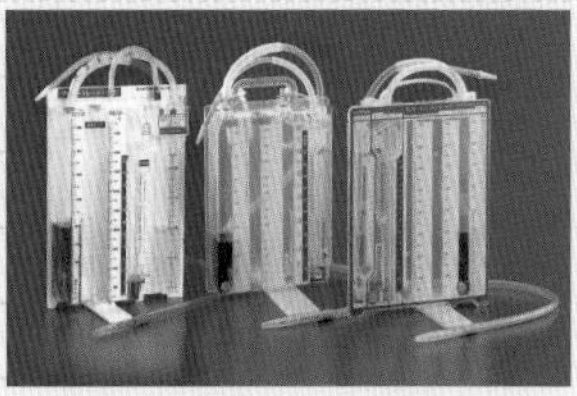
チェストドレーンバック

❹肩甲下ドレーン

目的　開胸肋間部からの空気の漏れや滲出液、出血の貯留を防ぎます。特に、術直後の**開胸創皮下**の**気密性**をより保つ目的があります。

ドレーン　肩甲下ドレーンは挿入しない施設もありますが、挿入する場合には胸壁外で前鋸筋《ぜんきょきん》から肩甲骨の下に、**閉鎖式低圧式持続陰圧ドレーン**を使用します。

❺腹腔ドレーン

目的　ドレーンを挿入しない施設もあります。**出血**の**情報ドレーン**として左側腹部から左横隔膜下に挿入します。

ドレーン　**ウロバッグ**に接続して**閉鎖式ドレナージ**にします。

! 管理上の注意点とポイント

1　ドレーン挿入中の管理

❶排液の観察

すべてのドレーンにおいて排液の量と性状をよく観察し、術後合併症の早期発見に努めます。

特に、食道がん３領域郭清術後では、**呼吸器合併症**の頻度が高いことを念頭におく必要があります。また、吻合部縫合不全と関連して合併症が発生する場合もあります。

●頸部ドレーンの観察ポイント

色調

術直後は新鮮な血液で淡血性が主ですが、徐々に黄色透明の**漿液性**《しょうえきせい》になってきます。持続吸引ドレーン内の排液が**膿性**の場合には創の**感染**が疑われます。術後数日経過し摂食している場合、**白濁**した排液が認められます。

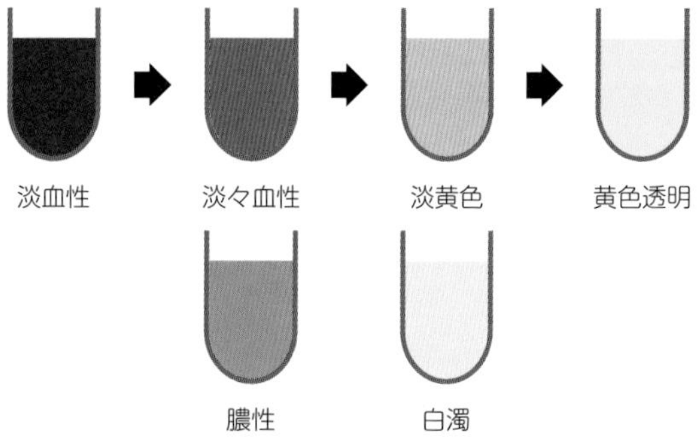

図４　頸部ドレーン排液の色調の変化

排液量

量が増加する場合は、**頸部リンパ漏**が疑われます。

●胸腔ドレーンの観察ポイント

胸腔ドレーン挿入時の観察では、ドレーンからの排液の**性状**、**量**（１日量、１時間量）に加えて**排気の程度**を観察することが必要です。

色調

血性、**漿液性**、**膿性**かを見ます。

注意！　挿入後１時間以内は要観察

挿入後**１時間**以内に**血性**排液がある場合、**肋間動脈**などの挿入時の損傷による**血胸**の発生が疑われます。

排液量

病状に合わせて 1 日量あるいは 1 時間量を正確に**記録**します。術後**血性**の排液が **200mL/時以上**持続する場合、再開胸による出血部位の確認と止血が必要になります。

排気量

肺損傷部位からの**エアリーク**の有無をチェックします。エアリークがあった場合は、ドレーンからの持続吸引による脱気が必要で、これにより**気胸**や**無気肺**を防ぐことができます。

●腹腔ドレーンの観察ポイント

色調・臭い

漿液性、漿液血性、血性、胆汁《たんじゅう》様、膿性、便汁様、尿様、膵液《すいえき》様、腸液などの排液の**性状**や**臭気**の有無を確認します。排液が漿液性であったものが**血性**に変化した場合、**術後出血**を示唆します。また、漿液性の排液に**腸液**が混入したり、**便汁様**に変化したりした場合には**縫合不全**を示唆します。

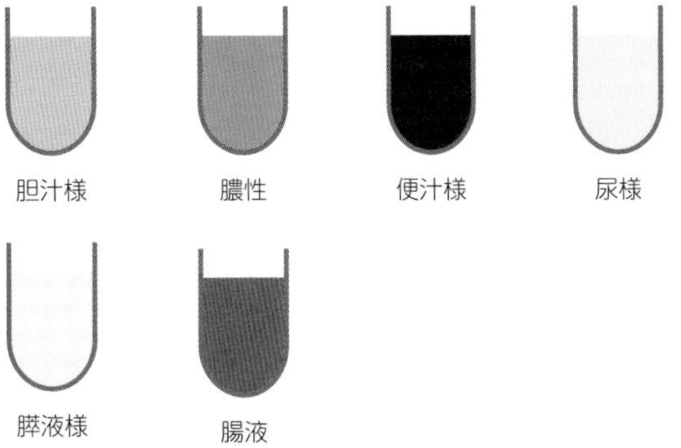

図 5　腹腔ドレーン排液の色調の変化

排液量

排液が多い場合、**脱水**、**電解質異常**、**低タンパク血症**などをきたすことがあるので、点滴で補液、補正する必要があります。

❷ドレーン管理

ドレーンの観察

留置部位、固定の位置、排液量と性状のほか、指示通り管理されているか（持続吸引なのか、ビューロー法なのか）も確認します。

事故（自己）抜去の予防

術後**せん妄**によるライン類の自己抜去のリスクもあるため、ライン類が視野に入らないよう整理し、不明言動や危険行動の有無を観察します。自己抜去予防のつなぎの病衣や家族の付き添いも考慮します。

固定方法

閉鎖式ドレーンの固定は、ドレーンの屈曲《くっきょく》やドレナージ効果の減少を防ぐために、あまり押し付けずテープで固定するよう工夫します。

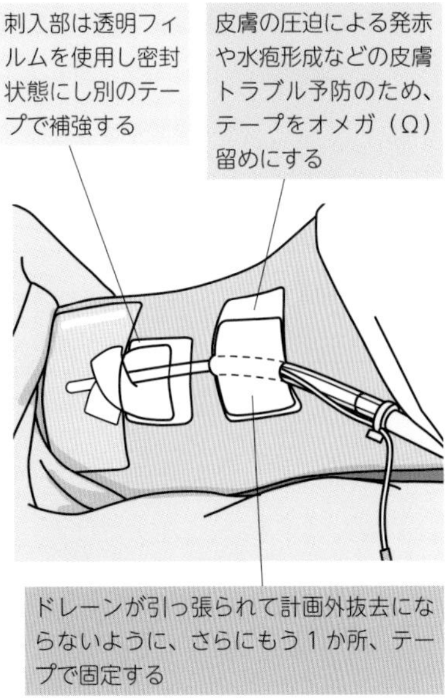

❸感染予防

食道がん患者の場合は**嚥下困難**を主訴とし、術前から**低栄養状態**であることが多く、術後患者は手術侵襲《しんしゅう》が特に大きく、抵抗力が低下しており、**易感染状態**にあります。

ポイント ドレーンの清潔を保つこと！

- 開放式ドレーンは**逆行性感染**の危険性が高いので、ドレーン挿入部の清潔を保ちます。
- ガーゼ交換時には、**無菌操作**で行う必要があります。

2　抜去時の管理

❶抜去の判断

●頸部ドレーン

右方ドレーンは出血や血腫形成がなければ、術**翌日**もしくは術**翌々日**に抜去します。左方ドレーン（吻合部）は滲出液が少なければ数日でカットしますが、**経口摂取後**まで抜去せずに留置しておくことが多いです。

●胸腔ドレーン

エアリークがなく、滲出液が **100mL/日以下**になったら抜去します。

●腹部ドレーン

発熱がなく、排液量や性状に問題がなければ、術後 **48 ～ 72 時間後**を目安に抜去します。吻合部ドレーンは**経口摂取開始後**まで留置しておくこともあります。

❷抜去後の注意点

●感染が疑われる場合

抜去時にドレーン尖端の**細菌培養検査**を行います。ドレーンを抜去した後の創は、しばらく開放創となるので、感染や滲出液に注意します。

●胸腔ドレーンを抜去するとき

胸腔内に大量の空気が入ることがあるので、抜いた後には必ずX線撮影により確認します。抜去後は必ず縫合します。

●ドレーンが長期に留置されていた場合

創の癒着が悪いため、直後から**胸水**が漏れ出てくることがあります。この場合にはガーゼによる圧迫はあまり有効でないため、速やかに医師に連絡します。

●抜糸後

創が**離開**したり、**感染**を起こしたりすることもあるので、**連日**必ず観察を行います。

Column　**患者の精神的ケア**

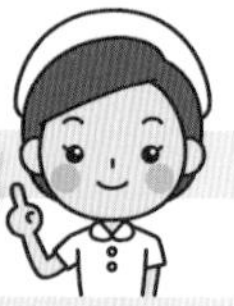

ドレーンの挿入は、ドレーンの違和感や疼痛《とうつう》、体動制限、拘束感などの苦痛が伴う異常な経験です。したがって、これらの苦痛を少しでも取り除き、患者を安楽な状態にしておくことが、患者の精神的ケアのみならず、ドレーン管理においても重要です。訪床時には患者の訴えに耳を傾け、術後の経過とドレーンの必要性を説明し、単にドレーンの管理をするだけでなく、患者の精神面を配慮して、常に患者を励ますように努める必要があります。

参考　**近年のドレーン留置の傾向**

近年は、ドレーン留置により体動や活動が制限されることが、術後の回復、肺炎予防、日常生活への早期復帰などを目的とする**早期離床**や術後の**リハビリテーション活動**の支障につながるため、ドレーンの数や留置期間を少なくする傾向にあります。そのため、何か起こった時点で治療用のドレーンを挿入することが推奨される傾向にあります。この場合、**CT ガイド**や**超音波ガイド**のドレナージが用いられることが多いです。

② 胃全摘術

ウィンスロー孔 - 食道空腸吻合部ドレーン 左横隔膜下ドレーン／膵断端ドレーン

1　胃がん治療法決定までの流れ

我が国では、消化器の悪性腫瘍では胃がんが最も多く、胃切除術は広く行われています。胃がんの手術では、リンパ節郭清《かくせい》を加えた**胃全摘術**、**噴門側胃切除術**、**幽門側胃切除術**がよく行われています。治療法決定までの流れを下図に示します。各検査で病変の**深達度**や**転移**の有無を調べ、全身状態を参考にしたうえで治療方針を決定します。

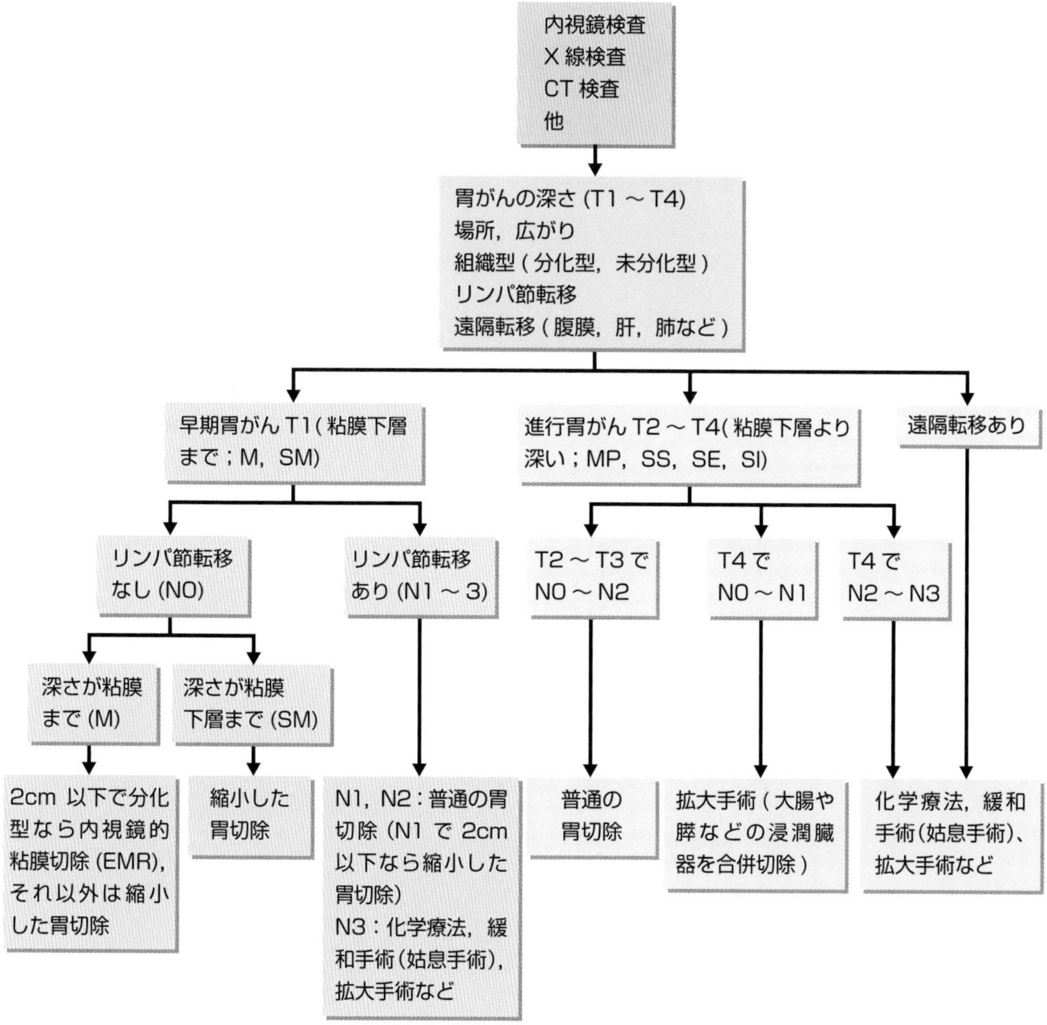

出典：日本胃癌学会『胃がん治療ガイドラインの解説』金原出版　2004

2　胃全摘術・再建法

胃全摘術は、胃の上部にある進行性の胃がんや、胃全体に広がる胃がんに適応され、噴門、幽門を含めて胃全体を摘出します。胃の全摘後は、十二指腸とつなげる方法と空腸とつなげる方法がありますが、空腸とつなげる**ルーワイ法**といわれる術式が多くとられています。十二指腸を縫合《ほうごう》閉鎖し、切断した肛門側の空腸を挙上して、食道とつなげるという方法です。

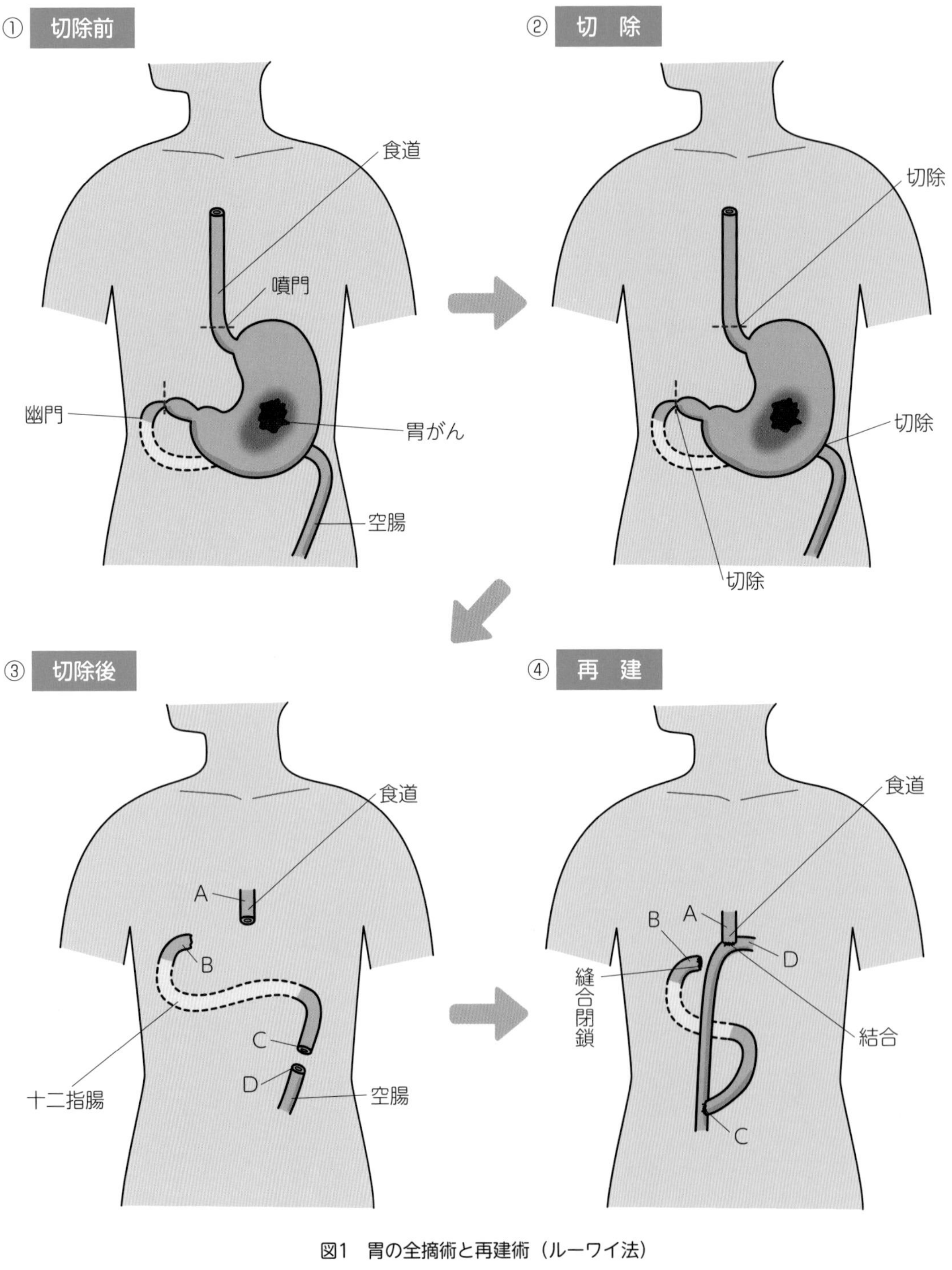

図1　胃の全摘術と再建術（ルーワイ法）

胃全摘術のドレーンの挿入・留置部位

胃全摘術では、食道空腸吻合《ふんごう》部の縫合不全に対して、❶ウィンスロー孔 - 食道吻合部、❷左横隔膜下、❸膵断端へドレーンを留置します。

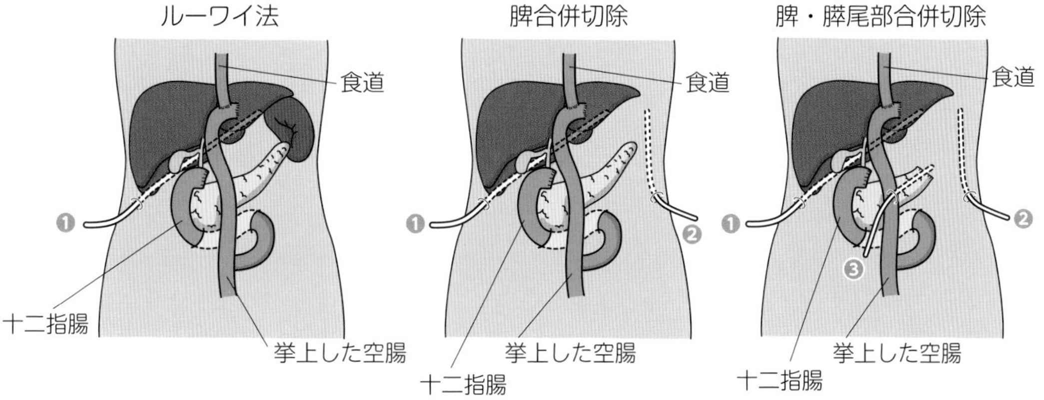

留置するドレーン
❶ウィンスロー孔-食道吻合部ドレーン　❷左横隔膜下ドレーン　❸膵断端ドレーン

図2　ドレーンの留置部位

ドレーンの目的と使用するドレーン

❶ウィンスロー孔ー食道吻合部ドレーン

目的 **ウィンスロー孔ー食道吻合部ドレーン**は、ルーワイ法再建術後の食道空腸吻合部の縫合不全に対し、右側腹部より**ウィンスロー孔を経由**してドレーンを左横隔膜腔へ留置します。ドレーンは十二指腸断端、膵上縁、食道空腸吻合部をカバーするように留置します。

ドレーン **チューブ型ドレーン**や**マルチスリット型ドレーン**を使用します。

❷左横隔膜下ドレーン

目的 **左横隔膜下ドレーン**は、脾臓も切除する脾合併切除時に、脾摘後の膵尾部からの膵液瘻を予防するために、ルーワイ法に加えて左側腹部からもう1本ドレーンを挿入し、左横隔膜下に先端を留置します。

ドレーン **チューブ型ドレーン**や**マルチスリット型ドレーン**を使用します。

❸膵断端ドレーン

目的 **膵断端ドレーン**は、膵尾部合併切除を行った場合には、膵液瘻の危険性が高くなるため、正中創左側の腹壁から膵断端に向けて、最短距離で直線的にドレーンを挿入します。

ドレーン **ペンローズ型ドレーン**を使用します。

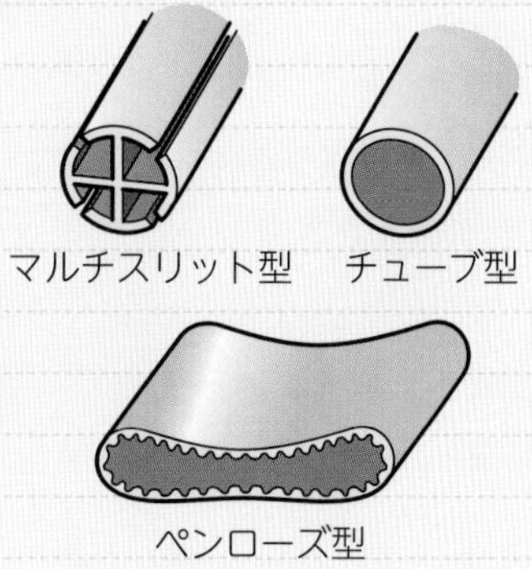

! 管理上の注意点とポイント

1　挿入中の管理

❶ドレーン排液の観察

色調・臭い

手術直後は**淡血性**で、徐々に**黄色透明**（**漿液性**《しょうえきせい》）となります。

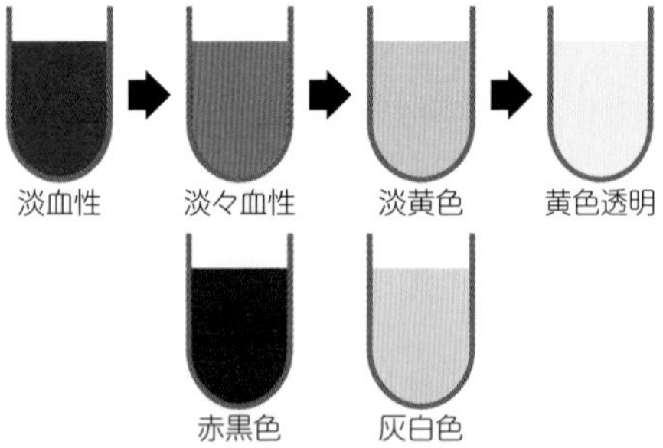

図３　ドレーン排液の色調の変化

ポイント
膵液が混入すると、**混濁**が生じ、**粘性**が増加するとともに、細菌感染が生じ、**悪臭**が生じます。

膵液漏《すいえきろう》の場合には、**術後１～３日後**から排液が**赤黒く**なり、**７日前後**で**甘酸っぱい臭気**を伴う粘性かつ**灰白色**《かいはくしょく》の排液になります。異常の早期発見のためには排液の性状、量を経時的に観察する必要があります。

時間経過に伴って、性状は**血性**から**淡血性**に変化し、自然に止血されます。

排液量

100mL/時以上の出血が続く場合には、**術後出血**の可能性があり、血管塞栓術や緊急開腹止血術を考慮しなければなりません。

❷チューブトラブル

早期離床の際にルートが捻れたり、点滴ルート、硬膜外チューブ、酸素カテーテルなどがからまったりするので、常に整理整頓を心がけます。

注意！　剥がれたら、貼りなおす！
滲出液でテープが剥がれて、チューブの位置がずれることもあるため、その都度貼りなおすことが大切です。

❸感染予防

経過中に発熱や腹部症状が増悪した場合には、ドレナージ不良が原因で**腹腔内膿瘍**《のうよう》を形成している可能性があるため、早急に**造影CT検査**を行います。腹腔内膿瘍を認めた場合には、通常**超音波ガイド下**あるいは**CTガイド下**穿刺《せんし》によるドレナージ術を行います。場合により緊急開腹ドレナージを行うこともあります。

2　抜去時の管理

❶抜去の判断

排液の性状が**黄色透明（漿液性）**となり、膵液瘻や縫合不全などの合併症がない、食事開始後に排液の性状や量に変化がない、抜去前に**排液アミラーゼ値**が高値でない場合には、**１週間程度**でドレーン抜去を考慮します。逆行性感染が生じるのでそれ以上の留置は好ましくありません。

❷抜去後の注意点

抜去した日の夜に一時的に**発熱**することがありますが、問題ないことが多く、経過観察で対応します。患者には抜去時に十分説明しておきます。抜去部は**２～３日**で自然に閉鎖しますが、**感染**を起こし、排膿《はいのう》が必要となる場合があります。抜去部の**圧痛**、**硬結**、**発赤**、**熱感**などの局所炎症所見や**滲出液**に注意します。

③ 噴門側胃切除術

食道吻合部ドレーン
左横隔膜下ドレーン

噴門側胃切除術・再建法

胃がんが食道から胃の入り口付近に存在し、比較的早期の胃がんに対して行う術式です。腸から液の逆流を防ぐため、通常食道と残胃の間に空腸の一部をつなげる方法をとることが多いです。

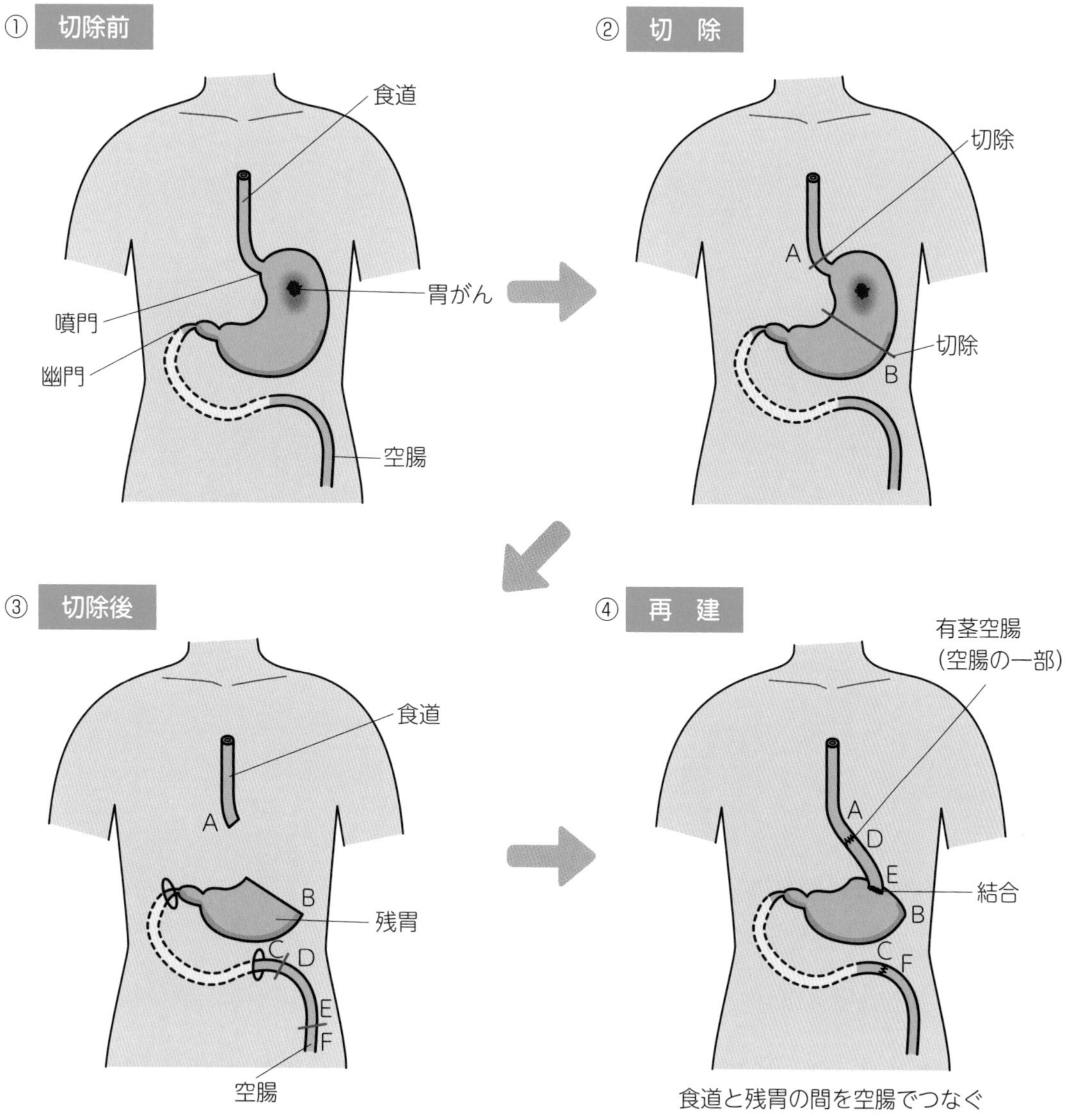

図1　噴門側胃切除術・再建術

※ A～F のアルファベットは、つなぐ位置を示している

噴門側胃切除術のドレーンの挿入・留置部位

噴門側胃切除術では、通常胃全摘術と同様に食道空腸吻合《ふんごう》部の縫合《ほうごう》不全に対して、❶右側腹部からウィンスロー孔経由の空腸吻合部と、❷左側腹部から左横隔膜下腔へドレーンを留置します。

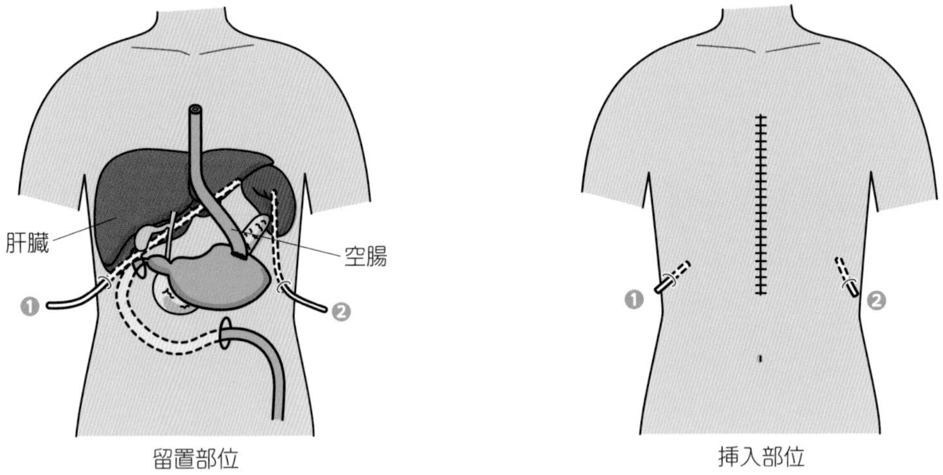

留置するドレーン
❶食道空腸吻合部ドレーン　❷左横隔膜下ドレーン

図2　噴門側胃切除術ドレーンの留置部

❶食道吻合部ドレーン

小網、胃後壁、大網、肝《かん》下《か》面と後腹膜で囲まれた袋状の腔を**網嚢**と呼びます。網嚢と腹膜腔とは肝十二指腸間膜の後面に開いている**ウィンスロー孔**を通して唯一交通しています。噴門側胃切除術後の食道吻合部へは右側腹部からこのウィンスロー孔を経由してドレーンを留置します。

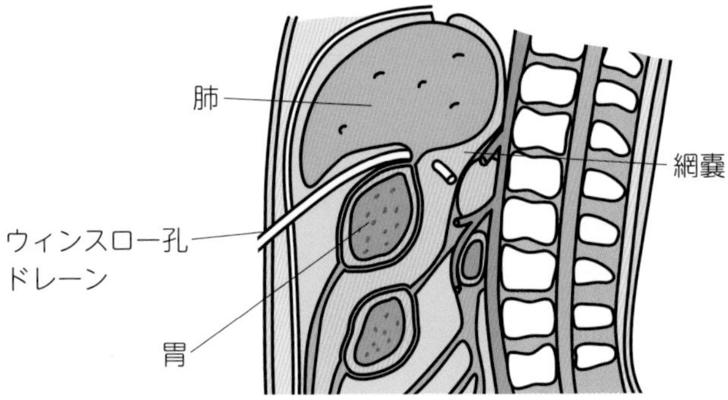

図1　網嚢とウィンスロー孔

❷左横隔膜下ドレーン

横隔膜下では、呼気時に横隔膜挙上により横隔膜下面と肝上面との間に陰圧が生じ、液が横隔膜下腔に吸引されて貯留しやすくなります。左横隔膜下では、脾臓と横隔膜の間に液体が貯留します。横隔膜下ドレーンからは咳などで腹圧が上昇するときに間欠的に排液されます。

ドレーンの目的と使用するドレーン

噴門側胃切除術では食道吻合部ドレーンや左横隔膜下ドレーンが使用されます。

●食道吻合部ドレーン・左横隔膜下ドレーン

目的 術後出血、腹腔内膿瘍《のうよう》や縫合不全などが起きていないか確認するために留置します。

ドレーン **マルチスリット（マルチチャネルまたはブレイク）型ドレーン**または**チューブ型ドレーン**を使用します。マルチスリット型ドレーンは、目詰まりせず、さらに吸引溝と周囲組織との接触面積が大きいので、広範囲に排液できます。必要時にドレーン尖端の目的部位を十分に洗浄しにくいのが欠点です。チューブ型ドレーンはある程度の硬さがあるので、勿合部や消化管、血管、神経などを圧迫しないように注意して留置する必要があります。チューブの先端を2～3cmほど3分割か4分割して、先端を少し軟らかくしてドレーンによる副損傷を予防します。

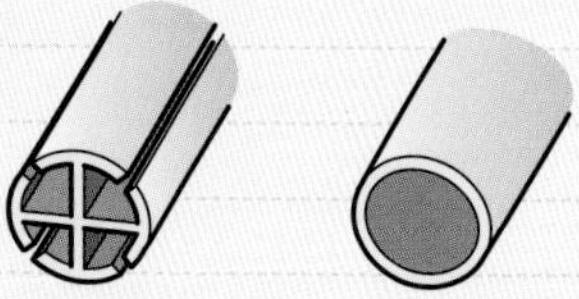

管理上の注意点とポイント

1　ドレーン挿入中の管理

❶排液の観察

色　調

手術**当日**から**翌日**にかけては**術後出血**に注意を払います。通常は時間経過に伴って、性状は**血性**から**淡血性**に変化し、自然に止血されます。

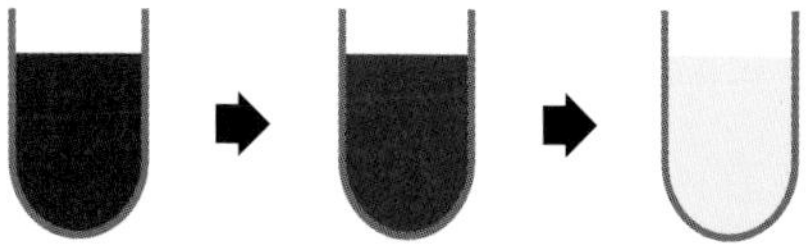

図２　ドレーン排液の色調の変化

排液量

術直後は**時間ごと**に観察し、術後１日目からは、異常がなければ、**１日量**を測定します。排液量が急激に減少した場合には、**フィブリン塊**や**組織片**などによるドレーンの目詰まりや屈曲《くっきょく》などを疑って点検します。

ドレーンから **100mL/時**以上の出血が続く場合には、術後出血の可能性があり、血管塞栓術や緊急開腹止血術を考慮しなければなりません。

ポイント **１つのデータで決めないこと**

出血の多寡を評価するには、排液だけでなく、**血圧**や**脈拍**などのバイタルサイン、**呼吸状態**、**採血結果**などのデータも参考にします。

ドレーンからの排液量や性状に変化や異常がみられた場合には、**縫合不全**、**腹腔内出血**、**ショック**など重篤な事態につながる危険性があるので、ただちに主治医に報告し、指示を受ける必要があります。

❷チューブトラブル

早期離床の際にルートが捻れたり、点滴ルート、硬膜外チューブ、酸素カテーテルなどがからまったりするので、常に整理整頓を心がけます（➡第４章）。

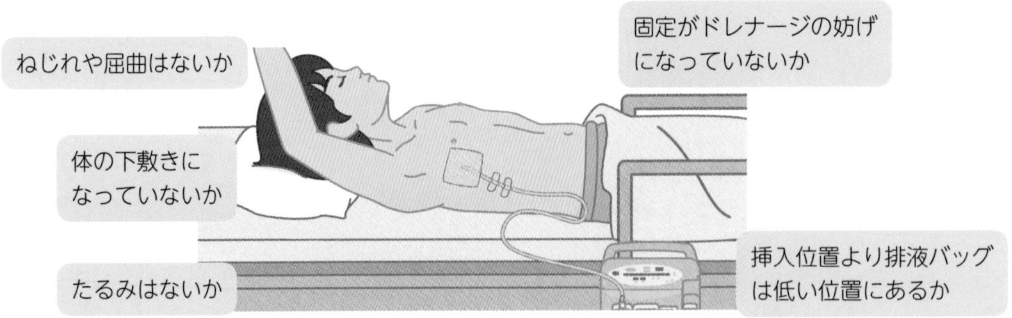

図３　ドレーン固定時の観察ポイント

❸感染予防

SSI（Surgical Site Infection ／手術部位感染）が起きた場合は限局的であればドレーン交換、洗浄で対応します。経過中に発熱や腹部症状が増悪した場合には、ドレナージ不良が原因で**腹腔内膿瘍**を形成している可能性があるため、早急に**造影 CT 検査**による検索を行います。

腹腔内膿瘍を認めた場合には、通常**超音波ガイド下**あるいは **CT ガイド下**穿刺《せんし》によるドレナージ術を行います。場合により緊急開腹ドレナージを行うこともあります。

2　抜去時の管理

❶抜去の判断

手術直後のドレーン排液は、多少血液が混入するため**淡血性**です。時間とともに排液の性状が**黄色透明**（**漿液性**《しょうえきせい》）となり、排液量も術後数日は **100 ～ 200mL/ 日**出ることがありますが、やがて自然に減少します。これら通常の経過をたどり、縫合不全などの合併症がなく、食事開始後にドレーン排液の性状、量に変化がない場合には速やかにドレーン抜去を考慮します。感染が疑われるときには、ドレーンからの**滲出液**《しんしゅつえき》やカテーテル尖端の**培養検査**を行い、感受性のある抗生物質に変更します。

❷抜去後の注意点

抜去した日の夜に一時的に**発熱**することがありますが、問題ないことが多く、経過観察で対応します。その後も継続する発熱がみられる場合には、**腹腔内膿瘍**などを疑い、原因検索が必要となります。患者には抜去時に十分説明しておきます。

抜去部は **2 ～ 3** 日で自然に閉鎖しますが、時に抜去部の**感染**を起こし、排膿が必要となる場合があります。抜去部の**圧痛**、**硬結**、**発赤**、**熱感**などの局所炎症所見や**滲出液**に注意します。

4 幽門側胃切除術

ウィンスロー孔ドレーン

幽門側胃切除術・再建術（ビルロートⅠ法・ビルロートⅡ法）

胃がんの部位が噴門と離れている場合、定型手術では胃の遠位側３分の２以上の切除とリンパ節郭清《かくせい》を行います。再建術には残胃と十二指腸を端々吻合《ふんごう》する**ビルロートⅠ法**、残胃と空腸を端側吻合し、十二指腸の断端は縫合《ほうごう》閉鎖する**ビルロートⅡ法**などがあります。

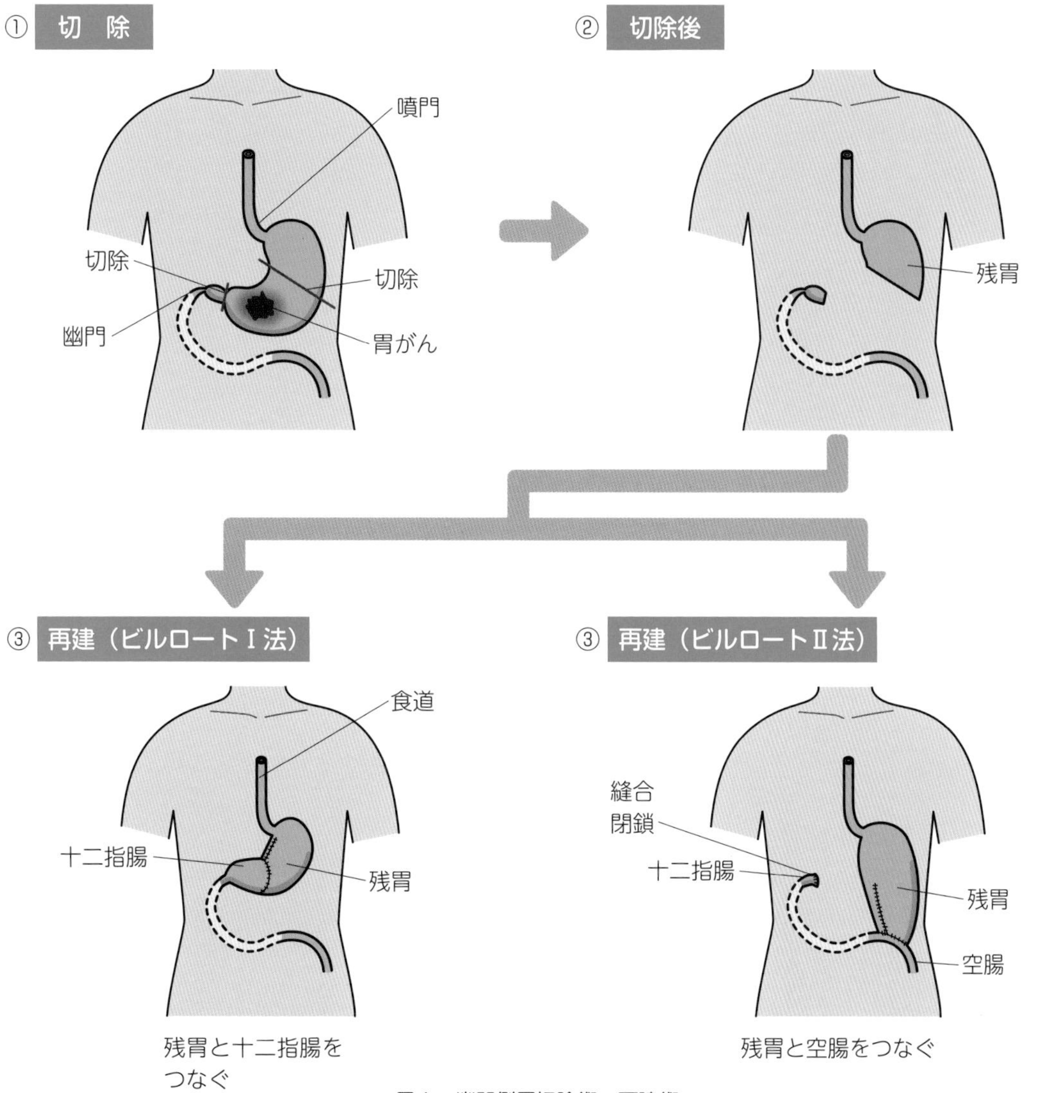

図１　幽門側胃切除術・再建術

幽門側胃切除術のドレーンの挿入・留置部位

2つの術式とも、❶ウィンスロー孔ドレーンが留置されます。

小網、胃後壁、大網、肝下《かんか》面と後腹膜で囲まれた袋状の腔を**網嚢**と呼びます。網嚢と腹膜腔とは肝十二指腸間膜の後面に開いているウィンスロー孔を通して唯一交通しています。幽門側胃切除術後は右側腹部からこのウィンスロー孔を経由して十二指腸断端から膵上縁にドレーンを留置します。

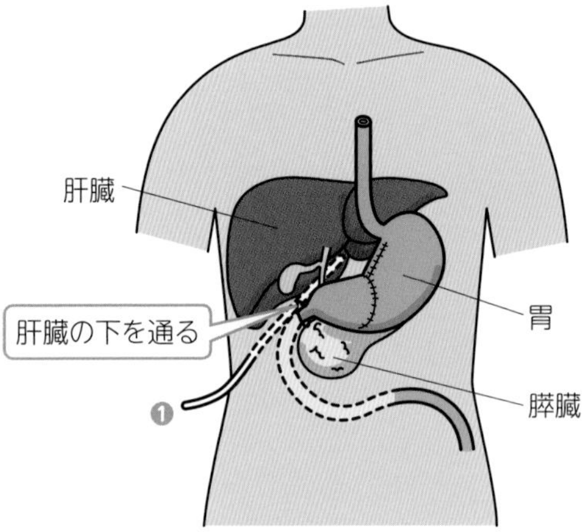

留置するドレーン
❶ウィンスロー孔ドレーン

図2　幽門側胃切除術ドレーンの留置部

ドレーンの目的と使用するドレーン

❶ウィンスロー孔ドレーン

目的　術後出血、腹腔内膿瘍《のうよう》や縫合不全などが起きていないか確認するため留置します。

ドレーン　**マルチスリット（マルチスリットまたはブレイク）型ドレーンやチューブ型ドレーン**を使用します。

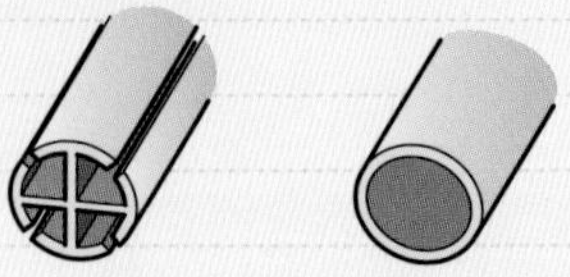

！ 管理上の注意点とポイント

1 ドレーン挿入中の管理

❶排液の観察

色調・臭い

術直後の排液が**淡血性**であったものが**血性**となった場合、**腹腔内膿瘍**やドレーン経路の**腹壁出血**が疑われます。

注意！ 腹腔内出血の疑い
同時に**血圧低下**、**頻脈**、**尿量減少**、**ヘマトクリット値の低下**などが認められた場合は、腹腔内出血が強く疑われます。

膵液漏では、術後**1～3日後**から排液が**赤黒く**なり、**7日前後**で**甘酸っぱい臭気**を伴う粘性かつ**灰白色**《かいはくしょく》の排液になり、さらに感染を生じると膿汁に変化します。

重要 膵液漏出《ろうしゅつ》の可能性
術後は膵周囲に留置したドレーン排液の**アミラーゼ値**を経時的に測定します。アミラーゼ値が**5000**単位/L以上であれば**膵液漏出**の可能性が高く、**1万**単位/L以上であれば膵液漏出は確実です。膵液漏出に対しては、**絶食**、腹腔ドレーンの**低圧持続吸引**、**洗浄**などの処置が必要です。

術後**4～7日目**に**胆汁**《たんじゅう》、**腸液様**の排液が認められた際は**縫合不全**を疑い、水溶性造影剤（ガストログラフィンなど）による経口やドレーンからの造影検査を行い、縫合不全の有無を確認します。

排液量

手術当日から翌日にかけて、ドレーンから**100mL/時以上**の出血が続く場合には、**術後出血**の可能性があり、血管塞栓術や緊急開腹止血術を考慮しなければなりません。

ポイント さまざまなデータから判断する
出血の多寡を評価するには、排液だけでなく、**血圧**や**脈拍**などのバイタルサイン、**呼吸状態**、**採血結果**などのデータも参考にします。

排液量が急激に減少した場合には、**フィブリン塊**や**組織片**などによるドレーンの**目詰まり**や**屈**《くっ》**曲**《きょく》などを疑って点検します。

ドレーンからの排液量や性状に変化や異常がみられた場合には、**縫合不全**、**腹腔内出血**、**膵液瘻**、**ショック**など重篤な事態につながる危険性があるので、ただちに主治医に報告し、指示を受ける必要があります。

❷チューブトラブル

早期離床の際にルートが捻れたり、点滴ルート、硬膜外チューブ、酸素カテーテルなどがからまったりするので、常に整理整頓を心がけます（➡p.164～166）。

開放式ドレーンにおけるペンローズ型ドレーンの固定方法は、**安全ピン**を使用し、自然抜去しないように注意して固定します（➡p.44）。

❸感染予防

逆行性感染の防止のため、排液が逆流しないように排液バッグはドレナージ挿入部より高く持ち上げないようにします。SSI（Surgical Site Infection ／手術部位感染）が起きた場合は、限局的であればドレーン交換、洗浄で対応します。経過中に発熱や腹部症状が増悪した場合には、ドレナージ不良が原因で**腹腔内膿瘍**を形成している可能性があるため、早急に**造影 CT 検査**による検索を行います。

腹腔内膿瘍を認めた場合には、通常**超音波検査下**あるいは **CT ガイド下**穿刺《せんし》によるドレナージ術を行います。場合により緊急開腹ドレナージを行うこともあります。

2　抜去時の管理

❶抜去の判断

手術直後のウィンスロー孔ドレーンの排液は、多少血液が混入するため**淡血性**です。時間とともに排液の性状が**黄色透明**（**漿液性**《しょうえきせい》）となり、排液量も術後数日は **100 ～ 200mL/ 日**出ることがありますが、やがて自然に減少します。これら通常の経過をたどり、縫合不全などの合併症がなく、食事開始後にドレーン排液の性状、量に変化がない場合には速やかにドレーン抜去を考慮します。

❷抜去後の注意点

抜去した日の夜に一時的に**発熱**することがありますが、問題ないことが多く、経過観察で対応します。その後も継続する発熱がみられる場合には、**腹腔内膿瘍**などを疑い、原因検索が必要となります。患者には抜去時に十分説明しておきます。

抜去部は **2 ～ 3 日**で自然に閉鎖しますが、時に抜去部の**感染**を起こし、排膿《はいのう》が必要となる場合があります。抜去部の**圧痛**、**硬結**、**発赤**、**熱感**などの局所炎症所見や**滲出液**《しんしゅつえき》に注意します。

Column

胃手術後に行われるドレナージ

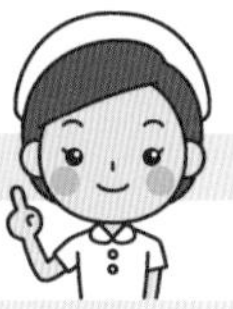

術後ドレーンの種類は、大きく「閉鎖式」と「開放式」に分けられます。胃がん手術後のドレーンは閉鎖式が多く、排液バッグの種類によっては、持続的に圧をかけて排液できるものがあります。

利点としては、逆行性感染が起こりにくい、排液の量、性状の確認がしやすいといった点がある一方、観察を怠るとドレーンがクレンメで閉塞《へいそく》したままであったり、排液バッグに圧がかかっていなかったりと重大な合併症につながる恐れがあるため注意が必要です。

❺ 肝切除術

肝切離面ドレーン

1　肝切除術

肝切除術は、**肝細胞がん**や**転移性肝がん**、**胆管がん**、**胆嚢がん**（**肝への浸潤**）に対して行われます。切除範囲により葉切除・区域切除・部分切除に分けられます。

肝臓は肝動脈・門脈・胆管のあるグリソン鞘と肝静脈により８つの区域に分かれており、区域に従って切除する方法（亜区域切除・区域切除・葉切除・三区域切除など）と、区域によらない切除法（部分切除）があります。

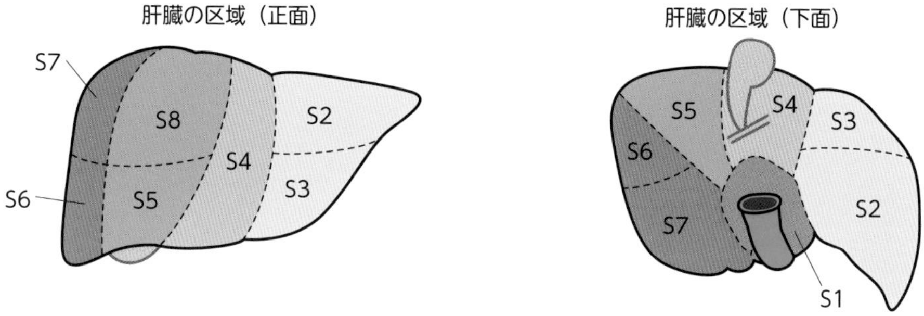

亜区域：S1〜S8　**区域**：外側区域、内側区域、前区域、後区域　**葉**：左葉、右葉

図１　肝切除術の切除区分

2　肝切除術の適応

手術適応は、術前残肝機能評価（一般肝機能検査、ICG15 分停滞率など）の値と予定肝切除量とのバランスから決定されます。

● Child-Pugh 分類

臨床症状と血液検査から肝予備能を評価・分類することができます。臨床症状と血液検査の各項目のポイントを加算し、その合計で ABC の３つに分類されます。ABC の順に肝障害が大きくなります。特に腹水は門脈圧亢進《こうしん》の指標とされコントロール不良であれば手術適応になりません。

●幕内基準

腹水・血清総 Bil 値・ICG15 分停滞値から手術適応・切除許容範囲を明示しています。

肝切除術のドレーンの挿入・留置部位

肝切除後には他の消化器外科手術とは異なる合併症の特徴があります。

- 腹腔内死腔の増大、肝切離面組織の壊死による**腹腔内感染**
- 肝切離や胆管処理に伴う**胆汁《たんじゅう》漏**
- 慢性肝疾患の患者も多く**易出血**・**易感染症**・**遷延性腹水**など

①前区域切除　**②左葉 +S4 切除**　**③亜区域（S4）切除**

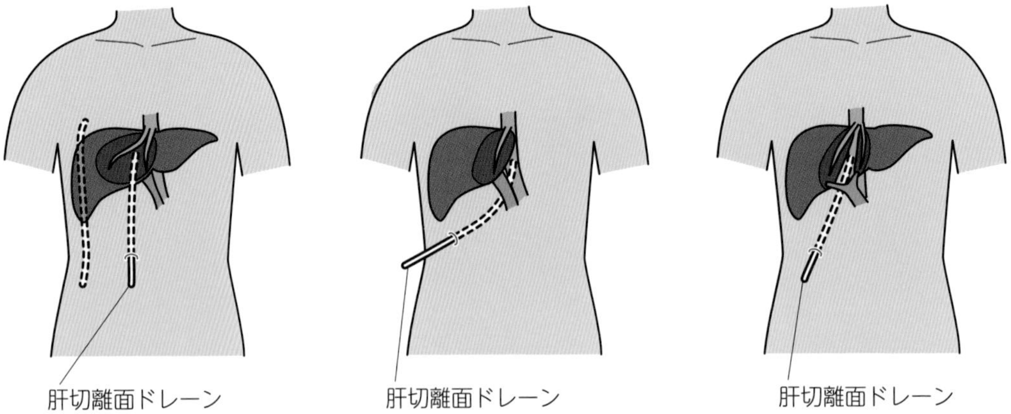

図2　肝切除術ドレーンの留置部

ドレーンの目的と使用するドレーン

以前は毛細管現象を利用したペンローズ型ドレーンが多用されていましたが、手術部位感染を予防する観点から**閉鎖式吸引ドレーン**が推奨されています。閉鎖式吸引ドレーンの利点は、**早期のドレナージ効果**が良い点や**逆行性感染**が少ない点です。

欠点は、吸引によって**閉塞《へいそく》しやすい**ことや組織陥入を来して**組織の圧迫壊死**を起こすことなどです。

●肝切離面ドレーン

目的　出血や胆汁漏などの合併症の**情報的ドレーン**、**治療的ドレーン**として挿入されます。

ドレーン　閉鎖式チューブ型（プリーツ型）ドレーンを使用します。

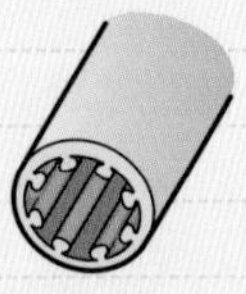

閉鎖式チューブ型ドレーン

! 管理上の注意点とポイント

1　ドレーン挿入中の管理

❶排液の観察

色　調

淡血性から漿液性《しょうえきせい》で **30mL/ 時以内**であれば問題ありませんが、多量の**血性排液（100ｍＬ／時以上が2、3時間続いた時）**が認められる場合は再開腹による止血の必要がないか判断が必要になります。

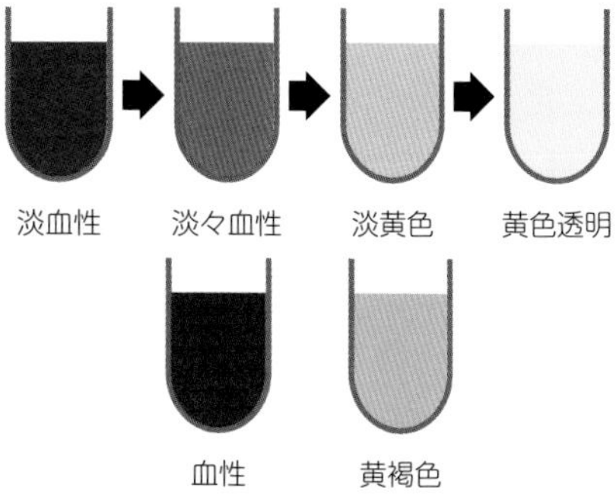

図３　ドレーン排液の色調の変化

●血性

血性の場合、ドレーンが閉塞しやすく腹腔内に排液が貯留する危険性もあります。そのため**血圧低下**、**頻脈**、**尿量減少**、**腹痛の有無**など頻回のバイタルサイン、身体所見の観察が必要になります。

新鮮血、もしくは血性の濃い排液が長時間継続する場合は、**術後出血**を疑います。腹痛（反跳痛）やバイタルサインの変動（血圧低下などショック徴候）があれば緊急を要します。貧血の進行や**ドレーン排液の Hb 値**が**血清 Hb** と近似値であるかどうかも、術後出血の観察として重要な目安となります。

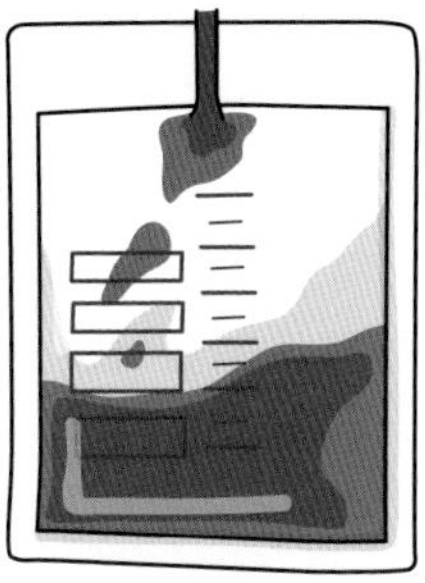
図４　術後出血のドレーン排液

●黄褐色

黄色から褐色の場合、**胆汁漏**の危険性があります。胆汁漏とは国際的に「術後３日以降の排液のビリルビン値が血清ビリルビン値の３倍以上、または、胆汁の貯留ないし胆汁性腹膜炎に対して処置や開腹を要したもの」と定義されています。胆汁漏かどうかは、ドレーン排液の**ビリルビン値**を測定し、判断材料の一つとします。発熱・腹痛の範囲を観察し、医師に報告します。

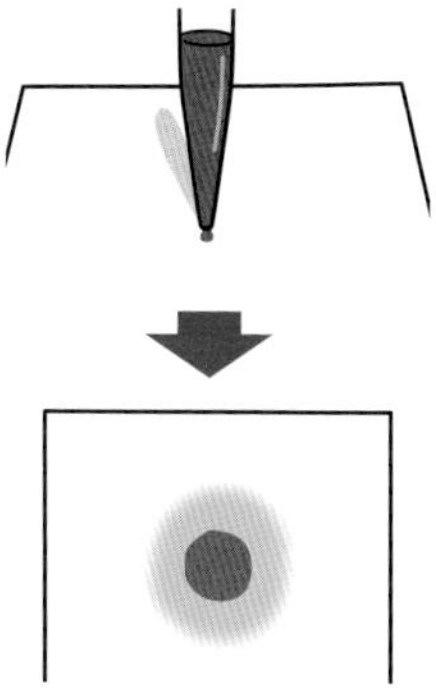
図５　ガーゼ法による
胆汁漏の見分けかた

> **ポイント　ガーゼ法の活用**
> 胆汁漏かどうかを見分けるときに**ガーゼ法**を用います。胆汁が混じっていると、辺縁部が黄色くなります。

排液量

・腹水の排出により排液過多になることもあります。
・腹水の漏出《ろうしゅつ》により水分が失われ脱水になる危険性もあるため注意が必要です。
・利尿薬の調整や輸液による補正が必要になります。

❷チューブトラブル

- ●**ミルキング**：肝切離面ドレーンは、凝血塊《ぎょうけっかい》により閉塞を来すことがあります。そのため、**ミルキング**を行うこともありますが、**ミルキング**による高い**吸引圧**により組織損傷や出血の原因になる場合もあるため、慎重に行う必要があります。また、無理なミルキングによりドレーンを損傷することがないように注意することも必要です。
- ●**ドレーンの固定**：通常、皮膚に縫合《ほうごう》糸をかけて行われています。その縫合糸が引っ張られ皮膚を損傷していないか、ドレッシング材や固定用のテープが剥がれていないかを観察します。また、ドレーンバックはベッドサイドに掛けることが多いですが、体動などにより引っ張られないよう固定することが必要です。固定は確実に行い、自然抜去がないよう注意します。固定用の縫合糸が引っ張られていないか、テープが剥がれていないか確認します。

❸感染予防

・ドレーンの挿入部位や周囲に感染が生じていないか確認します。
・滲出液《しんしゅつえき》の有無も観察します。
・感染が疑われる場合は早期に縫合糸を除去します。

注意! **膽漏れの危険あり！**

ドレーンの閉塞や腹水過多の場合には、ドレーン刺入部より**膽漏れ**する場合があります。

ポイント **疼痛《とうつう》に注意する**

ドレーン挿入部の**疼痛**があれば**鎮痛剤の使用**も考慮します。多くはドレーン抜去で軽快します。

2　抜去時の管理

抜去の判断については、ドレーン排液に異常が見られなければ、早期に抜去することが感染予防の観点から望ましいとされています。

Column

ドレーンは必要なくなる?

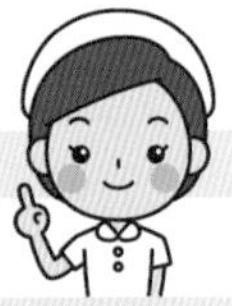

近年、肝切除術後のドレーンの留置は必要ないという報告も多く、米国 CDC（Centers for Disease Control and Prevention）の手術予防ガイドラインでも、待機的肝切除ではドレーンの適応にならないとされています。実際に臨床でもドレーン留置が省略される場面や早期抜去が試みられています。

しかし、ドレーンのために合併症のコントロールや治療が可能となり大事に至らなかった場面も存在し、保険として留置することもなお存在します。そのため、肝切除術後に起こりうる合併症を理解し、異常を早期に発見できる能力が必要です。

6 肝門部領域胆管がんの切除術

胆管空腸吻合部ドレーン／右横隔膜下ドレーン 胆管チューブ／経腸栄養チューブ

肝門部領域胆管がんの切除術

肝門部領域胆管にがんができると、がんが肝臓にも進展していることがあります。この場合、**胆管とともに肝臓を切除**することになります。肝門部領域には門脈と肝動脈が走行しており、がんがこれらの血管に浸潤している場合はこれらの血管も切除することになります。がんの範囲にもよりますが、肝臓、胆管、門脈、肝動脈などの切除、胆道や血管の再建など大手術になることがあります。肝機能が悪く、手術に耐えられる体力がない場合は、**抗がん剤治療**や**放射線治療**の適応になります。

肝門部領域胆管がんとは、肝内腫瘤の有無にかかわらず肝門部領域胆管に主座のあるがんとされています。

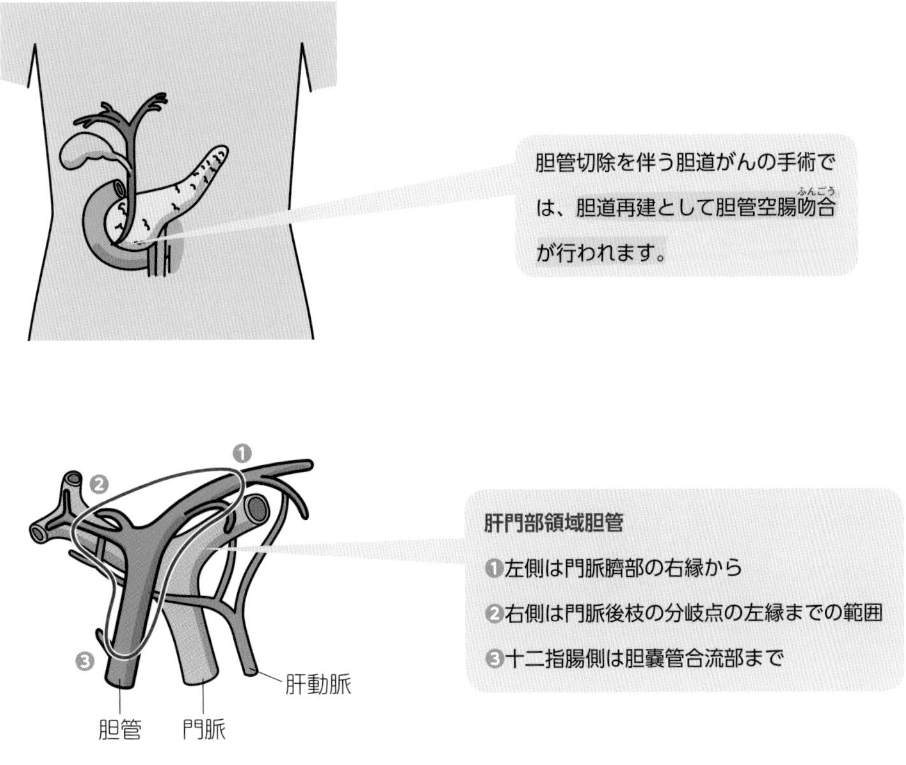

図1　肝門部領域胆管がんの切除術

肝門部領域胆管がん切除術のドレーン挿入・留置部位

①肝右葉・尾状葉切除（＋肝外胆切除＋胆道再建）

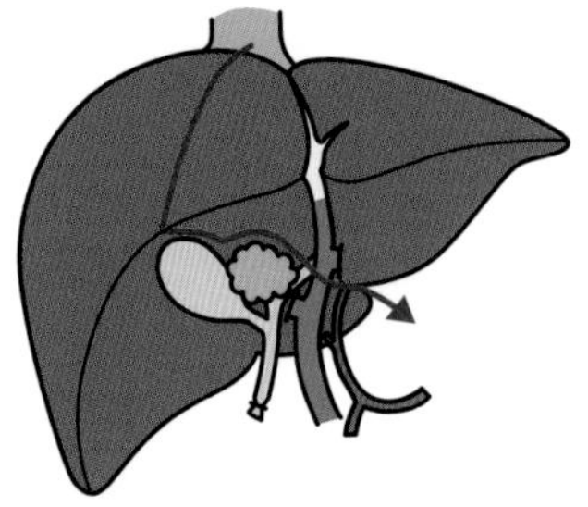

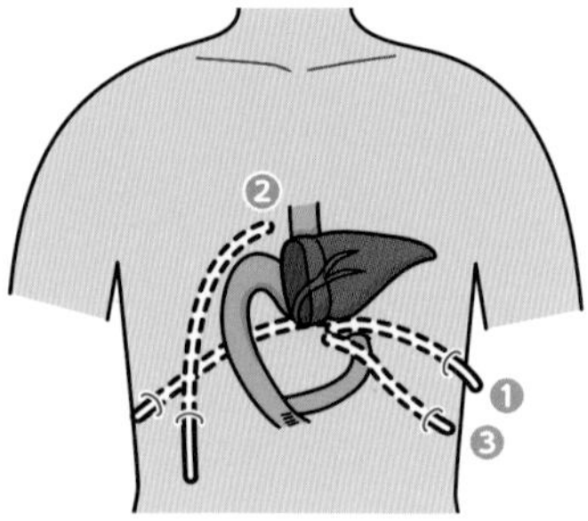

肝右葉（S5～8）
尾状葉（S1）
肝外胆管
― 切除

留置するドレーン
❶胆管空腸吻合部ドレーン
❷右横隔膜下ドレーン
❸胆管チューブ

②肝左葉・尾状葉切除（＋肝外胆切除＋胆道再建）

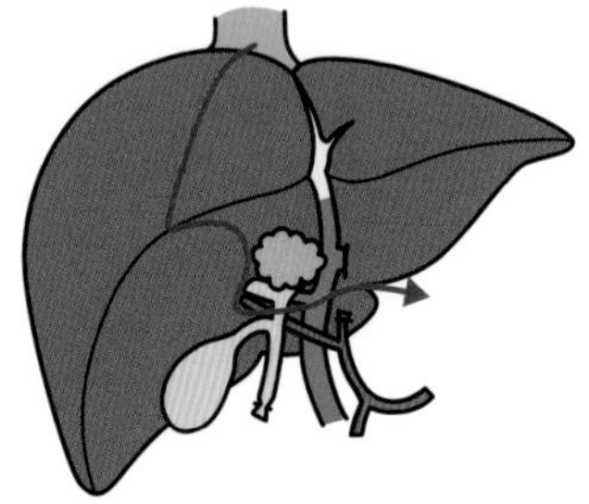

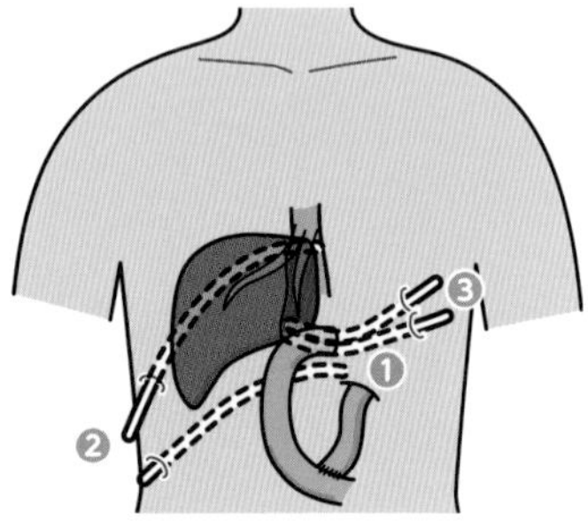

肝左葉（S2～4）
尾状葉（S1）
肝外胆管
― 切除

留置するドレーン
❶胆管空腸吻合部ドレーン
❷右横隔膜下ドレーン
❸胆管チューブ

③肝左３区域・尾状葉切除（＋胆道再建＋動門脈再建）

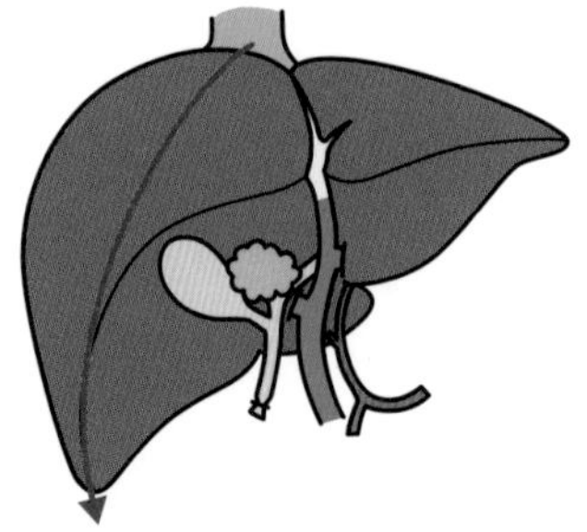

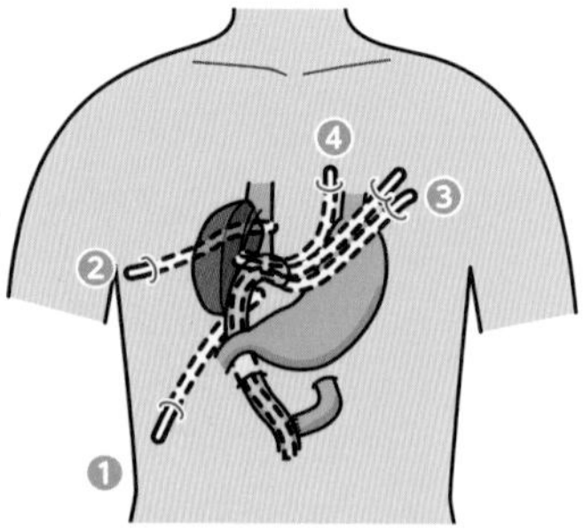

肝左３区域（S2～5、8）
尾状葉（S1）
胆管・動門脈
― 切除

留置するドレーン
❶胆管空腸吻合部ドレーン
❷右横隔膜下ドレーン
❸胆管チューブ
❹経腸栄養チューブ

図２　肝門部領域胆管がんの切除術のドレーン留置部

ドレーンの目的と使用するドレーン

目的　胆管空腸吻合部の縫合《ほうごう》不全（胆汁漏）の早期発見、または合併症発生時の治療としてのドレナージです。

ドレーン

❶胆管空腸吻合部ドレーン　❷右横隔膜下ドレーン

吻合部や動脈・門脈への接触、損傷を避けるために十分な柔軟性のある**ソフトプリーツドレーン**やペンローズドレーンが使用されます。両者とも毛細管現象を利用し、**凝血塊《ぎょうけっかい》**や**粘稠な体液**、**壊死組織**などの排出に有用で、閉鎖式回路として用いることで逆行性感染も少ないとされています。

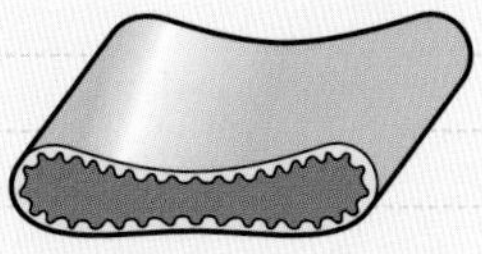

ペンローズドレーン

❸胆管チューブ

胆管チューブは胆汁を体外へ排出する**不完全外瘻**（一部がドレナージされ、一部は腸管へ流れる）であり、**膵管チューブ**や**PTBDチューブ（経皮経肝胆道ドレナージチューブ）**などが用いられます。留置ルートも経肝的、経腸的の2種類があります。

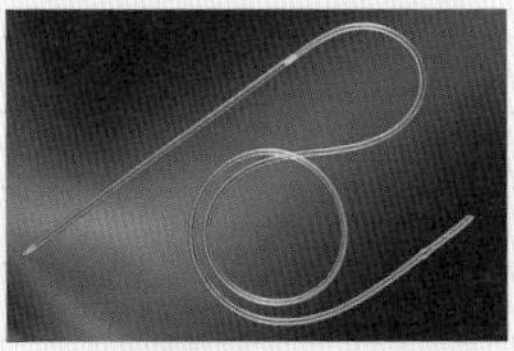

膵管チューブ

! 管理上の注意点とポイント

1　ドレーン挿入中の管理

❶排液の観察

色調・臭い

●**胆管空腸吻合部ドレーン・右横隔膜下ドレーンの観察ポイント**

排液は淡血性から漿液性《しょうえきせい》で、無臭、無色透明が正常な排液です。

- **血性**に変化した場合、**術後出血**の可能性があります。
- **混濁・浮遊物**がある場合は感染を疑います。
- **黄色・白色膿性**の場合、**胆汁**や**腸液**の**漏出《ろうしゅつ》**が考えられ、**縫合不全**の可能性があります。早期発見のため、排液中の**ビリルビン値**を測定し、血漿ビリルビン値とともに観察します。
- リンパ節郭清《かくせい》に伴うリンパ管損傷によりリンパ液が漏れて白濁する**乳び漏**が疑われる場合は、絶食、輸液などの保存的治療が必要になります。

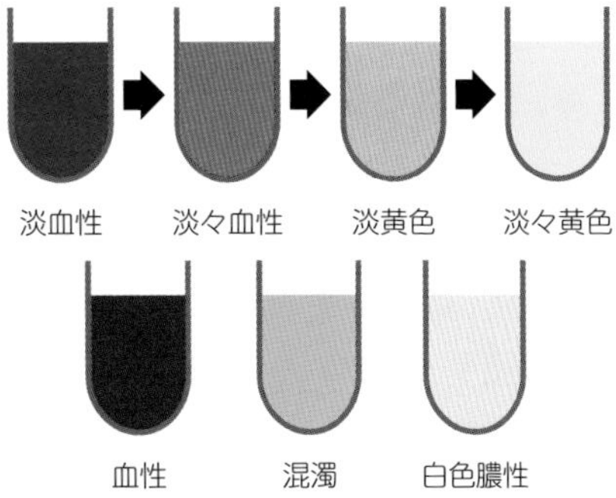

図3　ドレーン排液の色調の変化

●胆管チューブの観察ポイント

胆汁は透明な黄色か黄金色で、無臭の漿液性かやや粘稠な排液が正常です。

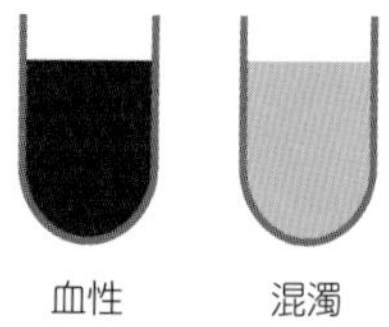

図4　ドレーン排液の色調

・**血性**に変化した場合は、**術後出血**を疑います。ドレーンからの排液が血性で、1時間あたりの量が **100 m L** を超える状態が**2～3時間**続けば、術後出血と考えられ、再手術となります。

・**緑色や混濁**した場合、胆道への**逆行性感染**を疑います。量が少ない時は、医師に報告してつまりの確認をします。

排液量

排液量の減少はチューブの**屈曲**《くっきょく》や浮遊物などによる**閉塞**《へいそく》、チューブの腸管内への**逸脱**がないか確認します。急激増加は腸液の逆流が疑われ、バイタルサインや腹痛などの所見とともに合わせて観察します。

❷ドレーン管理

胆管チューブは性状や量を観察し、適宜培養検査などを行い、**胆道感染**発生の有無を確認します。**3～5日程度**で食事が開始され、排液の量や性状に変化がないか、腹痛や発熱などがないか観察します。

胆道が外瘻しているため胆汁が腸管内に十分に排泄されず**白色便**になることもありますが、**閉塞**により同所見を認める場合もあるため、排便の色、性状の変化も重要な観察ポイントとなります。胆管チューブは長期留置を必要とするため、患者に十分な説明を行い、協力してもらうことも大切です。

注意！ ドレナージによる脱水症状

ドレナージにより腸液や腹水が多量に排出されることがあり、水分や電解質が失われるため**脱水症状の有無**に注意が必要です。

❸チューブトラブル

●胆管空腸吻合部ドレーン・右横隔膜下ドレーン

排液が少ない場合は、チューブの**ねじれ**や**屈曲**によるドレナージ不全がないか留意します。ドレナージ不全は**胆汁性腹膜炎**や**腹腔内膿瘍**《のうよう》の原因になるため、発熱や腹痛を伴う排液量の減少には特に注意が必要です。

●胆管チューブ

腸管内や腹腔内への偶発的なチューブの**逸脱**を避けるために腹壁に**ループ**を作って固定してあることが多いです。径が細いため体外の固定位置近くでねじれや屈曲が起こりやすく注意が必要です。

重要！ 逸脱などが疑われた場合は検査を迅速に

逸脱や閉塞が疑われた場合は、バイタルサインや腹痛などの観察とともに、腹部 X 線検査や透視検査などにより迅速に確認することが重要です。

❹感染予防

ドレーンは**閉鎖回路**にすることで**逆行性感染**を予防します。刺入部の皮膚の状態を観察することも重要です。また排液バッグ・ボトルを不用意に持ち上げないことも感染予防には重要です。

注意！ **三方活栓《さんぼうかっせん》は閉塞や感染の危険性**

胆管チューブは培養検査などのために三方活栓を使用している事例も見られますが、胆汁排出の抵抗になることや誤ってロックしたままになるなど、**閉塞**や**感染**の危険性になるため使用しないことが望ましいです。

2　抜去時の管理

❶抜去の判断

●胆管空腸吻合部ドレーン・右横隔膜下ドレーン

身体所見やバイタルサインの観察とともに**排液中のビリルビン値**を測定し、血清ビリルビン値と比較して、胆汁漏や縫合不全がないことを確認して抜去します。通常、術後**２～３日**程度で抜去しますが、吻合部から遠いドレーンより順次抜去していくこともあります。

胆汁漏や縫合不全などを合併した場合：太い径のドレーンに入れ替えることもあり、洗浄などの処置の後、合併症が治癒したことを確認して抜去します。

●胆管チューブ

２～３週間留置され、透視下に造影検査を行って縫合不全や胆道狭窄がないことを確認して抜去します。狭窄が疑われる場合は、ドレーンを太い径のものに入れ替えたのちに長期留置し、内瘻《ないろう》化《か》してから抜去することもあります。

❷抜去後の注意点

ドレーン抜去時は、出血の確認、バイタルサインの変動がないか観察します。抜去後は、遅発性の胆汁漏が認められることもあるため、胆汁漏による**胆汁性腹膜炎**や**腹腔内膿瘍**、**胆道狭窄**、**閉塞による胆汁排出不良**や**胆道感染**がないか注意します。そのため、**腹痛**など身体所見や**発熱**などのバイタルサイン、**黄疸**の有無を注意深く観察します。

Column **合併症が疑われたら…**

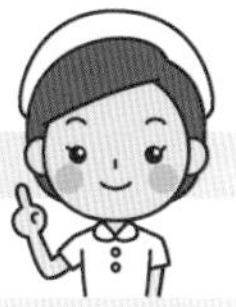

術後出血や縫合不全、胆汁漏など合併症が疑われた場合は、ショックの評価と感染の早期評価が最も大切です。造影や洗浄に適したチューブタイプのドレーンへの入れ替えや腹膜炎に対する追加のドレーンの留置など検査への搬送や処置は、患者の状態が安定したことを確認し、安全に行われるよう援助していくことが重要です。

7 胆嚢摘出術

ウィンスロー孔ドレーン

胆嚢摘出術

胆嚢摘出術とは手術により胆嚢を切除する手術で、**開腹胆嚢摘出術**と**腹腔鏡下胆嚢摘出術**があります。一般的には腹腔鏡下で行われることが多くなっていますが、急性胆嚢炎や癒着が強く疑われる場合などは、手術操作により胆管や腸管の損傷リスクがあるため**開腹**による方法が選択されます。**胆石症**や**急性・慢性胆嚢炎**、**胆嚢ポリープ**、**胆嚢腺筋腫症**などが適応になります。

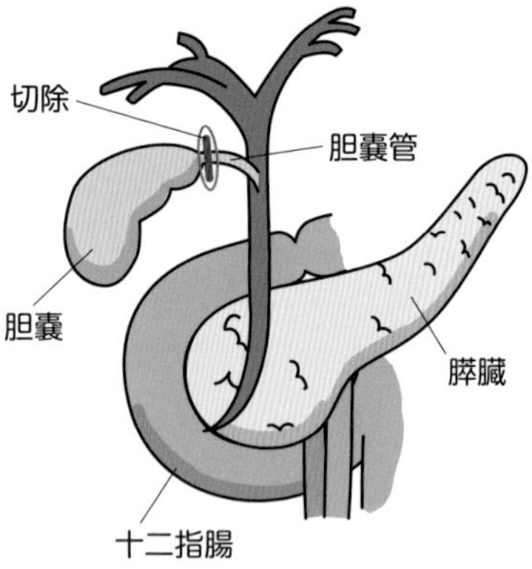

図1　胆嚢摘出術

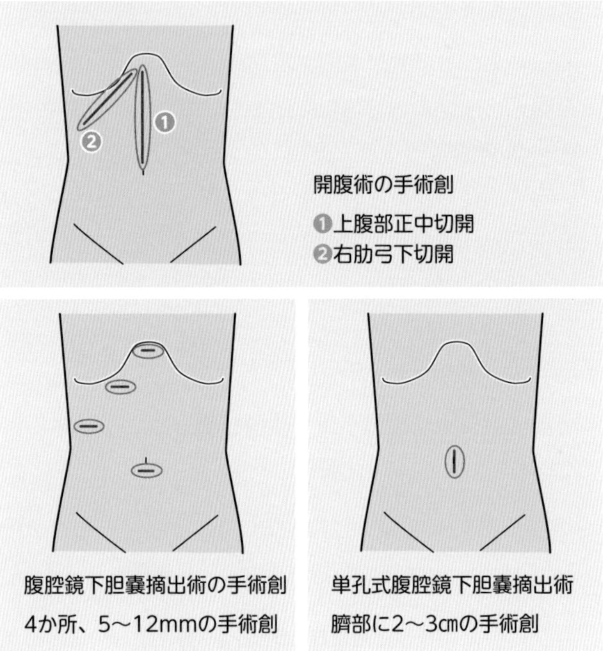

胆嚢摘出術のドレーンの挿入・留置位置

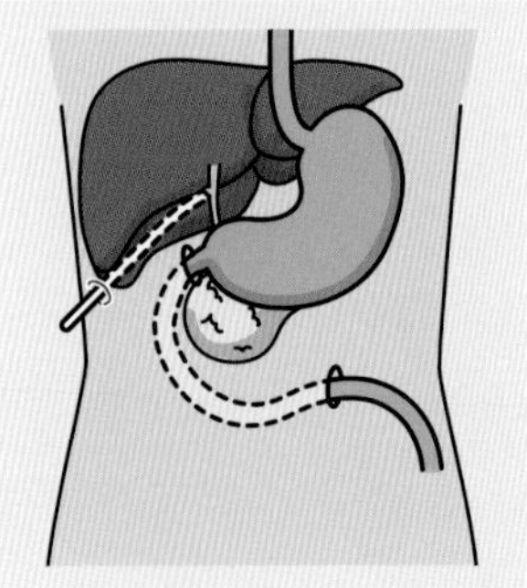

留置するドレーン
●ウィンスロー孔ドレーン

図2　胆嚢摘出術ドレーンの留置部

ドレーンの目的と使用するドレーン

目的 **術後出血**や**胆汁《たんじゅう》漏**など合併症が起きていないか確認するために留置します。

ドレーン ペンローズ型ドレーンが挿入された場合は開放式、または半閉鎖式でチューブ型ドレーンが挿入された場合は閉鎖式となります。

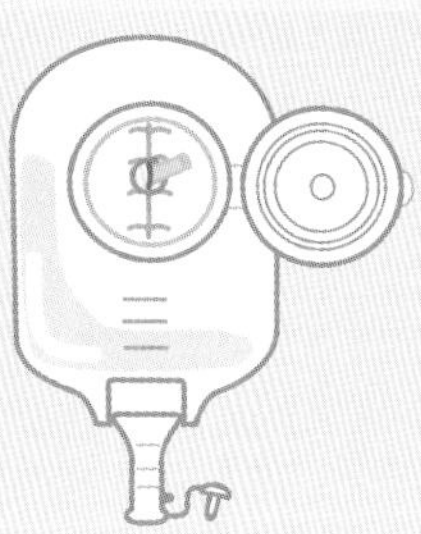

半閉鎖式のペンローズドレーン

> **参考** ドレーン留置の要・不要
> 現在では、定型的な胆嚢摘出術であればドレーン留置は不要とする報告も多いです。

管理上の注意点とポイント

1 ドレーン挿入中の管理

❶排液の観察

色調

血性排液の急激な増加がある場合は血性の排液となります（**術後出血**）。

胆汁様の排液（**胆汁漏**）がある場合は感染を疑います。

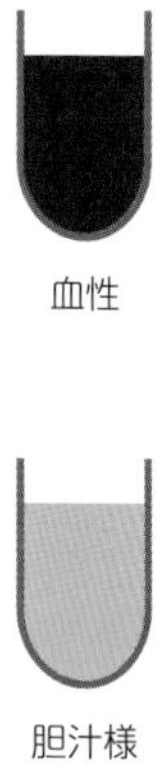

図3 ドレーン排液の変化

❷ドレーン管理

- **縫合《ほうごう》固定**されているか、**腹腔内脱落防止**（安全ピンなど）がされているかを確認します。
- ドレーンに**屈曲《くっきょく》**がないように固定し、**ドレナージ不全**を予防します。

❸感染予防

挿入部周囲、縫合糸周囲に**疼痛《とうつう》**や**発赤**など感染徴候はないか観察します。

> **注意！** 皮膚の清潔に気を配る
> 開放式ドレナージでは、**滲出液《しんしゅつえき》**により皮膚トラブルが生じやすいので頻繁なガーゼ交換など皮膚を清潔に保つように注意する必要があります。

2 抜去時の管理

❶抜去の判断

排液に問題がなければ翌日に抜去します。

❷抜去後の注意点

- ドレーン抜去後に一過性に**ドレーンフィーバー**（**発熱**）を生じることがあります。
- 発熱以外に、**腹痛**や**吐き気**などの症状がないか観察が必要です。
- 創部は滲出液の多い場合はガーゼで保護しますが、一般的に**閉鎖式フィルムドレッシング材**を貼付します。

8-1 内科的胆道ドレナージ法 内視鏡的手技
内視鏡的経鼻胆道ドレナージ（ENBD）
内視鏡的逆行性胆道ドレナージ（ERBD）

内科的胆道ドレナージ法 内視鏡的手技

胆道ドレナージは、胆道の閉塞《へいそく》や狭窄によりうっ滞した胆汁《たんじゅう》の流れを改善するために行われます。

内科的胆道ドレナージ法の挿入方法として、**内視鏡的手技**によるものと**経皮経肝的手技**によるものがあります。

ドレーンの挿入・留置位置

内視鏡的手技には、**内視鏡的経鼻胆道ドレナージ**（ENBD：endoscopic nasobiliary drainage）と**内視鏡的逆行性胆道ドレナージ**（ERBD：endoscopic retrograde biliary drainage）があります。

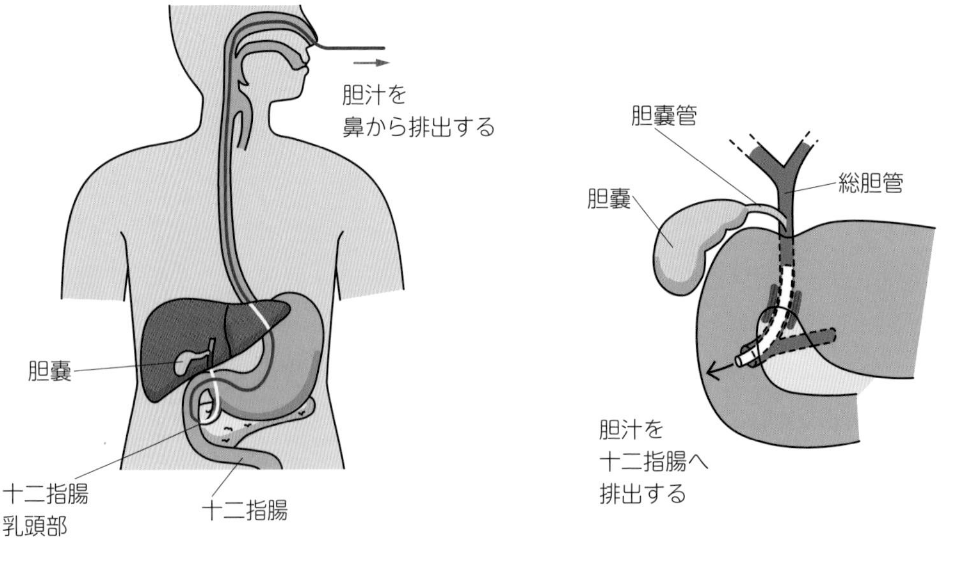

●内視鏡的経鼻胆道ドレナージ(ENBD)　●内視鏡的逆行性胆道ドレナージ(ERBD)

図１　内科的胆道ドレナージ法の留置部

1　挿入方法

苦痛が多いため、のどにスプレー式の**局所麻酔**、軽度の**鎮静剤**を注射します。口から十二指腸まで内視鏡を進め、十二指腸乳頭部から細いチューブで造影剤を注入し、X 線写真を撮影する**内視鏡的逆行性膵管胆管造影**（ERCP：endoscopic retrograde cholangio pancreatography）を行います。

2　チューブの留置

- ENBD：ERCPの後、チューブを胆管に留置します。チューブ先端を胆管内に挿入後、体外に出る**チューブ**を**鼻翼・鼻梁**に固定し、**排液バッグ**へ**胆汁**を外瘻します。

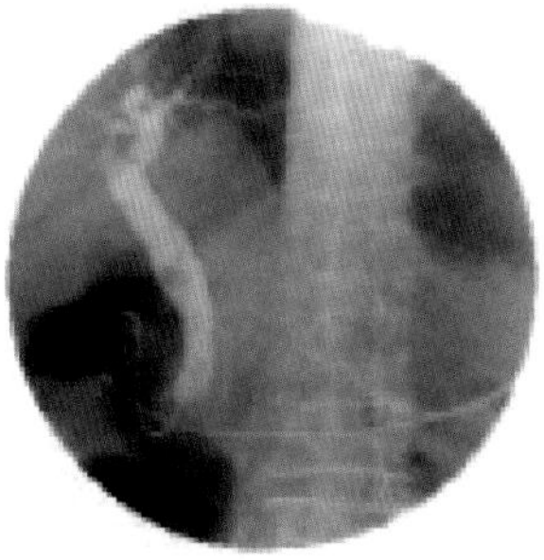

図2　留置されたチューブのX線写真

- ERBD：ERCPの後、狭窄部位の長さを評価し、留置します。胆管内に短いチューブを留置し、**胆汁を腸内に流出**（内瘻）させます。チューブを挿入するときは、ファーター乳頭（十二指腸乳頭）の出口を広げるため、乳頭を緩めたり閉めたりする**乳頭括約筋**の**切開術**を行います。

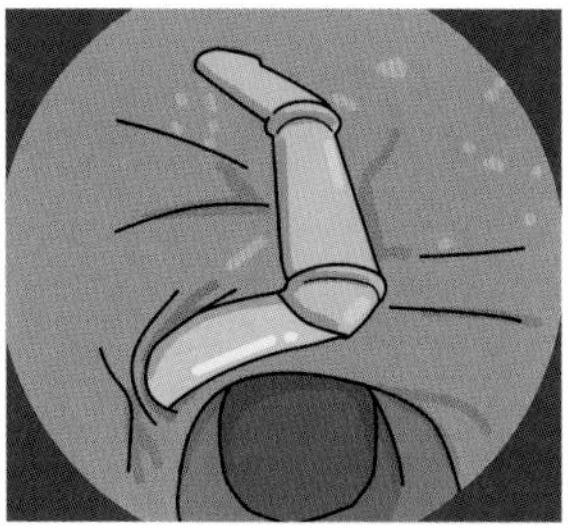

図3　挿入されたチューブ

ドレーンの目的と使用するドレーン

目　的　胆道ドレナージは**閉塞性黄疸**（結石、悪性腫瘍などによる）時の減黄目的や胆管炎の沈静化、胆道結石除去などの治療目的に行われます。

●ENBD

ドレーン　チューブはプラスチック製の6～7Fr程度の太さの物が一般的で、内視鏡の鉗子口から胆道内に留置するため、体内留置分（**鼻孔**から**胆道**）と**内視鏡分**以上の長さが必要となります。

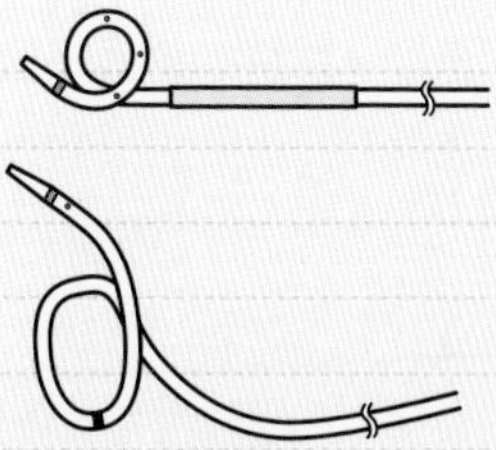

内視鏡的経鼻胆道ドレナージ用チューブ

●ERBD

ドレーン　**プラスチック製**、または**金属製**のチューブを留置します。

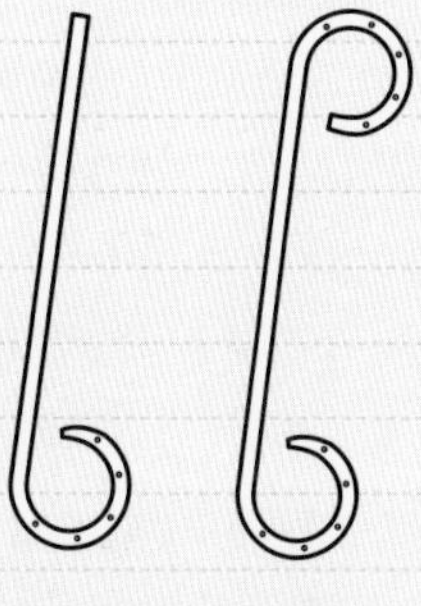

内視鏡的逆行性胆道ドレナージ用チューブ

！ 管理上の注意点とポイント

●内視鏡的経鼻胆道ドレナージ（ENBD）

1　ドレーン挿入中の管理

❶排液の観察

排液の性状や量、バイタルサインの変化（感染や膵炎など）、**腹痛**や**嘔気・嘔吐**、**食欲**の程度、**排便**について観察することは病態の把握や治療効果をみる上で重要なポイントです。

胆汁は正常では**黄褐色**、**透明**で **500mL/ 日程度排出**されます。

色　調

・黄疸の強い場合は**色が濃く**、腫瘍などで**血性胆汁**を認めることもあります。

・感染により**緑色**に変化します。

排液量

・ドレーン先端が腸管内へ脱落した場合は漿液性《しょうえきせい》で色の薄い多量の腸液が排出されます。

> **重要！**
> 排液量が多い時は腸管への**逸脱**を考慮するとともに、**水分出納**に注意し、患者が**脱水**にならないよう、医師に報告し、点滴など治療を検討する必要があります。

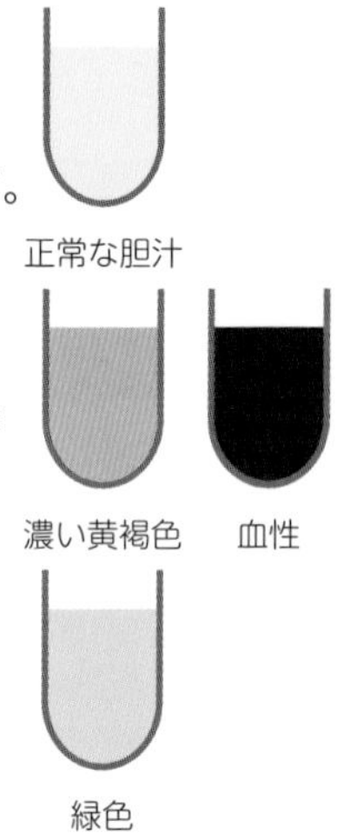

図4　ドレーン排液の色調の変化

❷ドレーン管理

・**鼻翼・鼻梁**と**頬**の **2 点**に固定し誤抜去に注意します。**マーキング**などでチューブの長さがわかるようにします。

・咽頭部・鼻腔への違和感、鼻がかめない、拘束感など、患者は苦痛を伴います。

・チューブにテープを巻き付け、切り込みを入れて衣類のボタンに固定する、排液バッグを肩からかけるポシェットに入れるなど工夫します。

・ドレーンの固定は**たわみ**ができるように固定し、鼻腔の損傷を防ぎます。ドレーンの遊びにより力が加わった時などすぐに抜けないようにします。

・**認知症**や**意識障害**のある患者などは、たわみがあることで手や指が引っ掛かり**自己抜去**の原因となるため、テープ位置を増やします。

ENBD は外瘻のため**胆汁培養**や**細胞診**など検査を反復して行える利点があります。また、**閉塞時**などは洗浄や吸引をすることが可能です

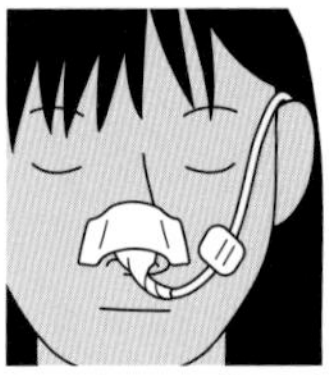

図5　チューブの固定の仕方

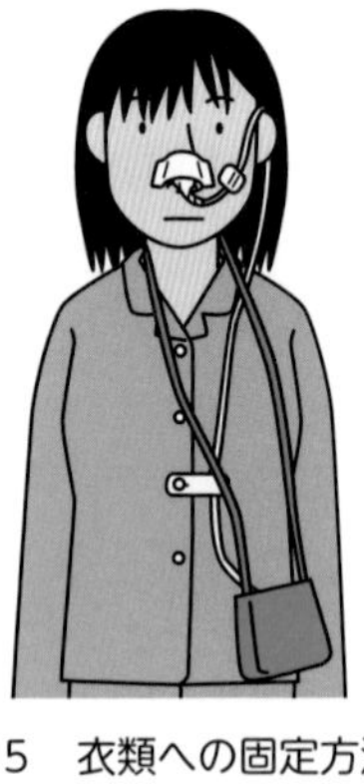

図5　衣類への固定方法

❸チューブトラブル

体動によりチューブをひっかけないように患者に説明し、理解してもらいます。チューブが硬く折れ癖がつくと**閉塞**、**破損**の原因となり、また皮膚や粘膜の**潰瘍**の原因になります。

❹感染予防

排液バッグは胆汁の流出不良を避けるため、ベッド柵や点滴棒の下の方につけるなど低い位置で管理します。

2　抜去時の管理

❶抜去の判断

ENBD の抜去は原疾患により異なりますが、治療効果と症状の軽快をみて判断します。胆石に対する砕石術や腫瘍摘出など手術までの症状緩和目的で留置されることも多くあります。

❷抜去時の注意点

抜去後は症状の再燃がないか注意深く観察します。

●内視鏡的逆行性胆道ドレナージ（ERBD）

1　ドレーン挿入中の管理

❶ドレーン管理

内瘻のため ENBD と違い、鼻先でのチューブの違和感はありません。ERBD は病態により**一時的**、もしくは**半永久的**に留置することがあり留置期間を把握しておくことが重要です。

参考　プラスチック製と金属製の特徴と注意点

- プラスチックステントの多くは**数か月**で閉塞することが多く、入れ替えが必要になることもあります。
- 金属製は**入れ替えができず**、閉塞や狭窄時は内側へステントを追加することになります。

腸管内圧の亢進《こうしん》による逆行性感染を防ぐためにも**便秘**には注意し、食事、排泄状況を観察し、患者自身が自己管理できるよう援助します。ドレナージが有効に機能しているかを確認するには、バイタルサインや各種検査データを評価します。

ポイント

内瘻のため胆汁排泄が外観からはわからず、閉塞による**バイタルサインの変化**、**腹痛の出現**、**血液データ**、**便の性状**を観察する必要があります。

- 定期的に腹部単純 X 線を撮り、チューブ逸脱に注意します。

❷合併症など

ERBD 留置早期は**膵炎**に注意し、晩期には閉塞や逆行性感染による**胆管炎**に注意します。また、チューブの閉塞や逸脱、胆管内迷入《めいにゅう》、チューブによる十二指腸への接触・圧迫による機械的損傷、出血などの合併症もあります。

2　抜去時について

ERBD は長期留置に適しており、**半永久的に留置**することもあります。そのため患者や家族にも症状出現に注意してもらうよう目的や原理を理解してもらい、自己管理できるよう援助することも大切です。閉塞時や合併症出現時など抜去が必要な際は内視鏡的に抜去します。

Column

胆汁還元・胆汁返還

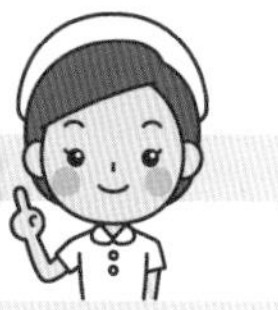

排出された胆汁を（ガーゼなどでこして）飲んでもらい（または経腸チューブから注入して）、腸内に戻すことがあります。これは、胆汁還元や胆汁返還と呼ばれています。

8-2 内科的胆道ドレナージ法 経皮経肝的手技

経皮経肝胆道ドレナージ（PTCD、PTBD）
経皮経肝胆嚢ドレナージ（PTGBD）

内科的胆道ドレナージ法 経皮経肝的手技

胆道ドレナージは内視鏡的に行われることが多いのですが、**腹腔内出血**や**胆汁《たんじゅう》性腹膜炎**などの重篤な合併症や、在院日数が長くなるなどの問題点から、内視鏡的ドレナージが困難な患者に対して**経皮経肝的手技**が行われます。

胆道ドレナージを必要とする患者は肝機能障害を伴っていることもあり、経皮経肝的手技は**腹水**を伴う症例は瘻孔が形成されず原則禁忌とされています。また、**肝機能障害**から出血傾向であることもあり、他に救命する方法がない場合に経皮経肝的手技が用いられます。

経皮経肝的手技には、経皮経肝胆道ドレナージ（PTCD：percutaneous transhepatic cholangio drainage or PTBD：percutaneous transhepatic biliary drainage）と、経皮経肝胆嚢ドレナージ（PTGBD：percutaneous transhepatic gall bladder drainage）があります。

急性胆嚢炎の治療には保存的治療、胆嚢摘出術、経皮経肝**胆嚢ドレナージ（PTGBD）**などがあります。PTGBDは中等症以上の胆嚢炎に対して行われます。

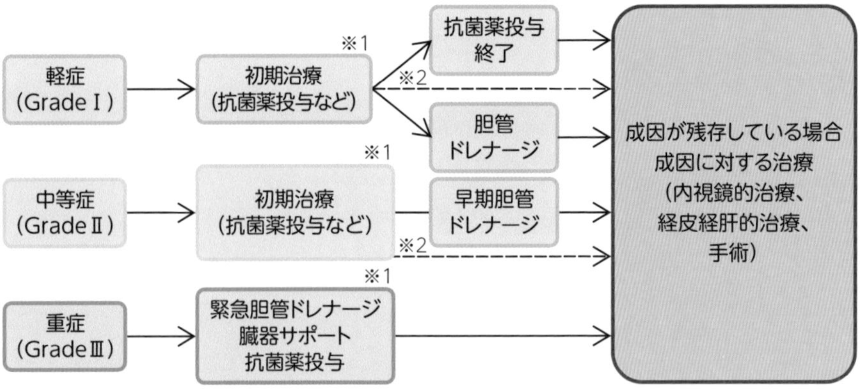

※1 抗菌薬投与開始前に血液培養の採取を考慮する。ただし中等症（Grade II）・重症（Grade III）例には、血液培養は必須である。なお、胆管ドレナージの際には胆汁培養を行うべきである。

※2 急性胆管炎の治療の原則は抗菌薬投与、胆管ドレナージ、成因に対する治療であるが、総胆管結石による軽・中等症例に対しては、胆管ドレナージと同時に成因に対する治療を行ってもよい。

図1　急性胆管炎に対する診療フローチャート
『TG18新基準掲載 急性胆管炎・胆嚢炎診療ガイドライン2018』より引用　医学図書出版

ドレーンの挿入・留置位置

局所麻酔下で、超音波ガイド下に穿刺《せんし》し、X 線透視も併用してチューブを留置します。

PTCD チューブは先端を胆管閉塞《へいそく》部より末梢（肝臓）側に留置する場合と、閉塞部を越えて十二指腸側に留置する場合があります。後者を**内瘻化《ないろうか》**といい、チューブをクランプして胆汁を十二指腸に排出することもできます。

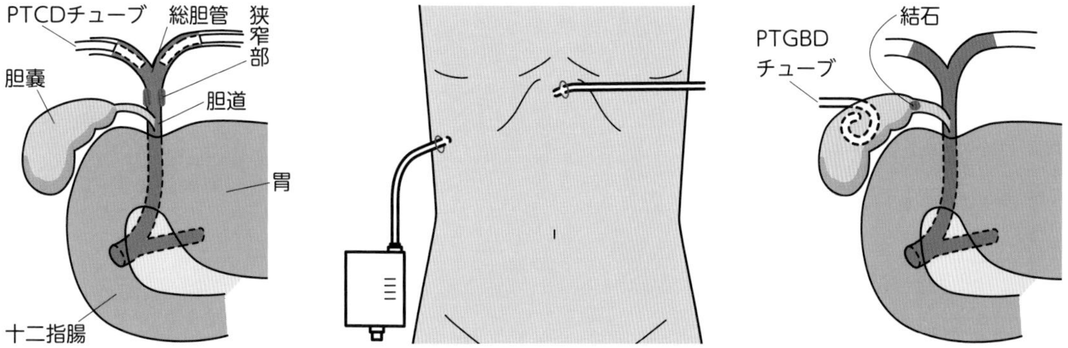

図2　PTCDチューブの挿入位置

留置するドレーン
●経皮経肝胆道ドレナージ（PTCD）

留置するドレーン
●経皮経肝胆嚢ドレナージ（PTGBD）

ドレーンの目的と使用するドレーン

目的　胆道ドレナージは、閉塞性黄疸（結石、悪性腫瘍などによる）時に、減黄目的で皮膚から肝臓を通って胆道や胆嚢にチューブを入れ、体外に胆汁を排出します。検査や治癒の目的にも使用されます。

❶経皮経肝胆道ドレナージ（PTCD）

ドレーン

- チューブは**7～12Fr**で**プラスチック製**のものが一般的に使用されます。
- 留置するチューブは留置状況を踏まえて選択します。**側孔**を追加したもの、もともと**側孔**がついたもの、先端に**バルーン**がついているものなどがあります。

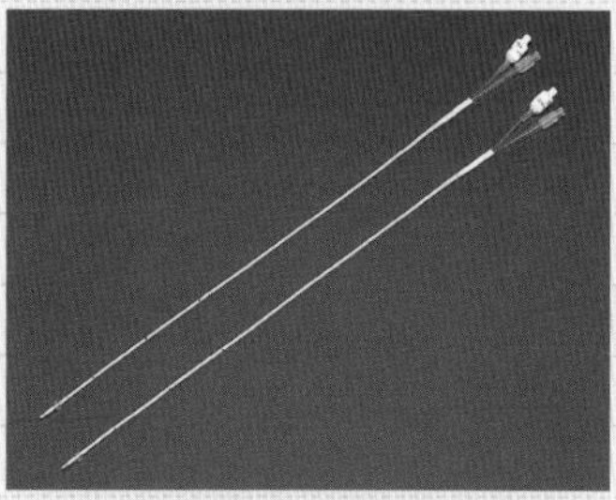

胆管ドレナージ

❷経皮経肝胆嚢ドレナージ（PTGBD）

ドレーン

- チューブは胆嚢内に留置するため腹腔内に脱落しないよう先端が**ピッグテール**のものや**バルーン**がついたもの一般的に使用します。

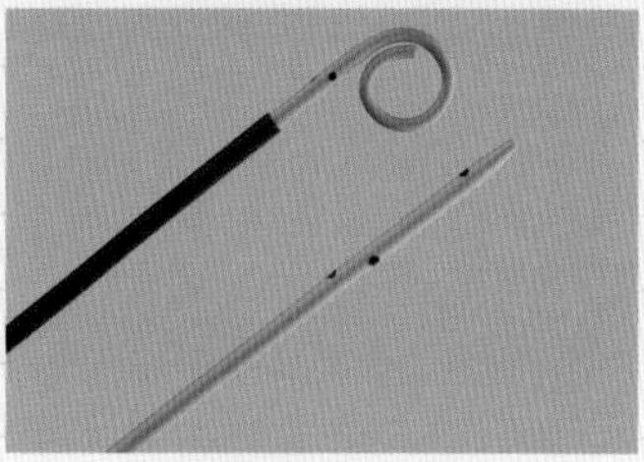

胆嚢ドレナージ

！ 管理上の注意点とポイント

ドレーン挿入中の管理

❶排液の観察

排液の量・性状（**色調**、**粘稠性**、**胆砂の有無**など）を経時的に観察し、**減黄の経過**や**出血の有無**など**血液検査**などの推移と合わせて把握する必要があります。

胆汁の正常な排液量は、**500 ～ 1000mL/ 日**、色は**透明な黄褐色**です。

色　調

- 通常、排液は術直後に**血液**が混入しますが、徐々に**黄褐色**へと変化していきます。
- 感染により**緑色**に変化します。
- **血性**の排液の場合、周囲組織の損傷が疑われます。
- **浮遊物**が増加した場合、ドレナージ不良の危険性があります。

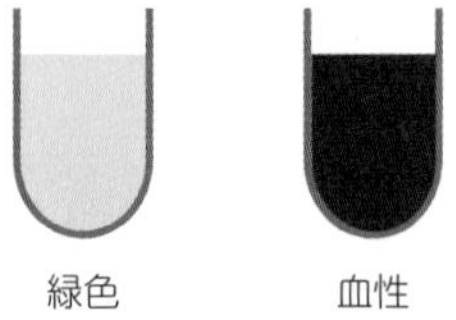

図3　ドレーン排液の色調の変化

排液の色調に異常を発見したら、バイタルサインの変化と病状を、医師に報告します。

排液量

- 排液量が**減少**したら、チューブの**閉塞**・**屈曲《くっきょく》**・**逸脱**などがないか確認します。
- 外瘻で胆汁が**多量**に排出された際の**脱水**や**電解質異常**に対しては、**輸液**により水分と電解質を補います。また、脂溶性ビタミン吸収障害に対しては、**ビタミンK**の静脈投与が必要です。

❷合併症など

術後の合併症として**胆汁性腹膜炎**、**腹腔内出血**、**気胸**などを起こす危険性があります。処置直後の**バイタルサインの変化**や、患者の**苦悶感**、**呼吸困難**、**意識レベル**の変化などに注意して観察します。

重要！　患者の状態を把握する

いずれのドレナージでも、患者の状態に合わせてチューブ交換やドレナージ法の変更が施行されることがあるので、患者の状態の把握（黄疸の程度、原因、閉塞部位）が重要になります。ドレナージが**一時的**か、**半永久的**（状況的に抜去困難）かの把握も重要です。

❸チューブトラブル

- PTCD では挿入されたカテーテルが、左側は**距離**の問題で、右側は**呼吸性移動**の問題で自然抜去する危険性があります。刺入部の観察、排液の性状、量を経時的に観察しましょう。

注意！　チューブ逸脱の確認を！

チューブの逸脱がないか、腹部単純 X 線撮影で位置の確認をします。

- **術後数日**はチューブの逸脱が起こりやすいため、体動の制限が必要になります。患者に安静の必要性を説明し理解してもらうことも重要です。
- 排液バッグは低い位置で固定し、ねじれや屈曲が無いよう固定、適宜**ミルキング**をします。

9 総胆管切開術後

Cチューブ
Tチューブ

総胆管切開術後

総胆管結石は基本的に症状の有無にかかわらず、積極的治療が推奨されます。現在では、**内視鏡的乳頭括約筋切開術**（EST：endoscopic sphincterotomy）や、**内視鏡的乳頭バルーン拡張術**（EPBD：endoscopic papillary balloon dilatation）の内視鏡的治療が選択されることが多くなっています。入院期間や遺残結石、出血や炎症などの合併症、施設の問題により外科的治療（胆管切開術）が行われることがあります。**Cチューブ**、**Tチューブ**は、外科的治療の際に胆汁《たんじゅう》漏予防目的で挿入します。総胆管切開術後には**縫合《ほうごう》閉鎖**が必要で、縫合閉鎖部から胆汁が漏出《ろうしゅつ》する場合がありますが、その予防に胆道ドレナージが有用です。

ドレーンの挿入・留置位置

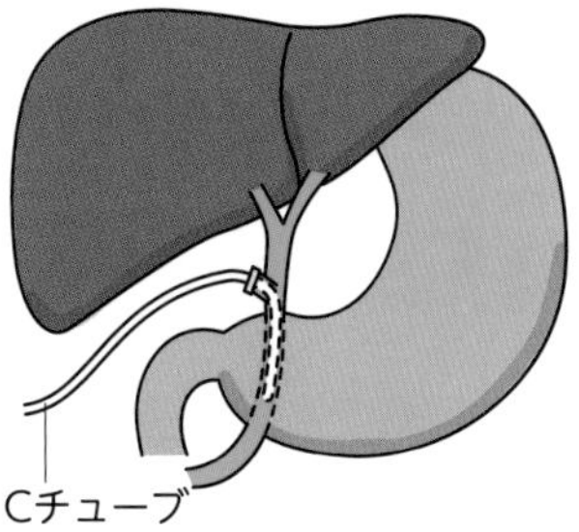

Cチューブ

適　　応：**遺残結石**がない症例

チューブ：エラスティック糸（ゴム状の弾性糸）で胆嚢管に巻き付けます。

抜　　去：透視下で胆道造影後、胆汁漏・遺残結石がないことを確認したら抜去します。

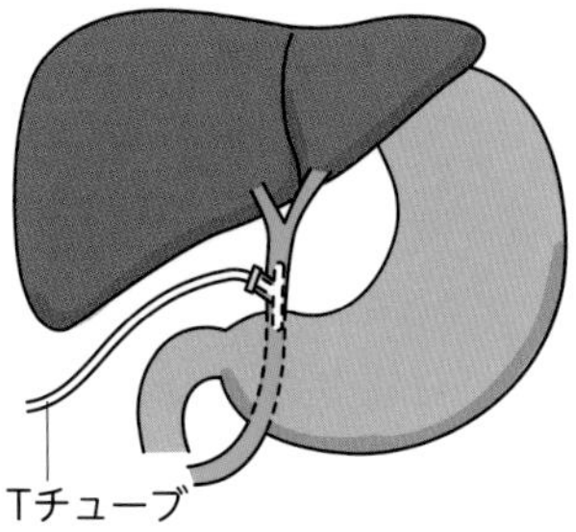

Tチューブ

適　　応：**遺残結石**の可能性のある症例。術後の遺残結石の切石ルートにもなり、**胆道狭窄**が疑われる場合にも留置します。

チューブ：胆道切開部はTチューブがしっかり密着するように縫合します。

抜　　去：透視下で胆道造影後、胆汁漏・遺残結石がないことを確認したらクランプします。術後1か月程度で瘻孔形成したら抜去します。

注意！ 胆汁漏の危険あり

瘻孔不完全抜去（事故抜去）、チューブ抜去時（強く引っ張るため）の損傷で胆汁漏が合併する可能性があります。

10 膵頭十二指腸切除術・・

膵頭十二指腸切除術・膵体尾部切除術・膵全摘術

膵消化管吻合部および膵断端ドレナージ　胆管空腸吻合部ドレナージ（ウィンスロー孔ドレナージ）　膵管ドレナージ

1　膵頭十二指腸切除術の適応

膵臓の手術では、疾患や発生部位などにより、**膵頭十二指腸切除術、膵体尾部切除術、膵全摘術**があります。

・膵頭十二指腸切除術は、**膵頭部**・（幽門側胃～）**十二指腸**・**胆管**・**胆嚢**・**上部空腸**を含めて切除する方法です。

・適応は**膵頭部がん**・**胆管がん**・**ファーター乳頭部がん**などの悪性腫瘍、および膵頭部領域の**膵頭乳頭粘液腫瘍**や**膵内分泌腫瘍**など良性疾患に対して行われます。

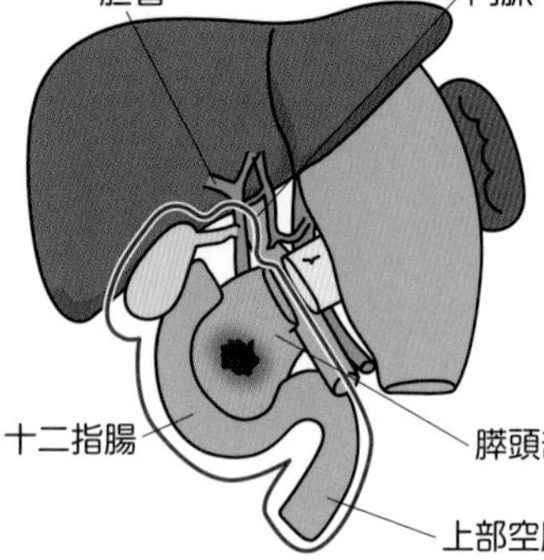

図1　膵頭十二指腸切除術

・胃切除の範囲によって、（古典的）**膵頭十二指腸切除術**（**PD**: pancreaticoduodenectomy）、**亜全胃温存膵頭十二指腸切除術**（**SSPPD**:subtotal stomach-preserving pancreaticoduodenectomy）、**幽門輪温存膵頭十二指腸切除術**（**PPPD**：pylorus-preserving pancreaticoduodenectomy）などに分類されます。

2　膵頭十二指腸切除術における再建法

膵頭十二指腸切除術における再建法は、日本の**膵癌取扱い規約**で再建する臓器の空腸口側からの順番により分類されています。

・PD-Ⅰ：胆管－膵－胃の順　・PD-Ⅱ：膵－胆管－胃の順

・PD-Ⅲ：胃－膵－胆管の順　・PD-Ⅳ：その他

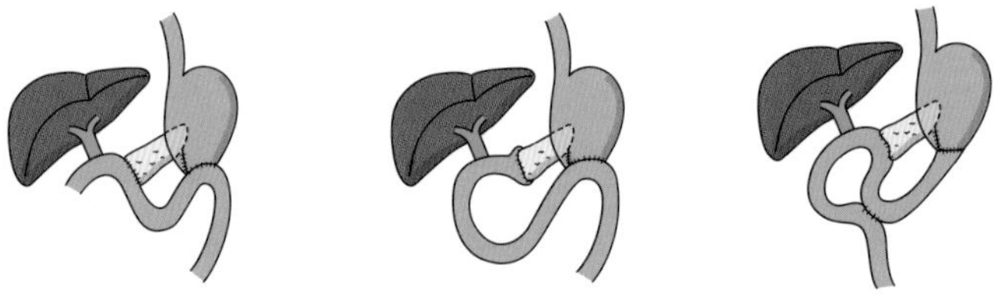

PD-ⅠA（Whipple法）　PD-ⅡB（Child法）　PD-ⅢA（Cattell法）

図2　膵頭十二指腸切除術の主な再建法

膵吻合《ふんごう》の術式にも分類があります。

・A：端側膵空腸吻合

・B：端端膵空腸吻合

・C：端側膵胃吻合

提唱した人の名称で呼ばれることもあり、多くは Whipple 法、Child 法、Cattell 法の再建に大別されます。

ドレーンの挿入・留置部位

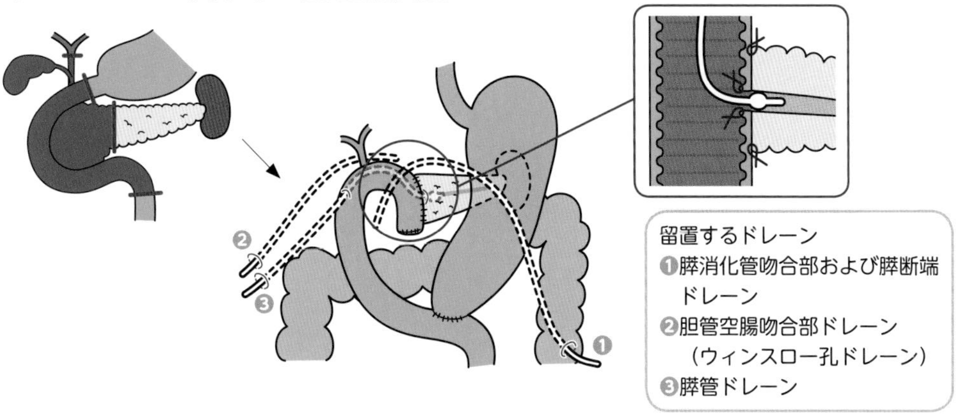

図3　膵頭十二指腸切除術ドレーンの留置部

ドレーンの目的と使用するドレーン

❶膵消化管吻合部および膵断端ドレーン

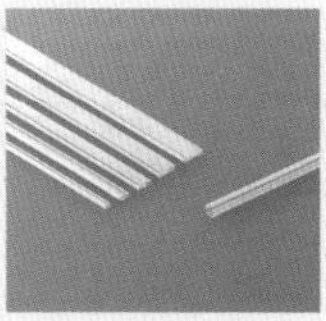

目的　術後最も注意すべき合併症である**膵液漏**《すいえきろう》の早期診断のために留置します。残膵と消化管の吻合は**縫合**《ほうごう》**不全**を起こしやすく、膵断端から膵液が漏れる膵液漏《すいえきろう》が起こることがあります。

ドレーン　ドレーンは、残膵と消化管の吻合部に機械的損傷が起こらないよう先端が柔らかく、屈曲《くっきょく》しても問題ない**ブレイクドレーン**や**ペンローズドレーン**が閉鎖式回路にして使用されます。

❷胆管空腸吻合部ドレーン（ウィンスロー孔ドレーン）

目的　胆管空腸吻合部ドレーンは胆管（肝管）と空腸吻合部の縫合不全や胆管（肝管）の損傷による**胆汁**《たんじゅう》**漏**の早期診断のために留置します。

ドレーン　膵断端ドレーンと同様、組織への機械的損傷を防ぐため先端の柔らかい、**ブレイクドレーン**や**ペンローズドレーン**を閉鎖式回路として使用します。

❸膵管ドレーン

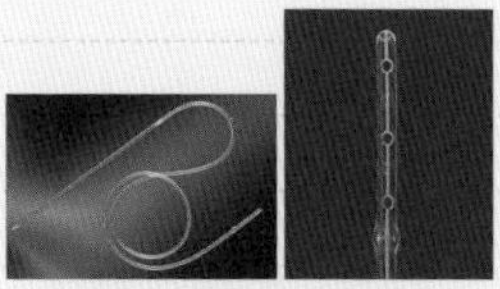

節付き膵管チューブ

目的　膵管ドレーンは膵液を体外に排出する**外瘻**としての役割を持ち、膵管内の減圧をすることで残膵と消化管の縫合不全を減らす目的で留置します。膵管ドレーンは術後合併症の発生率に影響しないとの報告もあります。

ドレーン　膵管ドレーンは残膵膵管の形状に合わせて長さや太さを選択し留置します。

3　膵体尾部切除術の適応

- 膵体尾部切除は、がんおよび腫瘍が膵臓の体尾部（脾臓側）にある場合に行います。
- **膵体尾部**と**脾臓**、周囲の**リンパ節**を切除します。
- 膵頭十二指腸切除術と異なり、この膵体尾部切除術の手術では、再建手術は必要ありません。

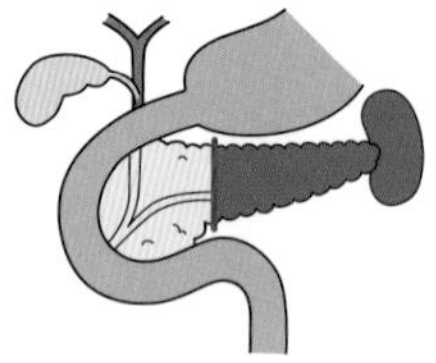

図4　膵体尾部切除術の切除部

膵体尾部切除術のドレーン挿入・留置部位

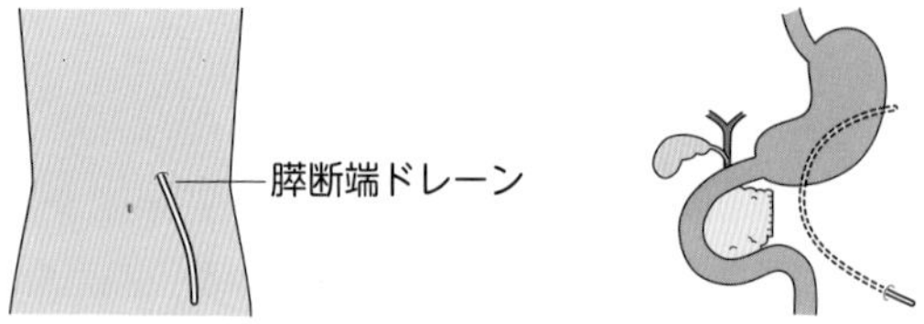

図5　膵体尾部切除術のドレーン留置部

留置するドレーン
●膵断端ドレーン

ドレーンの目的と使用するドレーン

●膵断端ドレーン

目　的　術後の合併症である**膵液漏**の早期診断のために留置します。残膵と消化管の吻合は**縫合不全**を起こしやすく、膵断端から膵液が漏れる膵液漏が起こることがあります。

ドレーン　p.89❶参照

4　膵全摘術の適応と再建術

- 膵臓全体に及ぶがんや腫瘍がある場合に、膵全摘術が行われます。
- **膵臓**、**脾臓**、**十二指腸**、**胆管**、**胆嚢**が摘出されます。
- 切除後は消化器再建手術が行われます。
- **胆管空腸吻合**、胃または**十二指腸－空腸吻合**が行われます。

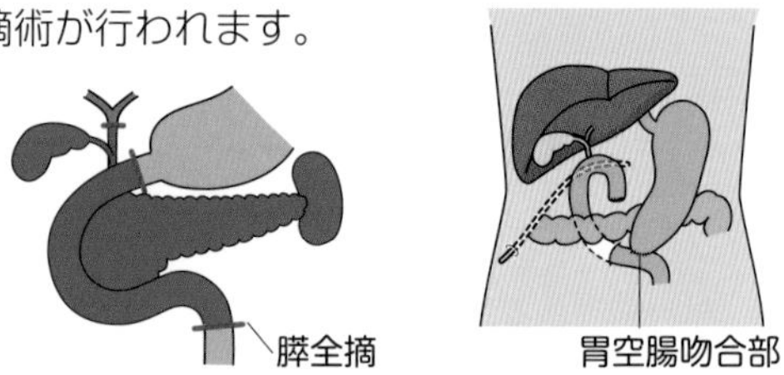

図6　膵全摘術の再建術

膵全摘術のドレーンの挿入・留置部位

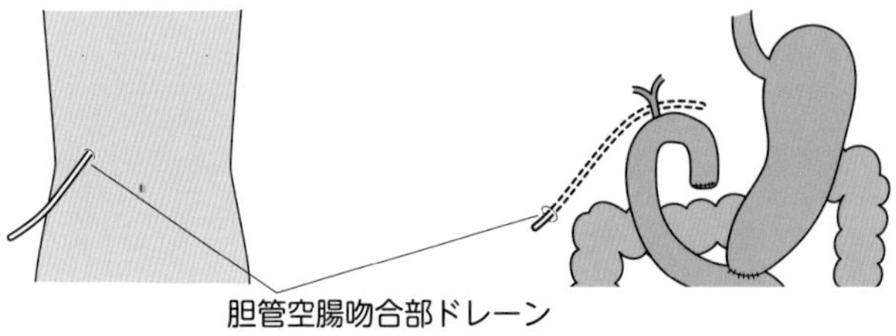

図7　膵全摘術のドレーン留置部

留置するドレーン
●胆管空腸吻合部ドレーン
（ウィンスロー孔ドレーン）

ドレーンの目的と使用するドレーン

●胆管空腸吻合部ドレーン（ウィンスロー孔ドレーン）

目　的　胆管空腸吻合部ドレーンは胆管（肝管）と空腸吻合部の**縫合不全**や胆管（肝管）の損傷による**胆汁漏**の早期診断のために留置します。

ドレーン　p.89❷参照

! 膵頭十二指腸切除術の管理上の注意点とポイント

1　ドレーン挿入中の管理

❶排液の観察

膵頭十二指腸切除術後のドレーンからの排液は**膵液漏**や**胆汁漏**を診断するため、性状や色調、量を注意深く観察するとともに、バイタルサインや身体所見の変化を観察し合併症を早期発見できるよう努めます。そのためドレーンからの**排液アミラーゼ・ビリルビン値**を測定し、**血清アミラーゼ・ビリルビン値**と比較することも行います。

色調・臭い

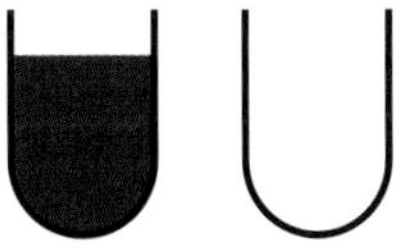

- 術後早期は**術後出血**に注意します。**血性**の濃い排液が持続した場合はバイタルサインの変化を観察するとともに**貧血**の進行がないか検査が必要になります。
- **24 時間以降**に排液が**血性**に変化した場合は、膵液漏が関与して周囲組織を障害したときにみられる所見とされています。
- 排液が**白色調**の場合、**乳び腹水**を疑います。乳び腹水はリンパ節郭清《かくせい》に伴いリンパ管が損傷しているため、栄養摂取に際して脂肪あるいは遊離脂肪酸を多く含むリンパ液が腹腔内に漏《ろう》出《しゅつ》していることを示します。

ポイント　排液の色やにおいを観察

- 経腸栄養・食事開始後、排液から中性脂肪が高値であれば**乳び腹水**の診断となり、**絶食**となります。
- 膵液漏も排液は**白色調**になりますが、乳び腹水は一般的に**無臭**であり、膵液漏は**腸液臭**がするため、においの違いも重要な観察ポイントです。

- **膵液漏**では**白色調**で**混濁**した排液がみられます。**術後 1 週間程度**で膵液漏は顕在化します。
- 術後 1 日目の排液アミラーゼ値が **5,000IU/L 以上**は膵液漏の予測危険因子とされています。
- 排液アミラーゼ値の変化、発熱の持続、白血球や炎症反応の上昇などを注意深く観察します。
- 排液アミラーゼ値が高値で炎症反応が続く場合は、ドレナージ不良がないか観察し、CT 検査などで評価します。
- **胆汁漏**の場合は胆汁が黄褐色であるため、排液も**黄褐色**もしくは**暗緑色**に変化し、粘稠になります。排液ビリルビン値は高値になります。
- 膵管ドレーンからは無色透明な膵液が排液されます。

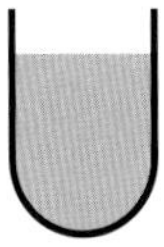

❷ドレーン管理

膵頭十二指腸切除は手術手技および周術期管理の発達により、手術関連**死亡率**は**5%**未満になってきているものの、術後合併症の発生率は**30～65%**と他の消化器手術と比較して高率です。

膵頭十二指腸切除術後は、高難度の手術で合併症も重篤になることから、多数のドレーンが留置される場合もあります。多数のドレーンを他のドレーンと干渉することなくしっかりと固定するとともに、種類を区別できるよう管理することが**事故防止**に繋がります。

❸合併症

縫合不全（特に膵液漏）

- 縫合不全は各再建部（**膵空腸吻合部**または**膵胃吻合部**、**胆管空腸吻合部**、**胃または十二指腸空腸吻合部**）に起こりえます。
- 膵液漏には特に注意が必要です。強力な消化酵素を含む膵液が膵液漏により腹腔内に漏れると周囲の組織融解が起こり、**腹腔内出血**や**腹腔内膿瘍**など手術関連死亡につながる重篤な合併症を発症します。

参考　膵液漏ってなに？

「ドレーン排液量にかかわらず血性アミラーゼ値の3倍以上の排液アミラーゼ値を術後3日目に認めるもの」と定義されています。膵液漏は、臨床症状によってGrade**A**（臨床症状なし）、**B**（感染徴候あり、ドレナージが必要）、**C**（敗血症を併発するなど全身状態不良であり、再手術が必要）に分類されています。

膵液漏に伴う腹腔内出血、腹腔内膿瘍

- 膵液漏に伴い**仮性動脈瘤**や**腹腔内膿瘍**《のうよう》を生じることがあります。

ポイント　出血に注意

- 仮性動脈瘤は膵切除後に膵液に暴露されることによって動脈壁が袋状に拡張したもので破裂により致命的になることがあります。
- 仮性動脈瘤は本格的に破裂する前に少量の出血（**予兆出血**）が認められることがあります。
- ドレーンから**出血**が認められたら、直ちに造影CTを行い、仮性動脈瘤の診断、治療（TAE：経カテーテル的肝動脈塞栓術）を行う必要があります。

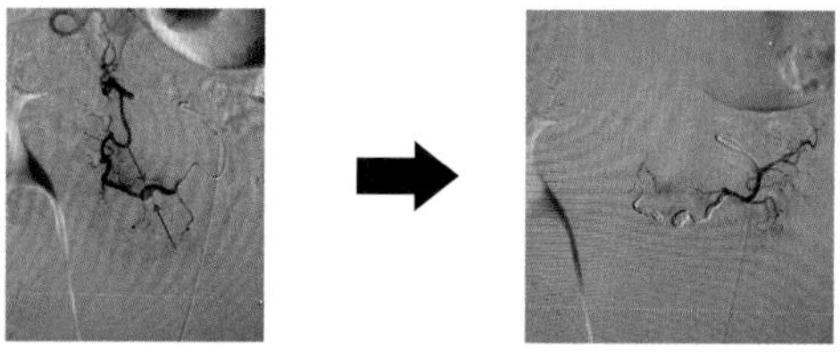

図8　仮性動脈瘤所見とTAE

胃内容排出遅延（DGE：delayed gastric emptying）

- DGEとは胃の動きが悪くなり、胃に**胃液**や**食物残渣**が貯留した状態です。
- 原因としては消化管ホルモンである**モチリン**の欠如や胃幽門付近の虚血、**腹腔内膿瘍**などに付随する二次的な胃運動障害とされています。
- DGEの定義は①**500mL/日以上**の胃管からの排液が**10日以上持続**する、②胃管の再留置が必要、③**術後14日**までに固形食摂取不能とされています。

重要！

胃管の留置による管理や水分、電解質バランスの補正、食事摂取指導の必要性があるのと同時に、食事摂取できない患者への**精神的ケア**が重要となります。

下 痢

・膵液分泌量減少による消化不良や、上腸間膜動脈周囲神経叢郭清に伴う腸管蠕動運動亢進《こうしん》により、膵頭十二指腸切除術後は下痢を発症しやすい状態になります。

糖尿病

・膵実質の減少に伴い、既往の糖尿病の悪化、新規の糖尿病発症、手術侵襲《しんしゅう》による一過性高血糖など膵手術後は血糖値の変動が認められます。

・血糖値の厳密な測定が重要で、必要に応じてインスリンを使用するなど処置が必要になります。

❹チューブトラブル

・チューブの**閉塞《へいそく》**や**屈曲《くっきょく》**は、膵液漏などの合併症や**膵炎**を起こします。

注意！ 閉塞予防行為は慎重に

閉塞予防のため**ミルキング**や**生食をフラッシュ**することもありますが、その行為自体が膵管の内圧を上昇させる行為であるため注意が必要です。

・膵頭十二指腸切除後は早期経管栄養のために腸瘻を作成し、腸瘻チューブが留置されることがあります。チューブの閉塞予防のため、栄養投与前後で**微温湯**をフラッシュします。

・膵管ドレーンや腸瘻チューブは長期留置することが多いため、体動などで計画外抜去することや排液バッグが刺入部より高い位置になってドレナージ不良にならないよう注意します。

❺感染予防

膵頭十二指腸切除術後のドレーンは膵液漏や胆汁漏を正確に診断し、かつ感染を起こさない留置期間で抜去することが必要です。ドレーン自体に細菌が付着しバイオフィルムが形成される**内因性感染**と、ドレーンを介した**逆行性感染**を予防するためにも早い段階で抜去することが必要です。閉鎖式回路で管理することも感染予防には役立ちます。

2 抜去時の管理

❶抜去の判断

膵断端ドレーン・胆管空腸吻合部ドレーン

術後出血や膵液漏、胆汁漏がないか排液の性状、排液アミラーゼ・ビリルビン値を検査し、合併症がないことを確認して抜去します。術後早期（**4 日目前後**）で抜去します。

膵管ドレーン・腸瘻チューブ

食事開始後、合併症がないことを確認して**術後 3 週間程度**で抜去します。

❷抜去後の注意点

ドレーン抜去後は、ドレーン抜去に伴う臓器損傷や遅発性の合併症出現を早期発見できるようにします。発熱などのバイタルサインや腹痛など身体所見の変化とともに血液データの推移など感染、炎症徴候を注意深く観察します。

⑪ 虫垂切除術

右傍結腸溝ドレーン
ダグラス窩ドレーン

虫垂切除術

虫垂炎は炎症の程度によって、**カタル性**虫垂炎、**蜂窩織炎性**《ほうかしきえんせい》（**化膿性**）虫垂炎、**壊疽**《えそ》**性**虫垂炎に分類されます。この中で虫垂切除術は、蜂窩織炎性（化膿性）虫垂炎、壊疽性虫垂炎の際に行われます。

分類	炎症の程度	治療
カタル性虫垂炎	**粘膜層**の軽度の炎症	抗菌薬で炎症を緩和（俗に「薬でちらす」）
蜂窩織炎性（化膿性）虫垂炎	全層に**化膿性炎症**があり、膿が貯留することもある	抗菌薬で炎症を緩和、または**虫垂切除術**を行う
壊疽性虫垂炎	炎症が進み壊死し、**腹膜炎**の危険性がある	**虫垂切除術**を行う

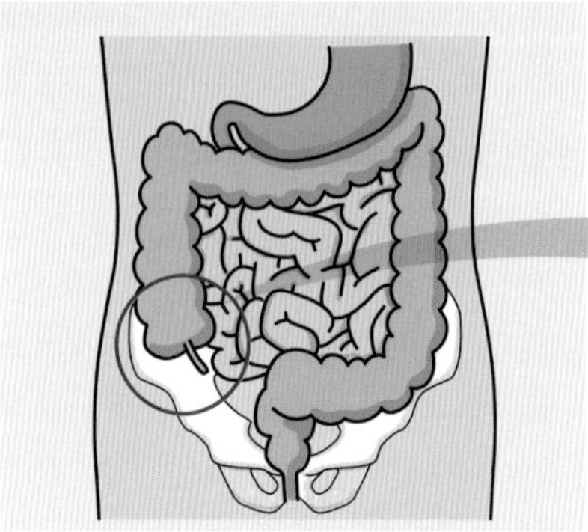

図1　虫垂の位置

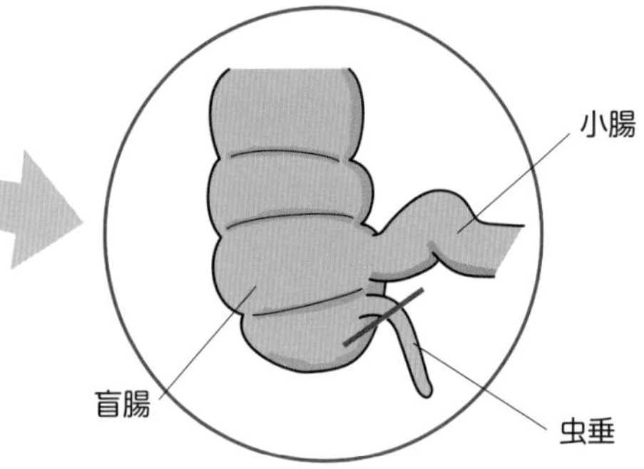

図2　虫垂切除術

虫垂切除術のドレーンの挿入・留置部位

虫垂切除術では予防的ドレーンの有用性が確立されていないことから、通常ドレーンは留置しません。しかし、虫垂の根元部分の処理に不安が残る場合や腹膜炎、虫垂に穿孔があり腹腔内に**膿瘍**《のうよう》**を形成**している場合に、右傍《ぼう》結腸溝やダグラス窩《か》にドレーンを留置します。

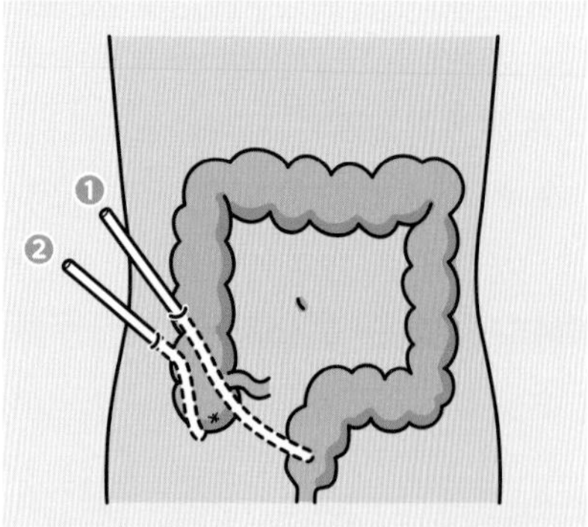

図3　虫垂切除術のドレーン留置部

留置するドレーン
❶ダグラス窩ドレーン
❷右傍結腸溝ドレーン

ドレーンの目的と使用するドレーン

●右傍結腸溝・ダグラス窩ドレーン

目　的　術後出血、消化液漏出《ろうしゅつ》、膿汁貯留の早期発見

ドレーン　閉鎖式ドレーンを使用します。

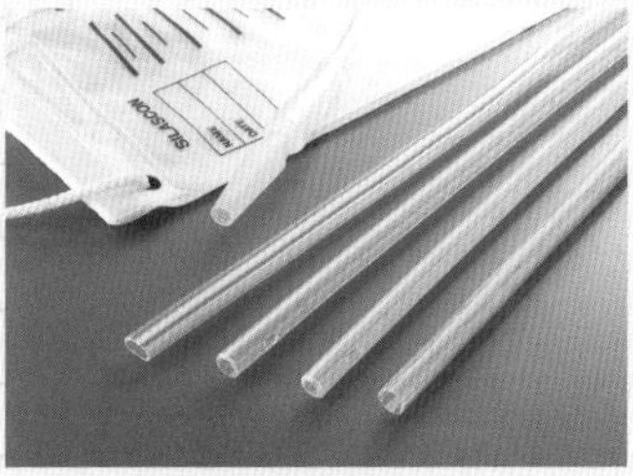

閉鎖式外科ドレーン

管理上の注意点とポイント

1　ドレーン挿入中の管理

❶排液の観察

色調・臭い

術直後は淡血性から淡々血性で、徐々に漿液《しょうえき》性（淡黄色〜淡々黄色）へと変化します。排液に混濁、悪臭、便汁様、膿性変化を認める場合は、発熱や腹痛など**腹膜炎**症状の有無を把握します。

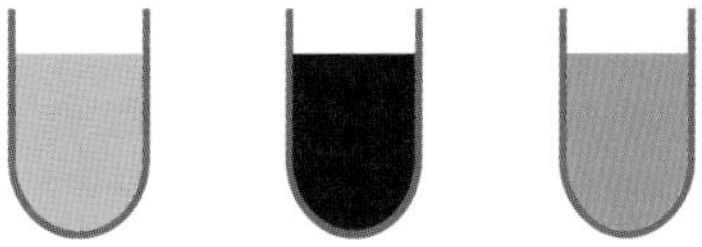

図４　ドレーン排液の色調の変化

排液量

人により異なります。洗浄で回収できない時は、多くなることもあります。

❷チューブトラブル

ドレーンの固定が緩んで自然抜去したり、ドレーンが屈曲《くっきょく》や閉塞《へいそく》をした場合、突然、排液がなくなることがあります。ドレーンの走行に沿ってしっかり固定しましょう。

❸感染予防

ドレーン挿入部周囲の皮膚に、発赤・腫脹《しゅちょう》・熱感、疼痛《とうつう》、排膿《はいのう》がないか感染徴候の観察をします。**ドレーンバックの陰圧**がしっかりとかかるように、バック内が排液で満たされていないこと、ロックが解除されていることを確認します。

> **注意！　菌が付着しないように**
> ドレーン挿入部の皮膚には、常在菌や外来菌が付着しやすいので、しっかり観察しましょう。

2　抜去後の管理

❶抜去の判断

排液に異常がなければ、**数日で抜去**します。

❷抜去後の観察

創部に皮膚の発赤・腫脹・熱感・疼痛や排膿がないか感染徴候の観察をします。また、創部の癒合不全がないかどうか、滲出液《しんしゅつえき》の量・性状、ガーゼ汚染の量で観察します。

⑫ 結腸切除術

右傍結腸溝から右横隔膜下の留置ドレーン
左傍結腸溝から横隔膜下の留置ドレーン
ダグラス窩または骨盤底への留置ドレーン

結腸切除術

結腸切除術は大腸がんに対して行われることが多い手術です。予防的ドレーンの有用性が確立されていないことから、原則的にはドレーンは挿入しませんが、術中の感染培地となりうる体液の貯留に対して排液を目的とした場合は留置されることがあります。

また、術前処置が不十分で縫合《ほうごう》不全の危険性が高い場合や、出血傾向にある症例では**情報的ドレナージ**としてドレーンが留置されることがあります。

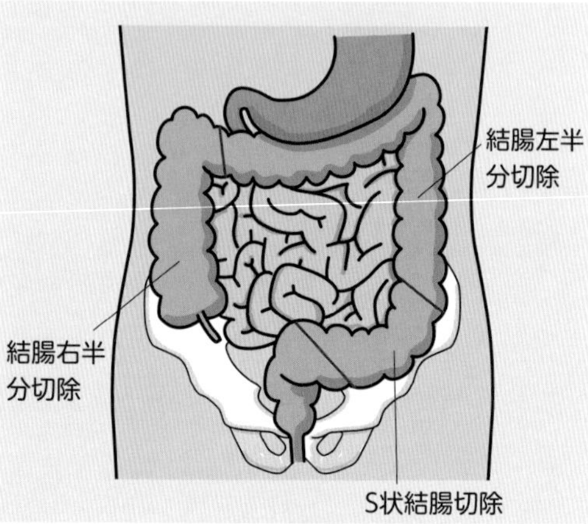

図1　結腸切除術

ドレーンの挿入・留置部位

閉鎖式チューブ型（プリーツ）ドレーンを用い、吻合《ふんごう》部に先端が位置するように挿入します。

①結腸右半切除術の場合　②結腸左半切除の場合　③S状結腸切除の場合

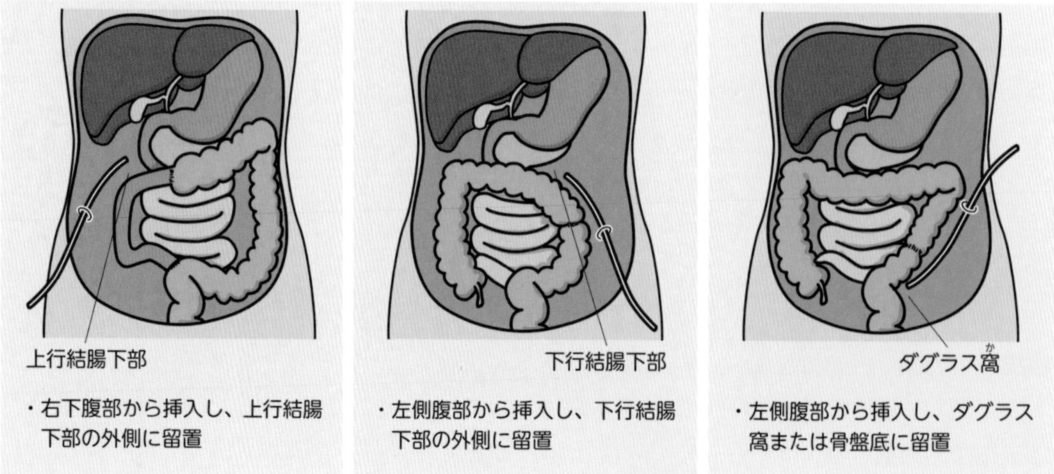

図2　結腸切除術のドレーン留置部

ドレーンの目的と使用するドレーン

●吻合部ドレーン

・右下腹部から挿入し、上行結腸下部の外側に留置
・左側腹部から挿入し、下行結腸下部の外側に留置
・左側腹部から挿入し、ダグラス窩または骨盤底に留置

目 的 縫合不全・術後出血の早期発見
ドレーン 閉鎖式ドレーンを使用します。

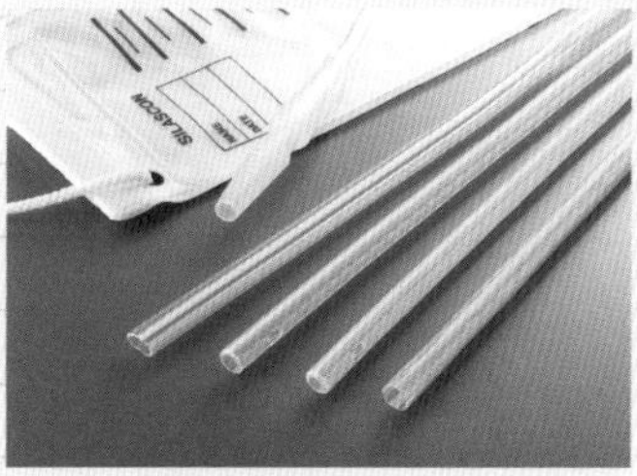

閉鎖式外科ドレーン

管理上の注意点とポイント

1 ドレーン挿入中の管理

❶排液の観察

色調・臭い

漿液《しょうえき》性もしくは淡血性であれば異常なしと判断されます。**鮮血**は活動性の出血、**白濁**した排液は感染もしくは経口摂取後の**乳び**、**茶色**の場合は、消化液の可能性があります。

臭いは、消化液か便汁かの判断指標になります。

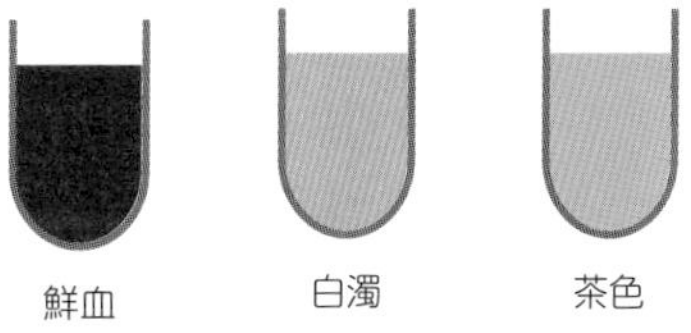

図3 ドレーン排液の色調の変化

排液量

人により異なりますが、通常 **200 ～ 300mL/ 日 以下**です。手術直後から **100mL/ 時以上**の出血がある場合は活動性の出血の可能性があり、数時間続くときは、再開腹手術等の止血処置が必要となる場合があります。異常が見られたら、バイタルサインを確認し、医師へ報告します。

❷チューブトラブル

ドレーンの固定が緩んで自然抜去したり、ドレーンが屈曲《くっきょく》や閉塞《へいそく》をした場合、突然、排液がなくなることがあります。ドレーンのねじれの癖などをとり、腹壁に固定しましょう。また、固定糸が引っ張られて、牽引痛が起きないように注意しましょう。

❸感染予防

閉鎖式ドレナージバッグを用いる場合、**逆行性感染の予防**のために、挿入部より高い位置に上げないように注意します。

2 抜去後の管理

❶抜去の判断

縫合不全の情報的ドレナージの場合は、**術後 1 週間以内**が目安になります。

術後出血の情報的ドレナージの場合は、**術後 2 ～ 3 日**が目安になります。

❷抜去後の観察

貧血の進行や頻脈、血圧の低下、呼吸数の増加、冷感、顔面や皮膚の蒼白などの所見があれば出血を疑い、採血結果やバイタルサインの変化に注意します。**糖尿病**やステロイド投与を要する基礎疾患がある場合、縫合不全のリスクは高くなり、バイタルサインの変化や腹膜刺激症状の観察が必要です。

⑬ 直腸前方切除術

吻合部ドレーン

直腸前方切除術

直腸がんに対して行われる手術で、直腸を切除した後に残った腸管をつなぎ合わせる術式です。

吻合《ふんごう》部の治癒には**線維芽組織**が必要ですが、手術後から尿量の増加を認めるリフィーディング期までは、直腸をつなぎ合わせた部位周辺の滲出液《しんしゅつえき》が多くなります。そのため、治癒に必要な吻合部の線維芽組織が流れてしまうためドレナージによる排液を行います。リフィーディング期が過ぎたら逆行性感染予防のためドレーンを抜去します。

出血や縫合《ほうごう》不全に対する**情報的ドレナージ**と、滲出液の貯留や腸管内容物が漏れ出すことによる感染に対する**予防的ドレナージ**として留置されます。

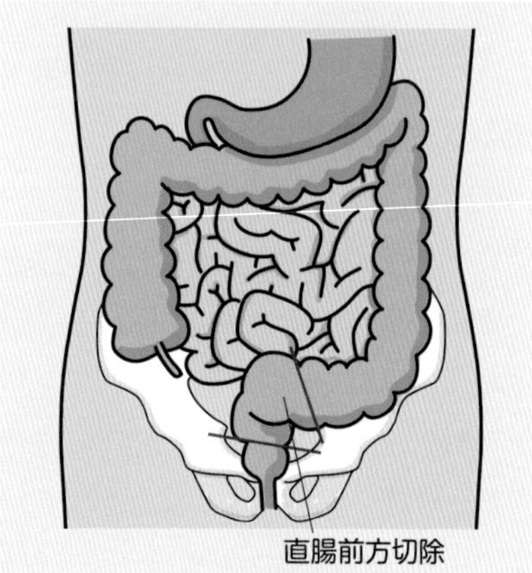

図1　直腸前方切除術

ドレーンの挿入・留置部位

閉鎖式チューブ型（ブレイク）ドレーンを用い、吻合部に先端が位置するように挿入します。

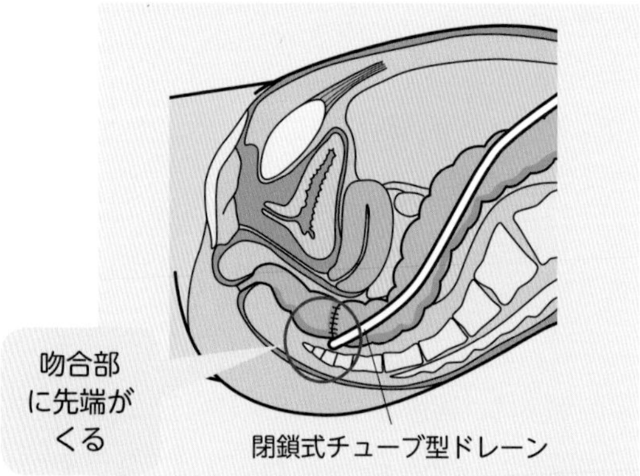

図2　直腸前方切除術のドレーン留置

ドレーンの目的と使用するドレーン

●吻合部ドレーン

目的 縫合不全・術後出血の早期発見

ドレーン 閉鎖式ドレーンを使用します。

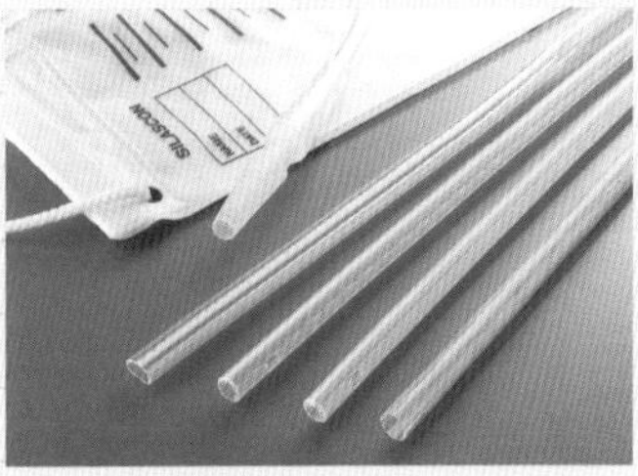

閉鎖式外科ドレーン

! 管理上の注意点とポイント

1 ドレーン挿入中の管理

❶ドレーン排液の観察

色調・臭い

通常、術直後から淡血性〜淡々血性で、時間の経過とともに漿液《しょうえき》性に変化するのが正常です。手術直後から血性排液があれば**術後出血**を即座に疑います。**術後出血**は時間が経過してから生じるものもあり、漿液性排液が血性になる場合は**遅発性の術後出血**を疑います。

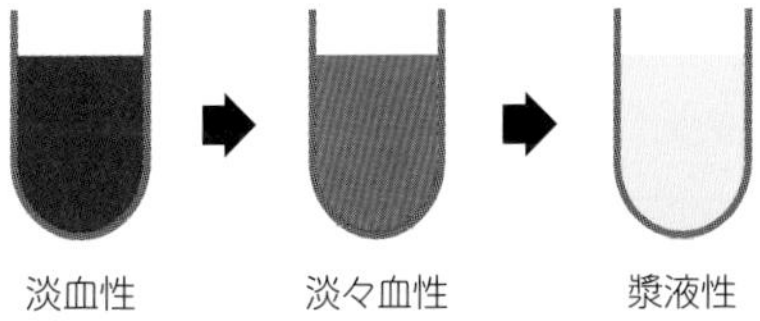

図3 ドレーン排液の色調の変化

> **注意!** 縫合不全の可能性がある場合
> 手術直後から術後数日までに**褐色**で**悪臭**のある排液があれば、縫合不全を強く疑います。

排液量

目安として、**100 〜 200mL/ 時以上**の血清排液が持続する場合、再手術の適応となります。凝血塊《ぎょうけっかい》やフィブリン塊によるチューブ内の閉塞《へいそく》がないように適宜**ミルキング**を行います。

❷チューブトラブル

下着やオムツでドレーンの観察がしにくくなります。自然抜去予防のためにドレーンを押さえて衣服の着脱をしてもらうように患者指導します。

❸感染予防

ドレーン挿入部周囲の皮膚に発赤・腫脹《しゅちょう》・熱感・疼痛《とうつう》や排膿《はいのう》がないか感染徴候の観察をします。閉鎖式ドレナージバッグを用いる場合、逆行性感染の予防のために、挿入部より高い位置に上げないように注意します。

2 抜去後の管理

❶抜去の判断

縫合不全の徴候がなく、排液が少量であれば**1週間以内**で抜去します。

❷抜去時の観察

創部に皮膚の発赤・腫脹・熱感・疼痛や排膿がないか感染徴候の観察とあわせ、**創部の癒合不全がないか**、滲出液の量・性状、ガーゼ汚染の量を観察します。

14 腹会陰式直腸切除術

会陰部から骨盤底への留置ドレーン

腹会陰式直腸切除術

下部直腸から肛門に及ぶがんに対して行われる手術で、肛門の機能を残すことができない場合に肛門と直腸をまとめて取り出し、**人工肛門**を造る術式です。

口側の腸管は人工肛門となるため、縫合《ほうごう》不全により腸管内容物が漏れ出る可能性は低くなります。

直腸が取り出されて**骨盤死腔**が生じ、滲出液《しんしゅつえき》の貯留から感染源になりやすいため、滲出液を排泄しつつ、骨盤死腔を小さくする目的で予防的ドレナージとして留置されます。

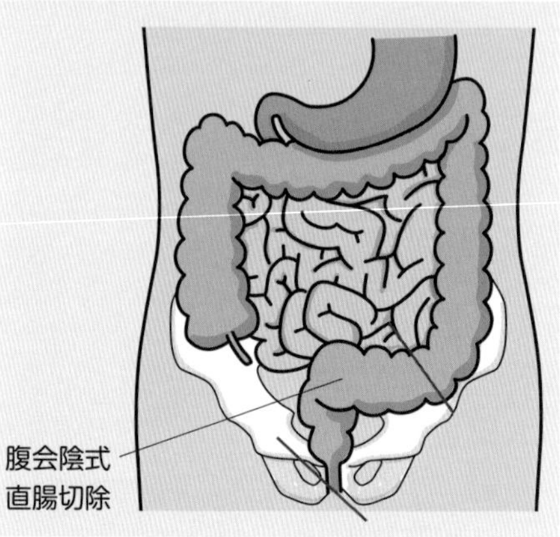

図1　腹会陰式直腸切除術

ドレーンの挿入・留置部位

閉鎖式チューブ型（ブレイク）ドレーンを用い、会陰部から骨盤底へ挿入します。

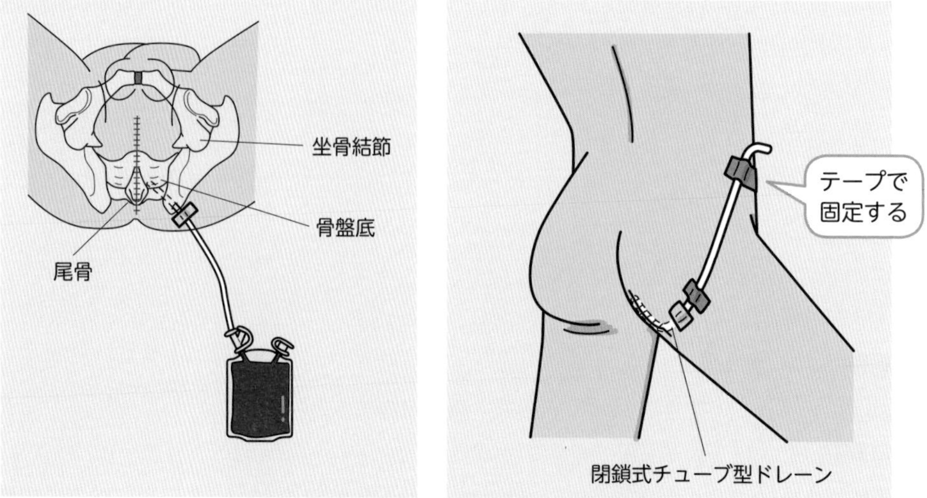

図2　腹会陰式直腸切除術のドレーン留置

ドレーンの目的と使用するドレーン

●会陰部から骨盤底への留置ドレーン

目　的　術後出血の早期発見、骨盤底の閉鎖腔の縮小

ドレーン　閉鎖式ドレーンを使用します。

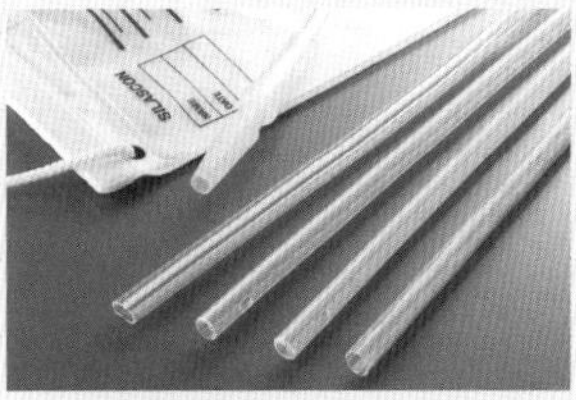

閉鎖式外科ドレーン

! 管理上の注意点とポイント

1　ドレーン挿入中の管理

❶ドレーン排液の観察

色調・臭い

手術直後は淡血性～淡々血性で、時間経過とともに漿液性《しょうえきせい》に変化するのが正常です。術後出血は時間が経過してから生じるものもあり、漿液性排液が血性になる場合は**遅発性の術後出血**を疑います。

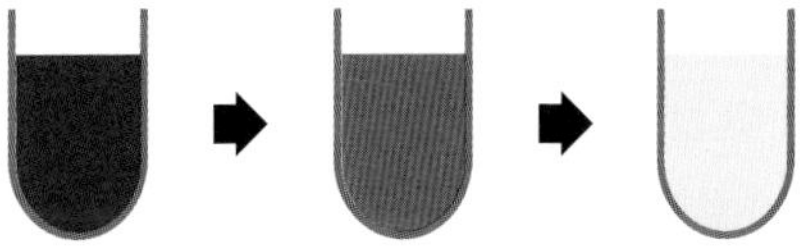

図3　ドレーン排液の色調の変化

排液量

目安として **100 ～ 200mL/ 時**以上の血性排液が持続する場合、再手術の適応となります。

❷チューブトラブル

ドレーンは臀部から出るため、オムツや下着による屈曲《くっきょく》や閉塞《へいそく》、座位によって抜去が起きないように、臀部から腰部にかけて添わせるように固定します。**坐骨結節**にドレーンが触れると、坐位時の疼痛《とうつう》や違和感の原因となります。

注意!　**排液量の極端な減量**

突然排液がなくなった場合、ドレーンの屈曲や閉塞、または自然抜去がないか確認します。

❸感染予防

ドレーン挿入部周囲の皮膚に発赤・腫脹《しゅちょう》・熱感・疼痛や排膿《はいのう》があれば**逆行性感染**を疑います。膿性排液がみられた場合は、骨盤死腔の感染徴候や膿瘍《のうよう》の形成を疑い、医師へ報告します。

2　抜去後の管理

❶抜去の判断

骨盤死腔に感染徴候がないこと、排液が少量であることを確認し、食事摂取をしてもリークがない場合、**術後 1 週間**を目安に抜去します。骨盤死腔に感染徴候がある場合は、入れ替えや開放式ドレーンに変更し対応します。ここでいうリークとは、腸管から漏れ出たもののことをいいます。

❷抜去時の観察

創の閉じ具合、滲出液の量・性状、ガーゼ汚染の量を観察します。滲出液は、ドレーン抜去直後からの筋肉の収縮によりほとんど出ませんが、翌日にも出続ける場合は滲出液の貯留などを疑い、医師へ報告します。

1 脳室ドレナージ

脳室ドレーン

脳室ドレナージの目的

脳神経外科手術後で頭蓋内圧上昇が予想される場合（**くも膜下出血**、**重症頭部外傷**、**脳内出血**、**脳腫瘍《しゅよう》**など）や、血腫を溶解し感染に対する治療として薬物を投与する必要がある場合（**くも膜下出血**、**脳室内出血**、**脳室炎**など）、脳室および髄腔への薬物投与、または頭蓋内圧のコントロールとモニタリングを行うために、脳室ドレーンが挿入されます。

脳脊髄液《のうせきずいえき》を体外に排出して頭蓋内圧をコントロールし、くも膜下出血後の脳血管攣縮《れんしゅく》の原因ともいわれる**血性髄液**を排出させることが目的です。また、**くも膜顆粒**からの脳脊髄液の吸収障害が起きた場合にも脳室ドレーンが挿入されます。

脳脊髄液は脳室内とくも膜下腔に約 **150mL 存在**しており、**約 450 ～ 500mL/ 日**、**21mL/ 時**、**0.35mL/ 分**産生されます。よって脳脊髄液は 1 日に約 3 回入れ替わっている計算となります。

ポイント

- **脳脊髄液の排出と頭蓋内圧のコントロール**
  脳脊髄液の通過・吸収障害により頭蓋内圧が亢進《こうしん》します。脳室ドレーンは、脳脊髄液を頭蓋外に排出して減圧を図ります。
- **脳室内の血腫や膿の除去**
- **薬剤注入など**
  髄膜炎の場合は抗生剤の注入を行うこともあります。脳室内血腫の溶解を目的に血栓溶解剤を注入します。

脳室ドレーンの挿入・留置部位

脳室ドレーンは、脳室内へ直接留置されます。脳実質の中に挿入される部分は **5 ～ 10cm 程度**で平均 7cm といわれています。ほとんどの場合、脳室の中でも**側脳室**に留置されますが、**第三脳室**に留置されることもあります。

参考 **脳脊髄液の産生と吸収**

脳脊髄液は、脳室内（側脳室、第三・四脳室）の脈絡叢《みゃくらくそう》で産生され、くも膜下腔、脊髄、脳表を灌流《かんりゅう》し、上《じょう》矢《し》状静脈洞《じょうじょうみゃくどう》に広がり、くも膜顆粒より吸収・濾《ろ》過《か》され血管内へ戻る過程をたどります。

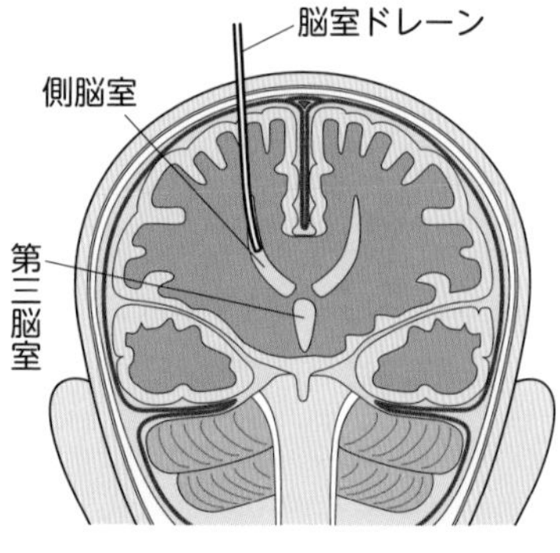

図1　脳室ドレーンの留置部

留置するドレーン
●脳室ドレーン

脳室ドレナージのしくみ

1　流出圧の設定

脳室ドレナージチューブ部分が脳脊髄液の流出圧を決定します。流出圧は**外耳孔**の高さを基準に0として、チャンバー内の**滴下部**までの高さで脳室ドレナージの圧設定を行います。また、脳室から円盤部分までの脳脊髄液は無菌と考えられ、この部分の三方活栓《さんぼうかっせん》を操作するときは厳密な**無菌操作**が必要です。

参考　チャンバーの役割

チャンバー部分は、円盤部分を汚染から守る役割を果たしています。ドレーンの回路はチャンバー上部のエアフィルターで大気に開放しており、**開放式ドレナージ回路**と呼ばれます。エアフィルターには細菌のように小さなものをブロックする機能はなく、円盤から滴下した後のドレナージルート内に存在する脳脊髄液は無菌とはいえません。

注意!　チャンバー上部クランプの開閉

- チャンバー上部のクランプは、移動時は**閉鎖**し、移動後は必ず**開放**します。エアフィルターが**濡れたり**、クランプの**開放を忘れたり**すると、ドレナージ回路は「**閉鎖式**」になります。
- 閉鎖式ドレナージ回路は、**慢性硬膜下血腫**術後に用いられるドレナージ回路で、**ドレナージバッグの高さ**で流出圧が決定されます。
- エアフィルターが濡れたり、クランプの開放を忘れたりすると、脳室より下にあるドレナージバッグの高さで髄液が強い陰圧で排液され、排液しすぎる可能性があり、**危険**です。

2　ドレナージの開始

①併用する脳室ドレナージ回路（以下、回路）の**ロールクランプ**を閉鎖した状態で、**プラスチックコネクター**と回路、回路と**排液バッグ**をそれぞれ接続します。
②患者の脳圧に応じて、回路を適正な高さに設定します。
③回路のロールクランプを開放してドレナージを開始します。

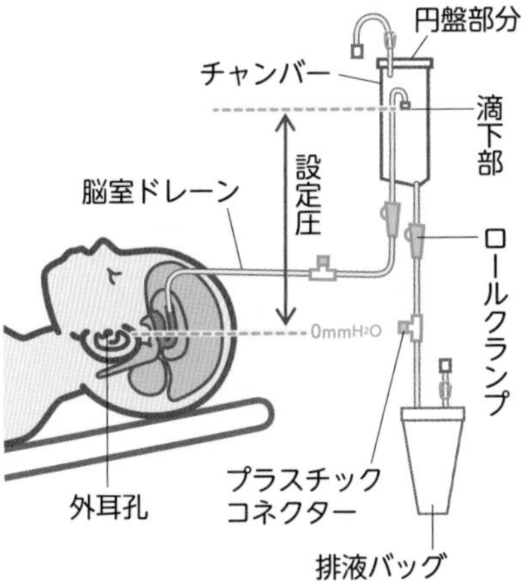

図2　脳室ドレナージのしくみ

参考　脳室カテーテルの留置

1　穿頭《せんとう》術を行い、脳室カテーテルを先端部から挿入する。
2　脳室カテーテル先端部を脳室内の適正な位置に留置する。
3　皮下トンネルを設置し、脳室カテーテル後端部を体外に誘導した後、頭皮に固定する（➡ p.108）。
4　脳室カテーテル後端部と**プラスチックコネクター**を接続する。

●脳室ドレナージ回路で使用するドレーン

脳室ドレナージ回路では、脳室ドレーンセットを使用します。ドレーンの先端は塞がっており、先端から1㎝の長さのところに側孔があります。移動時にワンタッチ式クランプを閉鎖し、エアフィルターが濡れるのを防ぎます。

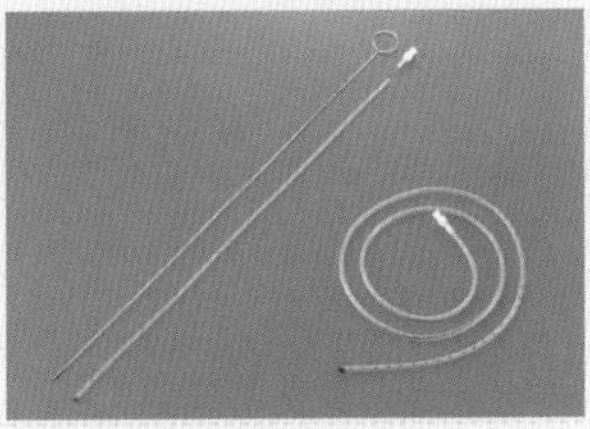
脳室ドレナージチューブ

管理上の注意点とポイント

1　ドレーン挿入中の管理

❶排液の観察

色　調

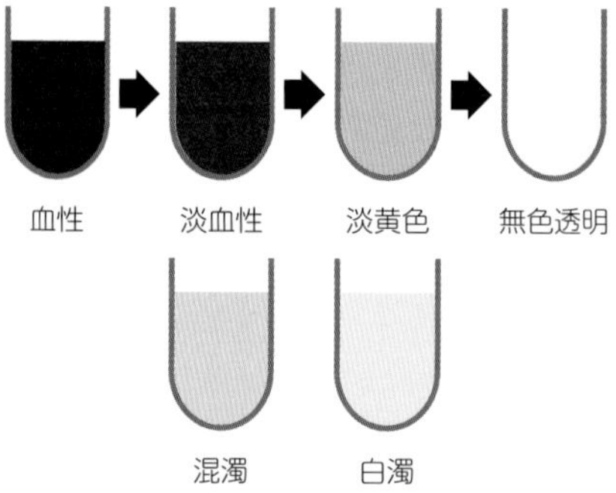

図3　ドレーン排液の色調の変化

脳脊髄液《のうせきずいえき》の色調は無色透明です。脳室ドレナージを必要とする患者は、多くの場合に出血を伴っていることが多いため、その色調は**血性**から**淡血性→キサントクロミー**（**淡黄色**の脳脊髄液のこと）→**無色透明**という経過をたどります。**髄膜炎**や**脳室炎**などの感染の疑いがあると脳脊髄液が**混濁**または**白濁**していることもあります。

血性髄液が排出されたときには、動脈瘤の破裂など病態に応じて頭蓋内で**新たな出血**が生じたことが想定されるため、患者の神経学的所見の急変に注意が必要となります。それ以外は、脳室内に貯留していた血液が体位変換などによって流出し、血性度が増した可能性が考えられます。

排液量

正常な脳脊髄液の排液量は**約20mL/時**です。**100mL/時以上**の脳脊髄液が流出したり、**500mL/日以上**の排液がみられたりする場合は、**オーバードレナージ**の危険性があります。排液量が少ない場合は、ドレナージが適切に行えていない可能性があるため医師に確認します。

❷ドレーン管理（脳室ドレナージを開放している場合）

観点	予測される事態と対応
設定圧と脳脊髄液の拍動の有無を確認	チャンバー細管内の脳脊髄液は、心拍と同期して拍動するため、拍動がない場合、ドレーンの閉塞《へいそく》や屈曲《くっきょく》などがないかチェックする
チャンバー内に脳脊髄液が溜まっていないか	無菌状態が汚染されないよう、早急にクランプの開放と閉塞・屈曲などがないかチェックする
ルートすべてのクランプが開放されているか	回路全体を指でなぞりながら順を追って確認する。その際には、一方活栓《いっぽうかっせん》（もしくは三方《さんぽう》活栓）が外れていないか緩んでいないかなどを確認する
エアフィルターが開放されているか	閉鎖されているとオーバードレナージの危険があるので、早急に開放する
バッグ内の排液を確認・記録	排液量の変化や色・性状などを記録し、急激な変化があるときは、医師に報告する
排液バッグの排液量	いっぱいにならないように、1日1回の交換が望ましい
バッグのエアフィルターが濡れて目詰まりしていないか	閉鎖されているのと同じで、圧設定が正しくない状態となり、オーバードレナージの危険がある。早急に新しいバッグと取り替える
回路全体を観察	ルートが床に触れていないか、破損の有無、下敷きになったりベッド柵などに挟まったりしていないかにも注意

参考 視覚的に分別

ドレーンの**活栓**部分を点滴の活栓と間違えないように、清潔ガーゼで活栓をくるんで保護し、視覚的に点滴の活栓と分別します。

注意! 体位変換や移動時はクランプ閉鎖

体位変換や**移動**のときは、必ず脳室ドレナージのクランプが**閉鎖**されていることを確認します。

❸チューブトラブル

ドレーンの事故抜去

脳室ドレナージが必要な患者は、**意識レベルの低下**が少なからずみられます。必要に応じて、患者もしくは家族の同意のもと抑制や鎮静を行うなどの対応が必要となる場合があります。固定が不十分であったり、**移動時**にドレーンが引っ掛かったり引っ張られてしまうことも事故抜去につながります。固定の際に必ず**ループ**を作るなどの工夫をし、**移動**や**体位変換**の際には、ルート位置の確認やほかの管類と絡まっていないかなどの確認をします。

クランプの開放忘れ

長時間クランプが閉鎖されることで、脳脊髄液の排出ができず**頭蓋内圧の亢進《こうしん》**を来す危険性があります。医師へ報告し、オーバードレナージに注意しながらクランプを開放します。**頭蓋内圧亢進症状**（**頭痛**、**悪心**、バイタルサインの変化）に注意して観察を行います。

❹設定圧

移動時などはドレナージ回路を支柱台から外すため、再度設置する場合には**設定圧**を間違えないように細心の注意が必要です。医師と看護師もしくは看護師同士など必ず**ダブルチェック**を行うようにします。

❺感染予防

脳室ドレーンを長期留置すると、**感染**の危険性が生じます。また、移乗などの際に回路のクランプの**閉鎖**が不完全だと、回路内に流出した脳脊髄液が**逆流**して感染を起こし、**髄膜炎**や**脳室炎**を生じることがあります。感染の可能性がある場合は、直ちに医師へ報告し、指示に従います。**感染徴候**（**発熱**、**排液性状**の変化、**けいれん**などの症状）の出現に注意して観察することが重要です。

2　抜去時の管理

❶抜去の判断

p.102 の脳脊髄液の産生量の数値を基準に、ドレナージの予測量を確認しますが、あくまでも目安であり、頭蓋内の出血量が多ければ排液は大量に排出されます。排液量のほか、性状も観察し、脳脊髄液の色が**淡々黄色**や**無色透明**であることを確認します。機能が回復し、健康な状態と同じように患者自身が体内で脳脊髄液を循環できるようになると、排液は認められなくなるので、そのような状況になったらドレーン抜去の時期とみなします。しかし、一般的には、脳脊髄液の流出量が**50mL/ 日以下**になった段階で、抜去することが多いです。

❷抜去時の注意点

抜去時には組織の巻き込みの可能性もあり、血腫等によりドレーンが組織と癒着していることも少なくありません。抜去時には無理な力を掛けて抜去するのではなく、**愛護的な力**を加え抜けてくることを確認します。万が一抜去時に無理な力が必要である場合には、再度ドレーンの刺入部や観察できる範囲内に抵抗となる組織や固定糸などがないか確認し、必要であれば画像確認することが望ましいです。

② 脳槽ドレナージ

脳槽ドレーン
前橋槽ドレーン

1　脳槽とは

脳槽《のうそう》とは、頭蓋骨内の**くも膜**と**軟膜**の間にある**くも膜下腔**に広がる空間のうち、一定の広さと形態をもつ小部屋を指します。脳槽内は、脳脊髄液《のうせきずいえき》で満たされています。脳槽の主なものとして、**脳梁周囲槽**、**小脳橋角槽**、**シルビウス裂**、**終板槽**、**鞍上槽**、**脚間槽**、**迂回層**、**中間帆槽**などがあります。

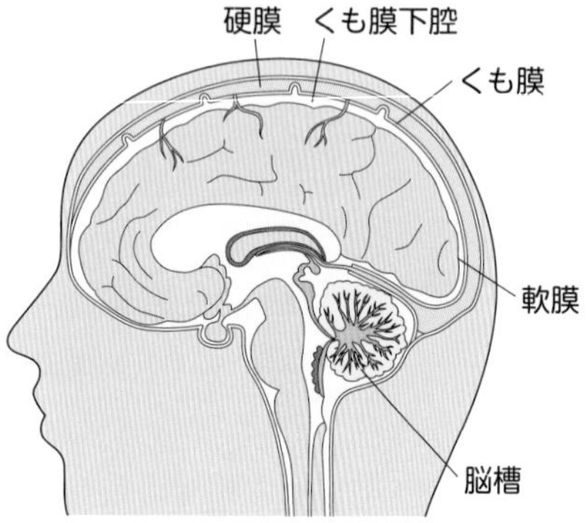

図1　脳槽

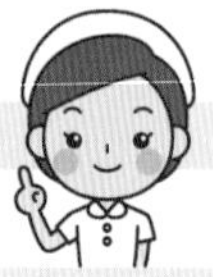

Column **くもの巣の網のようなくも膜**

くも膜下腔は、軟膜とくも膜の間にある空間で、小柱と呼ばれる線維の束で結ばれています。小柱は軟膜とくも膜の間では至るところで無数に入り乱れ、その様子がくもの網に似ていることから、くも膜という名前がつけられたといわれています。

2　脳槽ドレナージの目的

脳槽ドレナージは、くも膜下出血などによってくも膜下腔に血液が貯留した場合に、その血液（**血性髄液**）を排出するために行われます。

くも膜下出血開頭術後の脳槽ドレナージでは主に２つの目的があります。１つは脳室ドレナージ同様に脳脊髄液を排出することで**脳圧コントロール**を行います。また脳脊髄液を排出することは**水頭症対策**としても効果が期待されます。もう１つは脳血管攣縮《れんしゅく》の予防です。脳動脈瘤の破裂によるくも膜下出血では**脳血管攣縮**や重症化して**脳梗塞**を引き起こすことが知られており、**脳虚血**への十分な対策が必要となります。脳血管攣縮を引き起こすのはくも膜下腔の**血腫**であるため、術後に脳槽ドレーンを留置し、くも膜下腔に残存する**血塊**や**血性髄液**を排出することを目的とします。

参考　血性髄液を排除する流出路

- ほかにも、くも膜下腔内の血液を洗い流す目的で、脳室ドレーンから**人工髄液**や**乳酸加リンゲル液**の注入も行われることがあります。この場合、脳槽ドレーンが**流出路**の役割を果たします。
- 開頭術が行われない場合にも**コイル塞栓術**の術後では、腰椎のくも膜下腔へ挿入したドレーンから血性髄液を排除することがあります。

脳槽ドレーンの挿入・留置部位

●脳槽ドレーン

脳槽ドレナージの多くは、くも膜下出血の手術の際に留置されます。破裂した脳動脈瘤をクリッピングした後に、ドレナージチューブの先端が**脳底槽**にくるようシルビウス裂を通して留置します。留置後は脳室ドレナージと同様にドレナージチューブを頭蓋外へ誘導し、開放式ドレナージ回路に接続します。

脳底槽は、前頭葉と側頭葉の分かれ目であるシルビウス裂の一番深部にある脳槽です。ここには内頸動脈や視神経といった重要構造物がみられます。それとともに、脳底槽は数ある脳槽の中でもかなり大きい部分を占めており大量の脳脊髄液が貯留している場所でもあります。

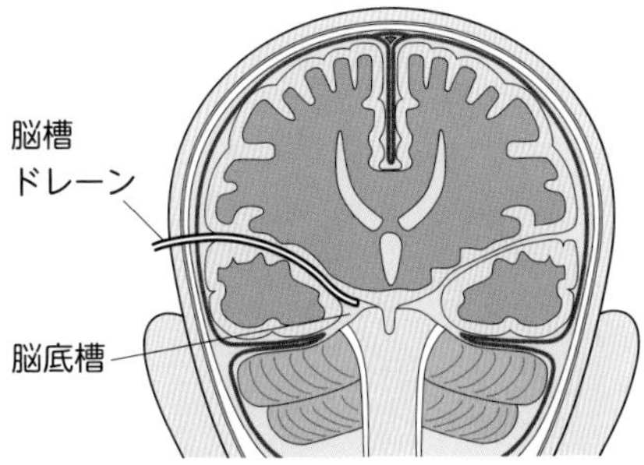

図2　脳槽ドレーンの留置部

留置するドレーン
●脳槽ドレーン

脳槽ドレナージの回路のしくみ

1　流出圧の設定

脳槽ドレナージで使用するドレナージシステム（ドレナージ回路）は、脳室ドレナージのドレナージシステムと同じです（➡ p.103）。**ドレナージ圧の設定**と**ドレーンの固定圧の設定**と**ドレーンの固定**は医師と一緒に行うことが望ましいです。

脳槽ドレナージの圧は、脳室ドレナージの圧より**やや低め**に設定されることが多いです。これは、脳槽内の血液を排除するためです。つまり、脳槽ドレーンの圧設定を脳室ドレーン圧よりも低値にすることで、脳脊髄液が圧の高い**脳室**から圧の低い**脳槽**のほうへ流出しやすくするためです。

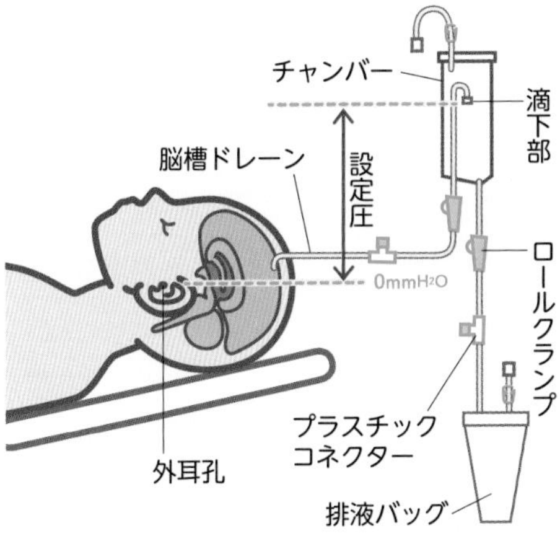

図3　脳槽ドレーンのしくみ

参考　脳室脳槽灌流療法

より効率的な脳槽内の血液排除のためには**脳室脳槽灌流《かんりゅう》療法**を行っている施設もあります。これは脳室ドレーンと脳槽ドレーンの両方を留置することで**人工髄液**を注入して、脳全体を洗浄する方法です。

2　固定方法と注意点

ドレーン挿入部の固定の概要は、基本的に脳室ドレナージと同じです。ループをつくり、皮膚に糸で結紮《けっさつ》します。

脳槽ドレーンの先端は**脳深部**に挿入されているため、**自然抜去**もしくは**自己抜去**されると再度手術が必要となり、再留置が簡単には行えません。再留置しようとすれば再開頭になり、極めて侵襲《しんしゅう》的な状況となることを頭に入れておきましょう。

注意!　**先端が内頸動脈、視神経に近い**

脳室ドレナージと比べると、脳槽ドレナージはドレナージチューブ先端が**内頸動脈**、**視神経**など非常に重要かつ損傷されると重篤な状態になり得る構造物の近隣に設置されるため、抜去事故が起こらないよう十分に注意が必要です。

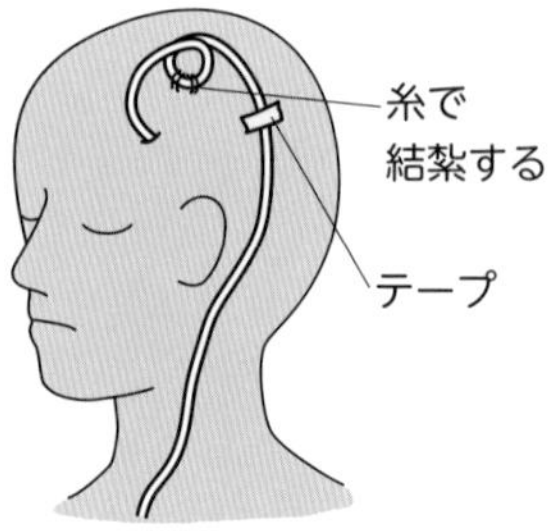

図4　ドレーンの固定方法

!　管理上の注意点とポイント

1　ドレーン挿入中の管理

❶排液の観察

色　調

ドレーン排液は、**血性→淡血性→キサントクロミー**（**淡黄色**の髄液のこと）→**無色**へと変化します。血性排液が長期間続く場合には、チューブ内に**凝血塊**《ぎょうけっかい》ができることがあり、チューブ閉塞《へいそく》が起こりやすい状態となります。

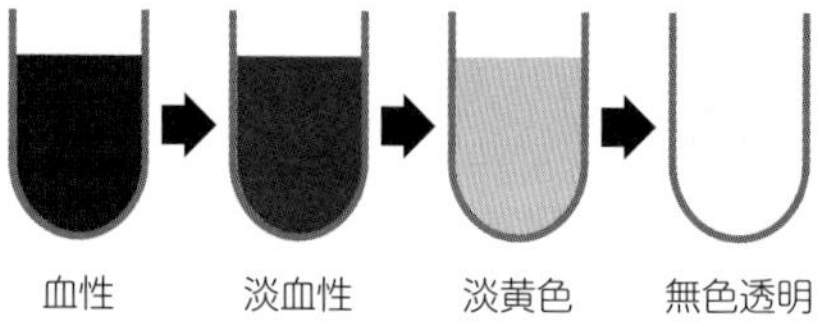

図5　ドレーン排液の色調の変化

排液量

正常な脳脊髄液の排液量は**約 20mL/時**で、回路内の髄液は心拍と同じタイミングで拍動します。排液の性状や排液量の変化、拍動性変化の有無などに注意し、適宜ミルキングを実施します。

❷ドレーン管理

脳槽ドレナージにおいても、**開放式**ドレナージシステムと**閉鎖式**ドレナージシステムが存在します。開放式ドレナージシステムは脳室ドレナージや腰椎（スパイナル）ドレナージと同様の回路であり、基準点は**外耳孔**に設定し、設定圧は基準点からの高さで調整します。設定圧の規準は明確になっておらず、血性髄液の排出効率や水頭症の状態、髄液排出量などから決定されています。

❸合併症

脳槽ドレーン留置中は、基本的に脳室ドレナージと同様ですが、くも膜下出血数日後に発生することがある**脳血管攣縮**は、脳梗塞を引き起こして死亡することもあるため、脳血管攣縮予防薬の投与などの治療が行われます。

看護では、脳血管攣縮が発生したときにみられる**血圧の変動**や**頭痛**、不穏状態に続いて起こる**意識障害**、**運動麻痺**などの神経症状に注意が必要です。

ポイント 栄養面の看護計画もしっかりと

血圧、**水分出納**などの循環動態を観察しながら、**脱水予防**や血中タンパク質を正常に保つための栄養を十分にとるなど看護計画を立てることが必要です。

❹チューブトラブル

脳槽ドレーンは硬膜間隙より頭蓋外へと経由して皮膚から導出されています。この際にルートを通じて髄液が漏出《ろうしゅつ》することがときどきみられます。このような場合にはドレーンが閉塞していることが考えられ、排出量が不十分となっていないか、または設定圧が高くなりすぎることで漏出していないかなど確認を行います。

注意! ドレーンの移動による損傷

意図的・偶発的を問わず、ドレーンの移動が起こることで脳表の**架橋動脈**が損傷することがあり、**硬膜下血腫**の形成や、**脳実質**の損傷にも十分注意が必要です。事故抜去もしくは不全抜去で意識水準に変化があった場合には、画像検査が必要となるため、速やかに医師に報告します。

❺感染予防

脳槽ドレナージでは、**逆行性感染**により、**細菌性髄膜炎**を引き起こす恐れがあります。くも膜下出血では感染が原因ではない**化学性**の髄膜炎を起こすことがあり、**鑑別**が必要となってきます。細菌性による影響か化学性によるものかの鑑別は難しいですが、合併症を軽減するための努力が必要となってきます。

参考 留置期間別の感染率

脳槽ドレナージにおける感染率は、脳槽灌流の検討を参考にすると平均 9.9 日間の留置で 1%、14 日間の留置では 6.2%でした。脳室ドレナージでは、留置期間が 5 日間以上になると感染率が 1 日あたり 10.3%まで上昇する報告もあるため、必要最低限度の期間でドレーンの抜去を考慮することが重要です。

2　抜去時の管理

❶抜去の判断

脳槽ドレーン抜去の目安としては、くも膜下出血の量にもよりますが、出血量があまり多くない場合でも、くも膜下出血による脳血管攣縮は発症から**約 10 ～ 14 日程度持続**すると考えられるため、脳槽ドレナージも**約 10 ～ 14 日程度**、頭蓋内に留置されることが一般的です。ただし、血腫が順調に排除されれば、排液は早期に血性から透明に変化しているため、このほかの**頭蓋内圧亢進《こうしん》症状**など様々な要因によって脳槽ドレーンの抜去時期は決定されます。

❷抜去時の注意点

脳槽ドレーンは内頸動脈など脳深部の重要構造物に近接して留置されるため、脳室ドレーン抜去時の注意点（➡ p.105）に加え、これらの重要構造物になんらかの**損傷**が引き起こされる可能性があります。抜去後は、事故抜去を防ぐための十分な観察が重要となります。

重要！　チューブ　破損、残存の危険

チューブ先端が体内に残存することがあるため、抜去時の方向は刺入方向と直線的になるよう無理な力がかからない形で行うことが重要です。前述の脳室ドレナージでも起こり得ます。

3 腰椎ドレナージ（スパイナルドレナージ）

腰椎ドレーン

1 腰椎ドレナージの目的

腰椎ドレナージは、腰椎くも膜下腔にドレナージチューブを留置し、脳室内またはくも膜下腔内に貯留した余分な脳脊髄液《のうせきずいえき》を、体外に持続的に排液します。脳神経外科領域では、**くも膜下出血**における血性髄液の排出、**正常圧水頭症**におけるシャント手術の有用性の予測、**外傷**および**医原性髄液漏**《ずいえきろう》の治療、**頭部手術の支援目的**で利用されます。

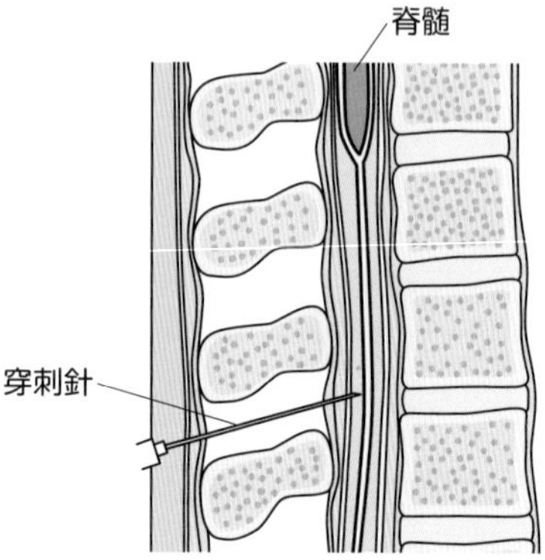

図1 腰椎穿刺《せんし》

参考 腹部大動脈瘤手術

腹部大動脈瘤手術における特有の合併症として**脊髄梗塞**があります。脊髄を栄養する血流の低下に対して、腰椎ドレナージは脳脊髄液を減らすことで相対的に脊髄血液還流量を増加させ、脊髄の虚血性障害を減少させます。

2 腰椎ドレナージの適応

くも膜下出血	腰椎ドレナージは、血性髄液の排出を促し、**脳血管攣縮**《れんしゅく》の予防に有用であり、虚血症状を減少させるが、長期的な神経学的予後に対しての有用性までは証明されていないのが現状。
正常圧水頭症	正常圧水頭症の術前に、その治療効果を判定する手段の1つとして腰椎ドレナージは有効である。腰椎ドレナージは、腰椎穿刺による**タップテスト**（**脳脊髄液排除試験**）より侵襲《しんしゅう》性が高く、タップテストを行っても治療判定ができない場合に適応となる。腰椎ドレナージで持続的な脳脊髄液排出を数日間行い、神経症状が改善した場合にはシャント手術が有効である可能性が高い。
髄液漏	外傷などによる**頭蓋底骨折**や**術後**で髄液漏がみられる場合、腰椎ドレナージが利用されることがある。外傷では脊髄腔の圧を下げて脳の組織が圧着される効果により漏孔が閉鎖されることや、術後であれば髄液圧を下げることで流出量を減少させて自然に漏孔が閉鎖されることが期待できる。排出量や腰椎ドレナージを行う期間については基準がないものの、急性の髄液漏に対しては**2～5**日程度の留置期間が有効だと考えられている。
頭蓋底腫瘍《しゅよう》**の手術**	頭蓋底腫瘍などでは、術前に腰椎ドレーンを挿入し、術中に脳脊髄液を排泄させることで、脳圧迫を容易とすることが可能。さらに頭蓋底手術の術後に、脳脊髄液が皮下や副鼻腔に漏れることを防止する意味でも重要。
重症の細菌性髄膜炎	通常で使用する抗菌薬に効果が乏しい状態であれば、腰椎ドレナージを行う。脳脊髄液の循環をよくすることで、細菌の繁殖を抑えることができる場合がある。また、ドレーンをそのまま経由して抗菌薬の髄腔内投与を行うことも可能。

腰椎ドレーンの挿入・留置部位

腰椎ドレーンの留置は、腰椎穿刺《せんし》や脊椎硬膜外麻酔のときと同じ体位で行われます。

①**側臥位**で十分に**前屈**した体位になります。

② **L2 ～ 5** の中で安全に穿刺できる高さからアプローチを行います。背面正中線上 **L3 ～ L4** 間で横に 10mm 程の浅い小皮切を加えた後、腰椎穿刺針を使用し**正中法**や**傍《ぼう》正中法**（斜め方向から穿刺する）で腰椎穿刺を行います。

③穿刺針のスタイレットを抜去し、脳脊髄液の流出を確認したら、針先端の開口部を頭側へ向け腰椎ドレーンを挿入開始します。

④脊髄腔頭側に向かってゆっくりと腰椎ドレーンを挿入し、脊髄腔内へ**約 5 ～ 18cm 程度**ドレーンが挿入された状態にします。

⑤脊髄ドレーンが切断されないように十分注意しながら穿刺針をゆっくり抜去し、腰椎ドレーンが皮膚上までくるように導出します。

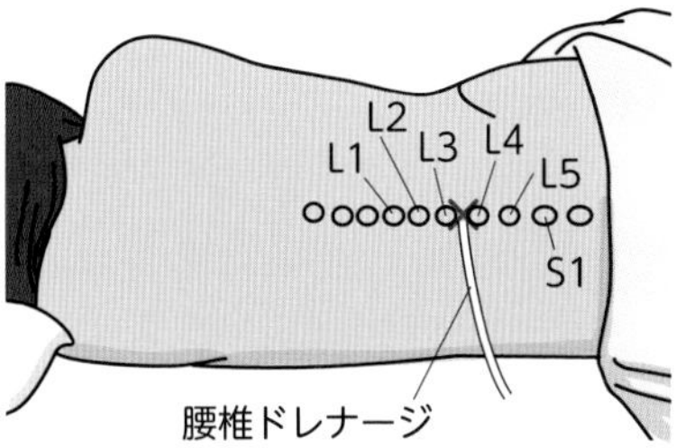

図2　腰椎ドレナージの留置部

留置するドレーン
●腰椎ドレーン

参考 **皮下トンネル**

術者によっては穿刺部位から直接そのまま導出する場合もありますが、穿刺部位からの髄液漏は感染の大きなリスクファクターとなり得るため、**皮下トンネル**を作成します。トンネル距離を長く保つことで髄液量の減少、感染率の低下が期待できる有効な方法です。

⑥穿刺部から導出されたチューブは**ナイロン糸**などで固定し、その上に**フィルムドレッシング材**などを貼付します。その後、チューブを背中から**後頸部**に向かってつたわせて、そのチューブの上からテープで固定します。導出されたチューブは、ドレナージ回路に接続します。

使用するドレナージシステム

腰椎ドレナージは脳室ドレナージ、脳槽《のうそう》ドレナージ同様に**サイフォン式開放式ドレナージシステム**か、**一方向弁の閉鎖式ドレナージシステム**に接続することが多いです。

開放式では圧設定や流量設定が詳細に行えるメリットがある一方、構造が複雑です。閉鎖式では圧設定や流量設定が一方向に依存することになりますが、構造上もシンプルであり管理しやすというメリットがあります。

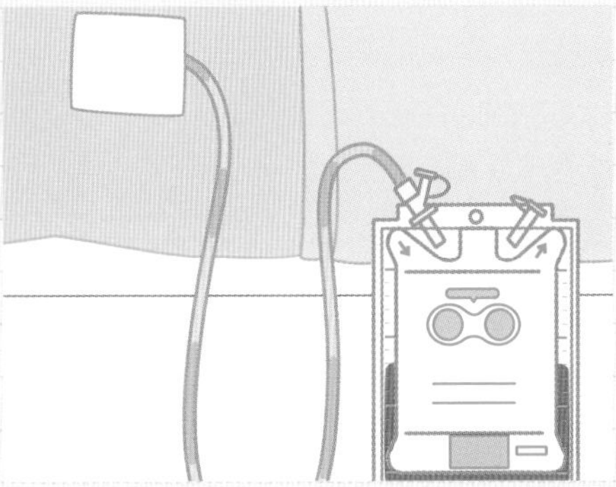

! 管理上の注意点とポイント

1　ドレーン挿入中の管理

❶排液の観察

色　調

脳脊髄液《のうせきずいえき》の色調は無色透明です。

脳脊髄液の**流出**や**拍動**を確認します。基本的には脳室ドレーンや脳《のう》槽《そう》ドレーンと大きく変わりませんが、**髄膜炎**などの**感染**を起こすと**混濁**がみられ、**浮遊物**が観察されることがあります。

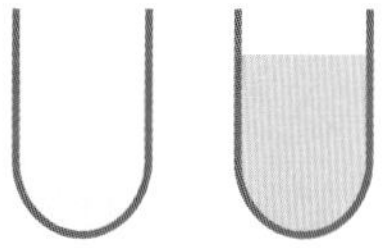

図3　ドレーン排液の変化

排液量

ドレーンからの排液は、通常ゆるやかに流出されます。脳脊髄液の産生と吸収についてはp.102を参照してください。脳脊髄液の流出量を把握するために、決められた時間ごとに排液量を記録することが重要であり、また1日の排液量の目安を医師に確認しておくことが大切です。

ポイント

・流出量が**多く**急激な場合は、**低髄圧**や**硬膜下血腫**、**脳ヘルニア**のリスクが高くなるため、注意が必要です。一時的に回路を閉鎖して、脳脊髄液の流出を止める場合もあります。
・流出量が**少ない**場合は、ドレナージ回路の**閉塞《へいそく》**・**屈曲《くっきょく》**などを疑い、すぐに医師への報告が必要となります。

❷ドレーン管理

穿刺《せんし》部位は、透明の**フィルムドレッシング材**で保護し、外側から刺入部の状況がみえるようにします。また、刺入部にガーゼを当てて、その上にフィルムドレッシング材を貼付し、ガーゼの汚染具合を観察する場合もあります。

透明のフィルムドレッシング材の上から刺入部を確認し、**出血**や**滲出液《しんしゅつえき》**、**発赤**、**腫脹《しゅちょう》**などがないかを観察します。導出されたチューブが、刺入部に対して抜けてきていないかを確認するために、何cmでチューブが固定されているかを、ドレーンを挿入したときに確認しておきます。または、ドレナージを留置した後にマジックなどで目印を付けて、チューブが抜けていないかを確認します。

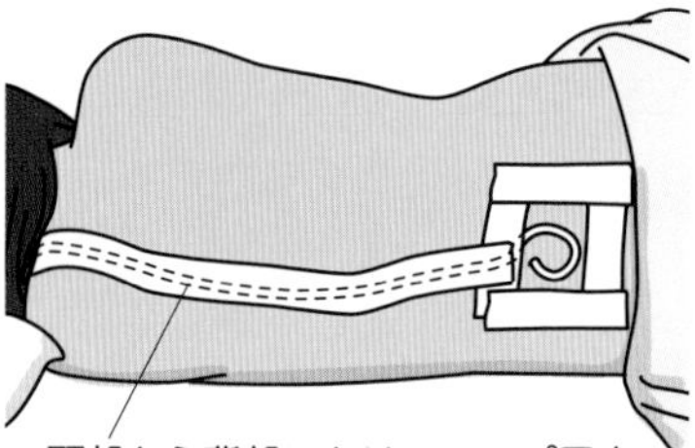

図4　腰椎ドレーンの固定方法（背面）

クランプを開放する際に、手順通りに行わないと脳脊髄液の**過剰排出**（**オーバードレナージ**）が生じる危険性があります。

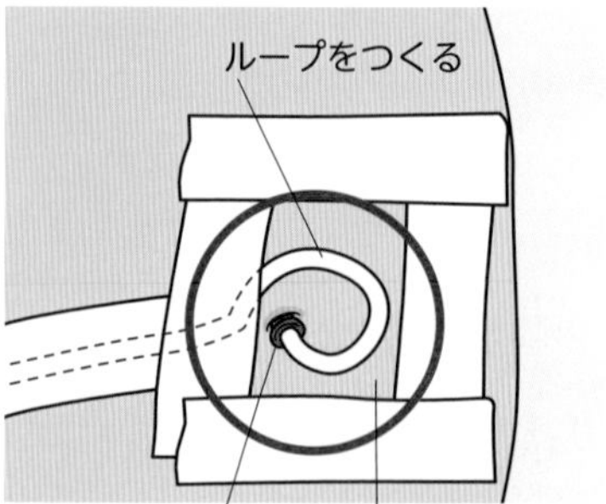

図5　腰椎ドレーンの刺入部

重要！　拍動の確認を

拍動がみられない場合は、クレンメの閉鎖、ドレーン抜去・閉塞、脳脊髄液の過剰流出などが疑われるため、速やかに医師に報告します。

ドレーンは脳ドレーンよりもチューブが細く、血腫などが詰まりやすいため、ミルキングは実施しないことが望ましいです。

❸チューブトラブル

体位変換や移動時：常にチューブを確認しながら動かすようにします。腰椎ドレーンは細く、強い力が加わると切断されることがあります。ドレーンが点滴ルートなどと絡まないようドレーンの配置にも注意が必要です。

意識レベルが低下している患者や不穏状態の患者：ドレーンが患者の目の前にあるとそれをつかもうとするので、届かないところに配置したり、必要に応じて抑制や薬物により鎮静させます。万一、ドレーンが抜去したら、すぐにドレーンの**先端**を確認し、刺入部を清潔に保持することが重要です。ドレーンが切断した場合には、切断部分をクランプし、同様に切断箇所を清潔に保つようにします。

❹感染予防

感染予防のためにドレーン留置は**2週間以内**が望ましいとされています。長期化する場合は、**皮下トンネル**を長くすることで感染を予防できる可能性は上がりますが注意は必要です。

腰椎ドレナージによる感染は**細菌性髄膜炎**を引き起こす可能性があります。感染率もばらつきがあり、ドレーンの留置期間により影響を受けることが考えられます。感染の有意な危険因子として、**4日間以上**の留置や穿刺部に起こりやすい**髄液漏**があります。不要となった場合は早い段階で抜去を行い、髄液漏の予防に気を配ることが重要です。感染した場合の起因菌として、**メチシリン耐性コアグラーゼ陰性ブドウ球菌**が挙げられます。

2　抜去時の管理

❶抜去の判断

周術期管理目的において挿入された場合には**数日**で抜去されることがあります。**くも膜下出血**や重症な**髄膜炎**の場合には**1～2週間程度**に及ぶこともあります。長期間挿入する場合には感染のリスクは上がるため、ドレーンの**入れ替え**を行うことが必要です。

抜去時の状態を再度確認し、抜去する状態として適切かどうかを再評価します。

ポイント　医師への報告は速やかに

- **血液流出の増加**がみられる場合は、新たな出血が疑われるので、速やかに医師に報告する必要があります。
- 排液の流出が完全に停止し、拍動がみられなくなる状態では更なる**頭蓋内圧の亢進《こうしん》**の可能性があるため、ドレーンの**屈曲**の有無や**クランプの開放**がきちんとされているかを確認します。ほかに原因が認められない場合は、速やかに医師に報告する必要があります。

❷抜去時の注意点

抜去時には、**チューブ先端**が体内に残存することがあるため、適切な力加減で抜去を行います。抜去時の方向は刺入方向と直線的になるよう、無理な方向からの力がかからない形で行うことが重要です。

Column　**腰椎ドレーンの固定**

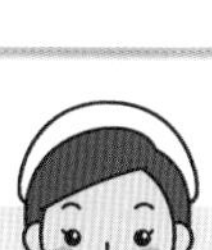

ドレーン固定は刺入部位から左右どちらかの側腹部まで沿わせてテープを貼ります。このときにチューブとテープの間に空間がないよう**密着させた状態**で貼り付けることがポイントです。また、刺入部位から傍《ぼう》脊柱に沿わせながら肩までドレーンをもってくることで、テープによる固定距離が延長しズレが少なくなります。

4 その他の脳のドレナージ

硬膜下ドレナージ
硬膜外ドレナージ
皮下ドレナージ

1　頭部のその他のドレナージについて

頭部のドレナージには、前述の髄液ドレナージ（脳室ドレナージ、脳槽《のうそう》ドレナージ、腰椎ドレナージ）以外に、**硬膜下ドレナージ、硬膜外ドレナージ、皮下ドレナージ**があります。いずれも、脳神経外科領域の術後に用いられるドレナージの方法です。これらはすべて同様の構造ですが、挿入部位によって使い分けられています。

2　硬膜下ドレナージの目的と適応

硬膜下ドレナージは、**慢性硬膜下血腫**により硬膜下腔（硬膜と脳のすき間）に血液が貯留したときに、貯留した血液を体外へ排液することを目的に行われ、**閉鎖式ドレナージ回路**を使用します。

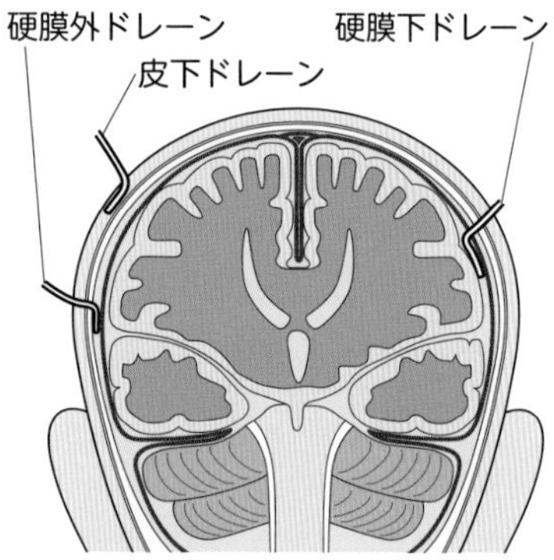

図1　硬膜下、硬膜外、皮下ドレーンの留置部

硬膜下ドレーンの挿入・留置部位

硬膜下ドレーンは硬膜よりも脳実質側、つまり硬膜と脳表面の間に留置されるドレーンを指します。慢性硬膜下血腫では硬膜下腔に血腫が貯留し、多くの症例では硬膜下血腫の周囲では「**血腫被膜**」という膜組織で覆われていることが多くなります。硬膜下ドレナージはこの「血腫被膜で囲まれた空間」に留置されます。

！ 硬膜下ドレーンの管理上の注意点とポイント

慢性硬膜下血腫ではドレーン留置後から、血腫腔に貯留していた**赤黒い血液**が排液されます。排液速度はおおむね **20 ～ 30**mL/ 時で、排液量は術前の頭蓋内の血腫量によりますが、CT でおおよその量が確認できます。排液される液体は純粋に貯留していた血液ですが、時として血腫被膜がどこかの段階で破れ、脳脊髄液《のうせきずいえき》が混入してくる場合があります。

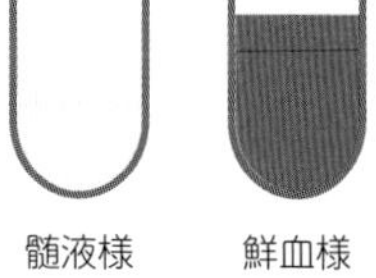

ポイント　**排液の性状変化を見逃さない**

- 脳脊髄液が混入する場合には、閉鎖回路内に脳脊髄液がどんどん排液されてきます。排液の性状が髄液様に変化した場合には医師に報告することが必要です。
- **赤い鮮血様**の排液がみられる場合には、問題が発生していることが疑われます。医師への報告が必要です。

3　硬膜外ドレナージの目的と適応

硬膜外ドレナージは、**頭蓋骨骨折**などの**外傷**や**すべての開頭手術の後**に、**硬膜外腔**（硬膜と頭蓋骨の間にある空間）に貯留した血液を排出し頭蓋内圧が亢進《こうしん》するのを防ぐ目的で行われます。**閉鎖式ドレナージ回路**を使用します。

硬膜外ドレーンの挿入・留置部位

損傷部位の**硬膜外腔**に急速な出血で**血腫**が形成され、頭蓋内圧が亢進し、**脳ヘルニア**など意識障害を引き起こし、生命に危険が及ぶ状況にもなり得ます。このような事態を予防するために硬膜外腔に硬膜外ドレーンを留置します。

！ 硬膜外ドレーンの管理上の注意点とポイント

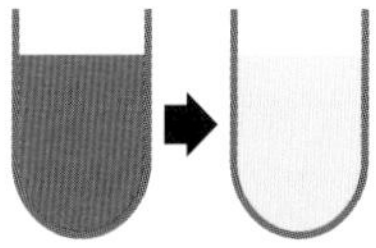

淡々血性　淡黄色

ドレーンの皮膚貫通部分は、**感染の経路**となり得ます。皮膚貫通部は消毒した後、**割ガーゼ**とフィルムドレッシング材などで被覆し、**細菌感染**が頭蓋内に及ばないように努めます。通常、**滲出液《しんしゅつえき》**はほとんどみられないので、多量の滲出液があるときには、何らかの問題が生じている可能性があり、医師に確認する必要があります。皮膚貫通部のすぐ横には、開頭する際に設けた皮膚切開もみられ、ドレーン管理とともに創部の状態の注意深い観察も必要です。ドレーンからの排液は、ドレーン留置後は**淡々血性**から**キサントクロミー（淡黄色の髄液）**へと変化していくことが通常です。

4　皮下ドレナージの目的と適応

滲出液や**血液**を体外へ排出させ創部の接着を早め、回復を促すことを目的とします。皮下ドレーンや筋層下ドレーンは、**側頭筋**や**後頸筋群**の下に留置します。

皮下ドレーンの挿入・留置部位

皮下ドレーンは頭部、顔面領域で審美的な点も考慮する必要があり、皮膚の**切開**やドレーンを挿入する部分はできる限り頭髪内に隠れるような部分で挿入します。前額部の軟部組織外傷でドレナージが必要となった場合でも、頭髪のない露出部分からの刺入はできるだけ避けるようにします。

ポイント　注意深く観察する

- 頭髪による影響で皮膚の観察がしづらく、**発赤**や**腫脹《しゅちょう》**など炎症がみられないか十分な観察を要します。
- 頭部の軟部組織外傷では頭皮の下に頭蓋骨があるため、**圧迫止血**が大変有効です。

！ 皮下ドレーンの管理上の注意点とポイント

軟部組織のドレーン留置に関連する**感染症**は、開放式のドレナージシステムに比べると閉鎖式ドレナージシステムのほうが有利と考えられますが、長期間のドレナージの挿入は**逆行性感染**の引き金となり得ます。早めの抜去が望ましいことは、ほかのドレーンと同様です。皮下や筋層下では局所の開放で抜去可能なことが多いですが、十分注意して抜去することが重要です。

5 喉頭摘出術後のドレーン

頸部ドレーン

1 喉頭摘出術の適応

喉頭摘出術は、**喉頭内**や**その周辺にできた進行がん**に適応します。喉頭を摘出し、咽頭と食道をつなぎ、気管を頸部に縫合《ほうごう》して気管孔を形成します。術後は、呼吸は気管孔で行い、発声ができなくなる場合があるなど、摘出部位や範囲によって術後の生活の仕方が異なります。

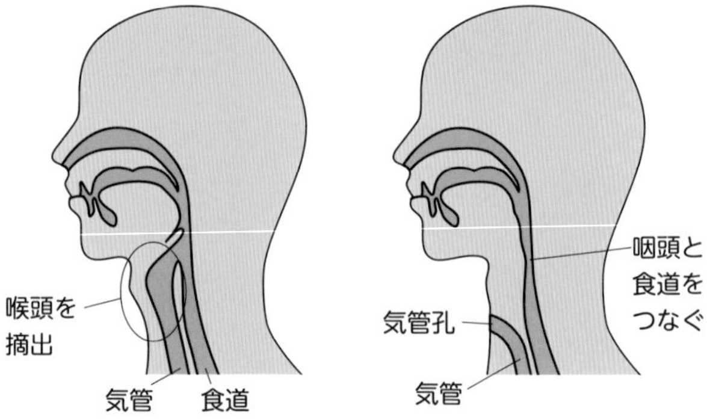

図1 気管孔の形成

唾液腺手術、喉頭摘出術、甲状腺手術、耳下腺手術、頸部リンパ節郭清《かくせい》術といった頭頸部外科で行われる手術後では、ドレーンは合併症の予防・早期発見する重要な方法です。

2 喉頭摘出術の特徴

❶術野の汚染が避けられない

- 喉頭摘出術では、手術中に術野が**唾液**や**痰**で汚染されることが避けられません。
- 頸部手術のなかでも、甲状腺や耳下腺の手術は無菌操作で行われる清潔手術ですが、喉頭摘出術後は、咽頭および気管が術野に開放されます。**唾液**や**鼻汁**が咽頭に貯留するため、咽頭腔を**縫合閉鎖するまで**の間は、術野が唾液や鼻汁により汚染されることを完全に防ぐことはできません。

❷死腔が生じやすい

- 喉頭摘出術では、頸部リンパ節転移の状況に応じて頸部郭清術があわせて行われます。リンパ節を含む脂肪組織が摘出されると、鎖骨や下顎骨のような硬性組織の周囲に段差ができ、**死腔**が生じやすくなります。
- 副神経や頸神経が温存された場合には、その間にも**死腔**が生じやすくなります。

❸創傷治癒の不良

- 音声機能温存をめざして進行がんにも初回治療として化学放射線療法が行われることが増えています。このような治療後の再発例に対する救済手術では、皮膚および皮下組織の**線維化**による組織血流の低下により、**縫合不全**が生じやすく、また、軟部組織の柔軟性の低下により**死腔**が生じやすくなります。

喉頭摘出術後のドレーンの挿入・留置部位

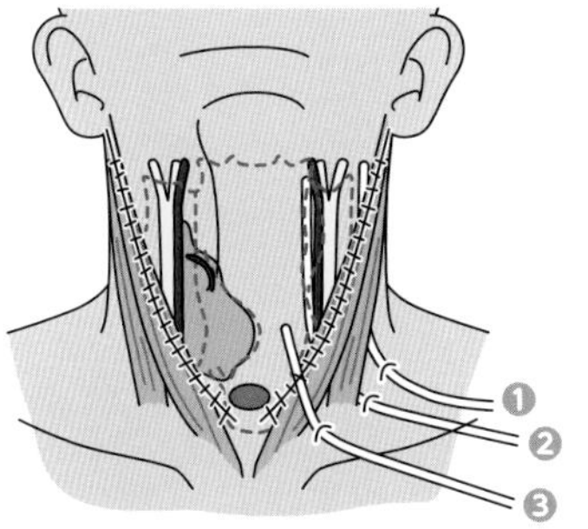

図2　喉頭摘出後のドレーン留置部

留置位置
❶前頸部～頸部外側
❷前頸部～咽頭縫合・顎下部
❸前頸部～気管孔周囲

・臥位の状態で邪魔にならないように**頸部前面**からドレーンを挿入し、特に**死腔**を生じやすい①**顎下部**、②**後頸部**、③**鎖骨上窩《か》**、④**気管傍《ぼう》**に留置します。
・**閉鎖式ドレーン**と**低圧持続吸引システム**を用いて、創部内を**陰圧**に保ちつつ排液を行い、組織間を密着させながら死腔を生じないように治癒させることが重要です。

ドレーンの目的と使用するドレーン

❶頸部ドレーン

目的1　術後血腫の予防

・頭頸部では、少量の出血で皮下や組織間隙に**血腫**が生じます。
・術後、麻酔覚醒後の血圧の上昇や体動により創部の出血は増加するため、予防的ドレナージで血腫を予防します。

目的2　死腔の予防

・腫瘍摘出やリンパ節郭清、血腫を生じた部分には**死腔**が生じやすくなります。
・喉頭全摘や遊離空腸再建のような**咽頭粘膜縫合**を行う手術では、縫合部周囲に**死腔**が生じると**咽頭瘻孔**の原因となりえます。

ドレーン　閉鎖式ドレーンと低圧吸引システム
ブレイク型ドレーンJ-VAC®

参考　血腫と死腔の悪影響

●血腫
・術後血腫は、気管、食道、頸部大血管、筋肉といった構造物のすき間をはうように進展していき、増大すると血管の圧迫により**静脈還流障害**を引き起こし、咽頭や喉頭の粘膜の**浮腫**を来します。
・粘膜側まで血液が浸みると粘膜下血腫を形成し、悪化すると気管や咽頭を管腔外から圧迫し狭窄を起こします。
・血腫は、**気道閉塞《へいそく》**を来し、**窒息死**や**低酸素後遺症**などの重篤な後遺症を引き起こす可能性があります。

●死腔
・死腔は、感染や膿瘍《のうよう》、腫瘍形成の原因となり、頸動脈周囲に感染が及ぶと**血管破綻**を起こします。

！ 喉頭摘出術後のドレーンの管理上の注意点とポイント

1　ドレーン挿入中の管理

❶排液の観察

色調・臭い

通常、術直後の排液は**血性**（**暗赤色**）です。数時間から１日が経過すると、**淡血性**になり、その後完全に止血すると、**滲出液**《しんしゅつえき》**の漿液性**《しょうえきせい》（**淡黄色透明**）へと変化します。

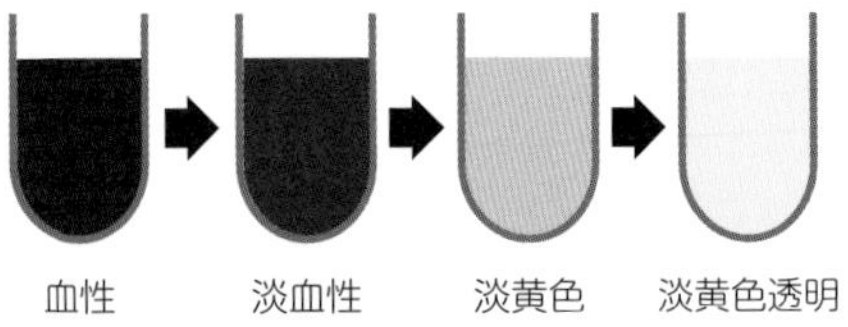

図３　ドレーン排液の色調の変化

排液中に鮮血が持続する場合は、**術後出血**が疑われるので注意が必要です。

膿性である場合は**感染**、**泡**が混じり**唾液のにおい**がする場合は**咽頭瘻孔**が疑われ、早急な対応が必要となります。

排液量

急激に排液量が増加する場合は、術後出血が疑われます。

大量の**黄色透明**の排液や、白濁した**乳び状**が認められる場合は、**リンパ管損傷**を疑います。

❷ドレーン管理

・閉鎖式ドレーンおよび低圧持続吸引システムの**陰圧**がかかり、吸引持続しているかを確認します。

ポイント

・陰圧が十分にかかっていると、創部は凹んでいるようにみえます。
・ドレナージ効果が不十分な場合、創部は腫脹《しゅちょう》し、縫合部やドレーン刺入部から血液の漏出《ろうしゅつ》がみられます。

注意！　排液とリザーバーの管理

・低圧持続吸引システムは、リザーバー内に排液が充満すると陰圧がかからないため注意します。
・リザーバー内の排液を廃棄後、排液量の計測後に再度**陰圧**をかけるのを忘れないようにします。

❸チューブトラブル

ドレーンの途中や各コネクター接続部での折れがないことを確認します。

ドレーンの屈曲《くっきょく》を予防するため、衣服は**前開き**のものが望ましく、臥床中は、ドレーンが身体の下に入らないように固定します。

離床後は患者の行動を考慮し、引っ張られない位置に固定します。

ポイント

ドレーンは一般的に刺入部に**黒い点**のマークが付けられているため、その位置が創部から離れたところにある場合は、抜けている可能性があり対処が必要です。

❹ドレーンの固定方法

ドレーンを皮膚に固定することにより、皮膚トラブルを起こしやすくなります。皮膚の状態を観察し、状態に合ったフィルムドレッシング材を選択することが重要です。毎日清拭《せいしき》し、フィルムドレッシング材を貼り替えます。

❺感染予防

咽頭粘膜の縫合や、皮弁による口腔や咽頭再建を行った部位に**瘻孔**が生じると、口腔内の**唾液**が細菌とともに頸部に流入するため、**膿瘍**を形成する可能性があります。発熱が継続する場合や、ドレーンから**膿性**や**唾液状**の排液が認められた場合は、早急な対応が必要です。

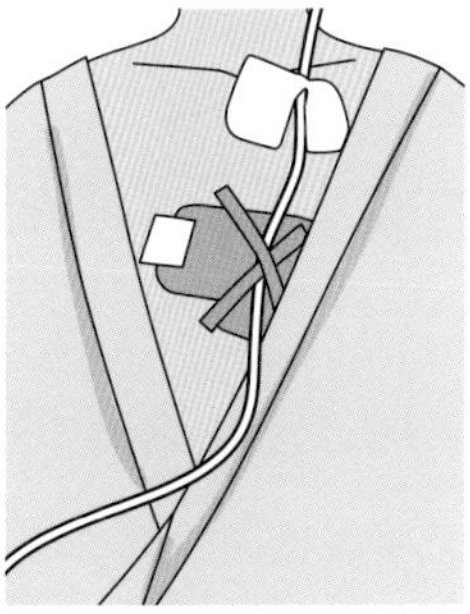
図4　適切な固定方法

> 参考　**皮弁とは**
> 皮弁は、血流のある皮膚・皮下組織を移植する手術法です。

創部の**発赤**、**腫脹**、**疼痛**《とうつう》、**熱感**、**滲出液**の状態を観察する必要があります。これらの症状が現れた場合は、創部に感染が起こった可能性があることを考慮し、慎重に観察し、悪化が見られた場合には、すぐに医師へ報告します。

> ポイント　**術後感染のリスク**
> 術野が口腔や咽頭腔、気管と交通する手術では術後感染のリスクが高くなります。

❻合併症

ドレーンによる血管損傷・神経損傷・刺入部皮膚感染などに注意が必要です。術後合併症として、術後出血・術後血腫・リンパ管損傷・感染や膿瘍・血管破綻などにも注意が必要です。

- **術後出血**：一般的な外科手術では、**100mL/ 時以上**の排液が認められた場合は、**再開創**が必要とされるめやすになります。頸部の場合は、さらに少ない量でも血腫を形成し急速に**窒息**に至る可能性があるので、注意が必要です。
- **リンパ管損傷**：食事再開により、**乳び**性状となった場合は禁食、創部圧迫や手術などの処置が必要です。
- **血管破綻**：過去に**放射線治療**を受けたことがある場合、血管壁が脆弱《ぜいじゃく》なため、その危険が高くなります。

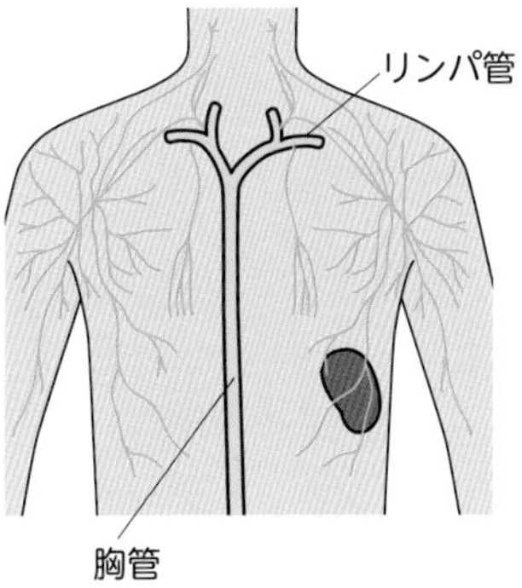

図5　胸部のリンパ系

2　抜去時の管理

❶抜去の判断

抜去の判断は、24 時間あたりの排液が **10mL 以下**をめやすにします。

❷抜去後の注意点

新たに**腫脹**ができていないことを確認します。ドレーンを抜去したことにより、頸部の創が**腫脹**し組織内圧が上昇すると、頸部静脈が圧迫され、**呼吸困難**を来すようになります。

6 甲状腺切除術

頸部ドレーン

甲状腺切除術の適応

甲状線は、重さが 15 ～ 20g、上下方向に 3 ～ 5cm 程度の長さがあり、H 型（あるいは蝶がはねを広げたような形）をしており、甲状軟骨のやや下方に位置し、気管を前面から囲むように存在しています。

甲状腺切除術の適応は、**甲状腺がん**、**良性腫瘍**、**バセドウ病**などです。

甲状腺は内分泌臓器であるために血流が豊富です。大きな結節性腫瘍やバセドウ病などの手術においては、臓器より出血が多くなることも考慮します。

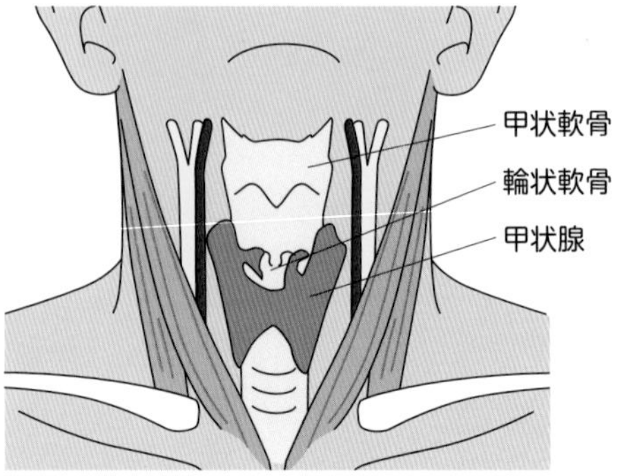

図1　甲状腺のしくみ

甲状腺切除術のドレーンの挿入・留置部位

❶**鎖骨下**から挿入し、手術創の気管に沿わせて**胸骨上部**に留置します。

❷内深頸領域のリンパ節郭清《かくせい》を行った場合は、**頭部上方外側**から挿入し、**静脈角部**に留置します。

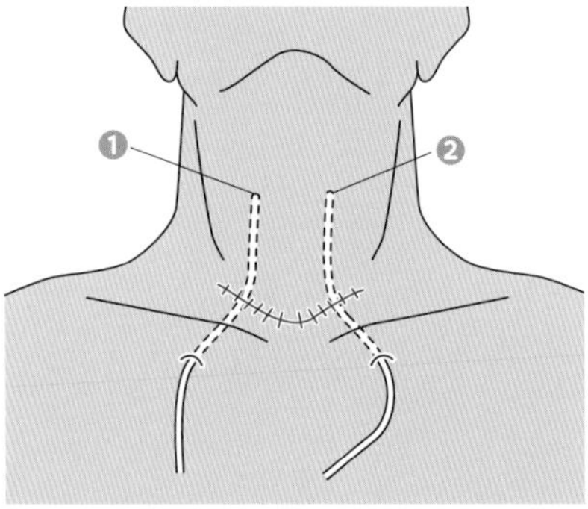

図2　甲状腺切除術のドレーンの挿入部位と留置位置

参考　手術切開部の選択

手術切開部は、頸部の上部はできるだけ避けるようにし、鎖骨のすぐ上が選択されます。

留置するドレーン
❶鎖骨下～胸骨上部のドレーン
❷頭部上方外側～静脈角部のドレーン

ドレーンの目的と使用するドレーン

❶鎖骨下〜胸骨上部のドレーン

目的 皮下・創部血腫の予防

ドレーン **閉鎖式ドレーンと低圧持続吸引システム**（SBバック、J-VAC®など）。ドレーン先端が滅菌バッグに連結されているため、外気にさらされることがなく感染しにくい特徴があります。

❷頭部上方外側〜静脈角部のドレーン

目的 リンパ漏、乳び漏の早期発見

ドレーン **閉鎖式ドレーンと低圧持続吸引システム**（SBバック、J-VAC®など）。

参考 閉鎖式ドレーンを使用

以前はペンローズドレーンなど開放式ドレーンが用いられましたが、逆行性感染のリスクがあるため、近年では**閉鎖式ドレーン**が用いられています。

管理上の注意点とポイント

1 ドレーン挿入中の管理

❶排液の観察

色調

通常、術直後は血性で、淡血性となり、淡黄色の漿液性《しょうえきせい》に変化します。

排液量

- 出血が持続する、多量出血がある、血腫がみられる場合は、術後出血を疑います。頸部手術の場合は、術後出血を絶対に見逃してはいけません。
- **500mL/日以上**の排液がある場合は、リンパ漏が疑われます。
- **術後出血**が発生すると気管の圧迫だけでなく、気道周囲臓器の**浮腫**を来すことがあります。**声帯浮腫**などを発生し、緊急的な**呼吸障害**や、**窒息**を併発する可能性があります。排液だけでなく頸部全体を観察することが重要です。
- ドレーンからの排液量を適時測定することは重要です。特に、**術後3〜5時間**および一般的に経口摂取が開始となる**術後24時間後**は、**術後出血**の発生する可能性が高い時間とされています。

注意! 術翌日から乳び漏発生

左側の**甲状腺切除**および**頸部リンパ節郭清術**を行った際には、解剖学的特徴として**静脈角**の存在をおさえておく必要があります。静脈角には胸管が流入しており、リンパ節郭清時に損傷する可能性があります。術中に気がつくことができればすぐに処置をすることが可能ですが、目視での確認は非常に困難であり、**術翌日**からの**経口摂取開始後**にドレーン内の排液が**乳白色**に変化して、はじめて発見されることが多いです（**乳び漏**）。

❷ドレーン管理

甲状腺手術時のドレーン管理は、排液を目的とするだけでなく、**術後出血**や**リンパ漏**など合併症の有無のインフォーメーションを目的とします。ドレーン排液の内容観察に加えて、頸部の解剖を熟知することにより、その特性による致死的合併症を未然に防ぐことが重要となります。

甲状腺手術時のドレーン管理では、医師だけでなく看護師による細かい観察が重要な役割を担うため、その意義について理解を深める必要があります。

●閉塞《へいそく》

ドレーン腔内で血液が凝固すると、ドレーンが**閉塞**して排液が困難になります。適宜**ミルキング**を行います。

●リンパ漏

損傷されたリンパ管を閉鎖する手術や薬液注入療法を行うことが検討されます。リンパ漏が軽度の場合は、排液を十分に行い、ドレーンを抜去した後、穿刺《せんし》吸引と圧迫することで症状の改善がみられることがあります。

●乳び漏

乳び漏が生じた場合、経口摂取は中止して**絶飲食**にし、甲状腺周囲を圧迫固定します。改善しない場合は損傷されたリンパ管を閉鎖する手術が行われることがあります。軽度の乳び漏の場合は、脂肪を含まない食事にすることで自然に漏れが止まることがあります。

●浮腫

継続的な出血は、効果的にドレナージされていても、**気道周囲**の組織に**浮腫**を来すことがあり、窒息などを引き起こす合併症発生の可能性があることを知っておく必要があります（➡ p.123）。

ポイント

排液の観察とあわせて、頸部全体の観察を行うことが、致死的合併症を未然に防ぐうえでは非常に重要となります。頸部手術で特におさえておきたい点は、以下の通りです。

・通常の嚥下において創部が動くために、**結紮《けっさつ》糸がゆるむ**可能性があります。
・麻酔覚醒後の悪心・嘔吐が起こりやすく、胸腔内圧の上昇による静脈結紮《けっさつ》部の破綻による**出血**リスクがあります。

Column

最近の傾向＜ドレーン留置の省略＞

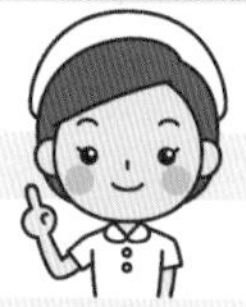

最近では、甲状腺手術後のドレーン留置を省略することも少なくありません。部分切除術や片葉切除術で頸部リンパ節郭清を行わない手術において、術中出血が少ない場合には、ドレーンを留置せず閉鎖することが多いです。

❸チューブトラブル

●誤抜去

吸引バッグやドレーンが引っ張られるとドレーンが抜けてしまうため、誤抜去に注意が必要です。ドレーンの位置から考えて、首から下げられるような袋にドレーンバックを入れておくとよいです。

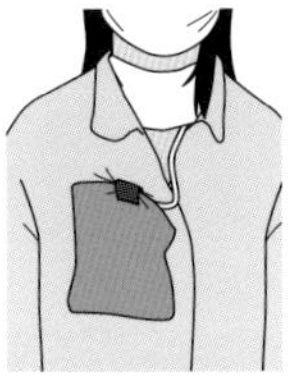

図3　首からかけたドレーンバック

注意!

陰圧の強さは医師に確認し、その陰圧が常に保持されているかを確認します。縫合《ほうごう》不全、ドレーン挿入部の創部離開、ドレーンの抜去などにより陰圧が保持されなくなると適切な陰圧での吸引が困難となります。適切な陰圧で吸引されていないと、**血腫形成**、血腫形成による**気道狭窄**や**神経麻痺**、**二次感染**のリスクが高くなるので、すぐに医師への報告が必要です。

❹合併症

甲状腺手術後の合併症には以下のようなものがあります。

後出血	甲状腺は血液の循環が豊富なため、術後に大量出血する場合があります。再手術により止血を行います。
リンパ漏	1日500mL以上排液がある場合はリンパ漏を疑います。リンパ管を閉鎖する手術を行います。
喉の違和感やつかえ感	閉鎖式ドレーンの陰圧により創部が陥没し、気管や食道とその周辺の筋肉や皮膚が癒着し、喉に違和感やつかえ感などの症状が出ることがあります。時間の経過により症状は軽減します。
口の周りや指先のしびれや硬直感	甲状腺とともに副甲状腺を摘出すると、カルシウム不足になるため、口の周りがしびれたり、指先が硬直したりすることがあります。術後にカルシウム剤やビタミンD剤が補充されます。
喉頭・声帯浮腫	術後、喉頭や声帯に浮腫が生じることがあります。浮腫が生じたら、窒息予防のため、気管内挿管します。
甲状腺機能低下症	甲状腺が小さくなったり、なくなったりするため、体温低下や全身にむくみが生じます。長期間、甲状腺ホルモン剤を服用することが必要です。
反回神経の一時的または永久麻痺（副甲状腺機能低下症）	気管の両側壁を通る神経で、麻痺すると嗄声や誤嚥を起こします。多くの場合、時間の経過により症状は軽減していきます。
上喉頭神経麻痺	甲状腺の上方にある神経で、麻痺したりやむを得ず切断すると、大声を出したり、長く話すことができなくなります。
副神経麻痺	頸部の外側にある神経で、リンパ節郭清術などにより麻痺すると、肩の筋肉が萎縮することがあります。

2　抜去時の管理

❶抜去の判断

甲状腺手術の場合には、多くの施設で術後**第2病日**あたりでの抜去が平均的です。施設により差はありますが、排液**50mL/日**以下で抜去することが多く、術後出血やリンパ漏は第1病日以内に発生することが多いため、第2病日で抜去する施設が多いです。

❷抜去後の注意点

抜去後は、新たに**腫脹《しゅちょう》**ができていないことを確認します。ドレーンを抜去したことにより、頸部の創が腫脹し組織内圧が上昇すると、頸部静脈の圧迫、**呼吸困難**を来すようになります。

7 耳下腺切除術後のドレーン

耳下部ドレーン

耳下腺切除術の適応

耳下腺は、耳の前から下のあたりにある唾液をつくる臓器（唾液腺）の１つで、表皮に近いほうから**浅葉**、**顔面神経**をはさんで**深葉**に分けられます。

耳下腺切除術の適応は、**耳下腺腫瘍**です。耳下腺腫瘍は良性腫瘍と悪性腫瘍がありますが、どちらも切除術が基本になります。現在のところ、良性か悪性かの最終的な判断は、切除術で採取した腫瘍を組織検査して行います。

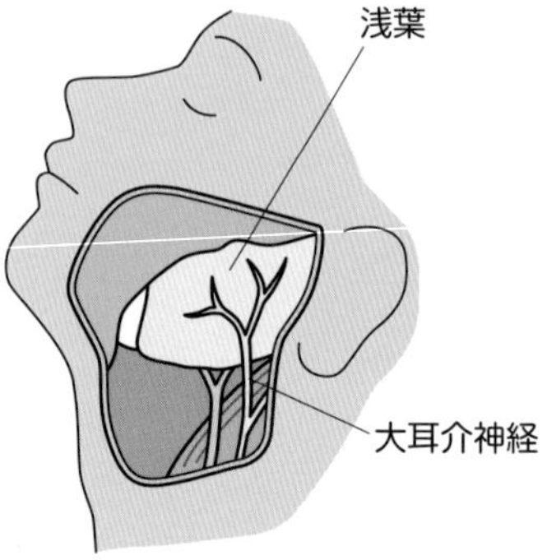

図1　耳下腺のしくみ

腫瘍の主な摘出方法には、**核出術**、**耳下腺部分切除術**、**耳下腺浅葉切除術**があります。核出術は、腫瘍を切除します。耳下腺部分切除術は、腫瘍とその周辺の耳下腺組織を切除します。耳下腺浅葉切除術は、腫瘍を耳下腺浅葉とともに切除します。

できるだけ**顔面神経**を切除せず温存して、腫瘍を摘出する方法が選択されますが、腫瘍が顔面神経に癒着している場合などは、顔面神経を切断し、神経縫合《ほうごう》されます。

また、腫瘍の大きさや悪性腫瘍の種類によっては、腫瘍や耳下腺に加えて、頸部のリンパ節を脂肪組織と一緒に摘出する**頸部リンパ節郭清《かくせい》術**を行うことがあります。

耳下腺切除術後のドレーンの挿入・留置部位

耳下腺切除術後のドレーン挿入・留置部位は、主に組織欠損が大きい**耳下部**に顔面神経に接触しないよう注意して留置します。皮膚からの挿入部は、耳下部後方の毛髪の生え際あたりとすることが多いです。

留置するドレーン
●耳下部ドレーン

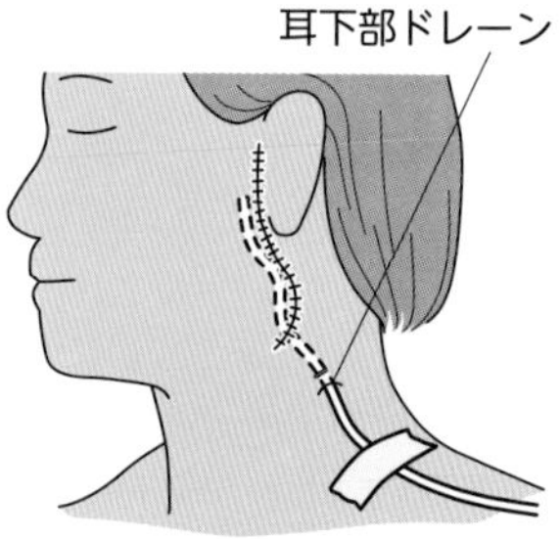

図2　耳下腺切除術後のドレーンの挿入位置

ドレーンの目的と使用するドレーン

●耳下部ドレーン

目的1 皮下・創部血腫の予防、唾液漏の早期発見

目的2 リンパ漏、乳び漏の早期発見

ドレーン **閉鎖式ドレーン**と**低圧持続吸引システム**（SBバック、J-VAC®など）。ドレーン先端が滅菌バッグに連結されているため、外気にさらされることがなく感染しにくい特徴があります。

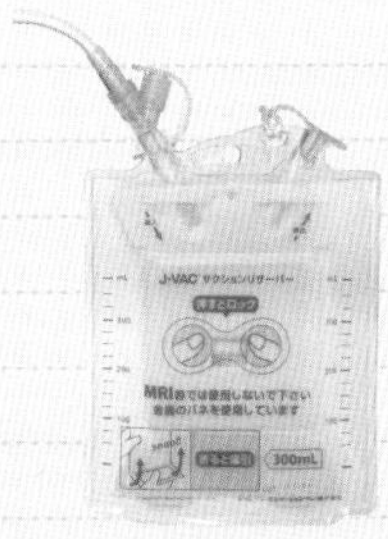

J-VAC®ドレナージシステム

参考 閉鎖式ドレーンを使用

以前はペンローズドレーンなど開放式ドレーンが用いられましたが、逆行性感染のリスクがあるため、近年では**閉鎖式ドレーン**が用いられています。

ドレーンの管理上の注意点とポイント

1 ドレーン挿入中の管理

❶排液の観察

色調

排液の性状は挿入初期は血性ですが、淡血性から漿液性《しょうえきせい》へと変化します。**リンパ漏、唾液漏、乳び漏**に注意します。

- リンパ漏の排液は、**淡黄色**です。悪性腫瘍では広範囲のリンパ節の切除（リンパ節郭清）を行うことも多く、通常でもリンパ液が術後**4～5日**は排液されます。
- 唾液漏は**淡黄色**から**無色**です。

排液量

- 術後にリンパ漏を起こした場合は、**500mL/日以上**が排液されることがあります。
- ドレーンからの排液が淡黄色で術後数日過ぎても減少しない場合は、**リンパ漏**を疑います。

ポイント リンパ漏の疑いがあるとき

- 損傷されたリンパ管を閉鎖する手術や、薬液注入療法を行うことが検討されます。
- リンパ漏が軽度の場合は排液を十分に行い、ドレーン抜去後、**穿刺《せんし》吸引**と**圧迫**で症状改善がみられることがあります。

- 排液が淡黄色で、術後数日過ぎても減少しない場合はリンパ漏と同様に**唾液漏**を疑います。

ポイント 圧迫の必要の有無を確認

- 創部を圧迫してみて、状況に応じ**絶食**にする必要がある場合があります。
- 唾液漏が軽度の場合は、圧迫によって症状が良くなることが多いですが、良くならず再手術が必要となることもあるため早期発見が重要となります。

❷ドレーン管理

耳下腺切除術では、ドレーンの排液の内容観察に加えて、創部と頸部の腫脹の観察が重要となります。

●術後出血

術後の創部からの出血は、閉鎖式ドレーンの場合はドレーン**排液量増加**として確認されます。排液量が **100mL/時**を超えるような場合は、創内での止血が不十分であると考えられるので**再手術**を考慮します。なお、開放式ドレーンを留置した場合は**ガーゼ汚染**として出血を確認し、**出血**が多い場合は、可能な範囲で創部の**圧迫**を強化し経過をみますが、それでも改善がみられない場合は**再手術**を考慮します。

> **注意!** 創部の観察
> ・出血がドレーンの許容量を超えると**血腫**として**腫脹**《しゅちょう》を来すので創部の確認も必要となります。
> ・閉鎖式ドレーンを留置する場合は、可能な限り**フィルムドレッシング材**で保護し、創部を観察できるようにしておきます。

●血腫・浮腫

局所浮腫や**血腫**、**リンパ漏**、**感染による膿瘍**《のうよう》**形成**などによって創部は**腫脹**を来します。一般に、浮腫では疼痛《とうつう》はないか、軽度であり、血腫等の場合においては疼痛を伴うことが多いとされています。浮腫の場合は、**気道狭窄**がなければ経過観察でもよいとされますが、血腫やリンパ漏、創部感染においては程度によって再手術を考慮する必要があるので、腫脹の鑑別は重要となります。

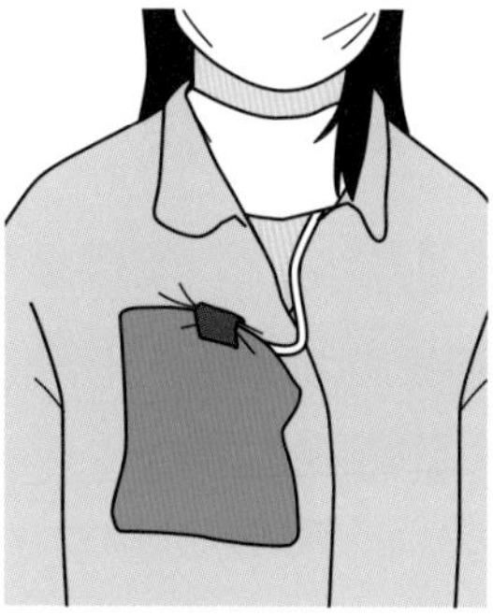

図3 首からかけたドレーンバック

●誤抜去

吸引バッグやドレーンが引っ張られるとドレーンが抜けてしまうため、誤抜去に注意します。ドレーンバックは首から下げられるような袋に入れるなどして、ドレーンバックが確認しやすいようにしておくとよいです。

❸チューブトラブル

排液が急に減少した、もしくは排液が少ない場合は、ドレーンの**閉塞**《へいそく》を疑い、創部の**腫脹**がないかどうかを確認します。

●閉塞

ドレーン腔内で血液が凝固すると、ドレーンが**閉塞**して排液が困難になります。適宜**ミルキング**を行います。

●陰圧

ドレーンチューブの側孔が体外に出てしまうと、陰圧を維持できず吸引ができなくなることがあります。決められた陰圧が保持されているかを確認します。

> **重要! 医師への確認をしっかりと**
> **陰圧の強さ**は医師に確認し、その陰圧が常に保持されているかを確認します。縫合不全、ドレーン挿入部の創部離開、ドレーンの抜去などにより陰圧が保持されなくなると適切な陰圧での吸引が困難となります。適切な陰圧で吸引されていないと、**血腫形成**、血腫形成による**気道狭窄**や**神経麻痺**、**二次感染**のリスクが高くなるので、すぐに医師への報告が必要です。

❹合併症

耳下腺切除術の合併症には次のようなものがあります。

顔面神経麻痺	神経縫合をした場合、傷害や血流障害などにより、術後に一時的に麻痺が出たり、永久的に麻痺が残ったりする場合があります。顔の筋肉が動かしにくくなる、目や口が閉じにくいなどの症状があります。
Frey（フライ）症候群	術後半年から１年くらい経過後に、食事の際に耳の前や下あたりが発赤したり、発汗したりする症状です。耳下腺から唾液を産生する指令を出す耳介側頭神経線維が、術後の再生で、汗を産生する汗腺につながってしまったために起こる現象です。
頸部と耳のしびれ、麻痺	手術時に皮膚をめくったために起こる、傷近くの皮膚の麻痺やしびれの症状です。特に耳の麻痺としびれは、年月を経ても残る場合があります。
顔貌の変形	腫瘍や耳下腺を切除した場合、切除した範囲によりますが、顔貌に変形を生じます。術直後は、滲出液《しんしゅつえき》の貯留や腫脹であまり目立ちませんが、腫脹がおさまると変形していることがわかってきます。

2　抜去時の管理

❶抜去の判断

・**血腫**形状がないこと、**リンパ漏**や**唾液漏**などがなければ抜去します。

・術後 **24 時間**後で血性から淡血性へとなり、排液量が **30mL/ 日以下**であれば抜去可能とされています。

・切除範囲や排液の性状などにもよりますが、通常術後 **2、3 日**で抜去できることが多いです。

参考　ドレーンの早期抜去の傾向

近年、ドレーンの留置期間は短くすることで**感染**のリスクが軽減され、予後もかわらないという報告があるため、早期抜去の傾向があります。

❷抜去後の注意点

・通常の頸部の創は皮下縫合がしっかりと行われていれば術後**5日以後**に抜糸可能となります。

・放射線照射後の創、再手術の創は若干治癒が遅れるために注意が必要です。

Column

耳下腺腫瘍の良性と悪性について

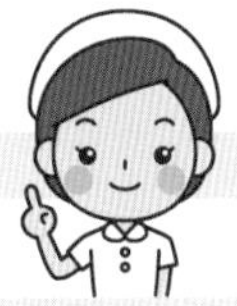

耳下腺腫瘍には良性と悪性があり、**1 ～ 2 割程度が悪性腫瘍**であるとされています。症状は、耳の前や下あたりが腫れたりしこりができたりします。良性腫瘍の場合は、ゆっくりと徐々に大きくなるため、しこりがある以外は無症状の場合が多く、**しこりが急に大きくなる場合**や**痛みを伴う場合**、また**顔面神経麻痺がある場合**などは悪性腫瘍の可能性が高くなります。悪性腫瘍は触診すると凝り固まった状態という特徴があります。

診断は、**超音波検査**、**MRI**、**CT** などの画像検査を行います。穿刺《せんし》吸引細胞診検査により腫瘍の一部の判断を行うこともありますが、良性か悪性かの確定診断は、病理組織検査によって行われます。

良性であっても、悪性に転ずる可能性もあるため、手術で切除して診断と治療を行うことが基本とされています。

1 胸腔ドレーン

1 胸腔の解剖

胸椎・胸骨・肋骨・横隔膜によって囲まれた空間のことを**胸腔**といいます。胸腔は常に陰圧に保たれており（安静時で約－ 5㎝ H_2O）、横隔膜などの呼吸筋の働きと胸腔内の圧力変化によって肺が拡張・収縮し換気が行われています。

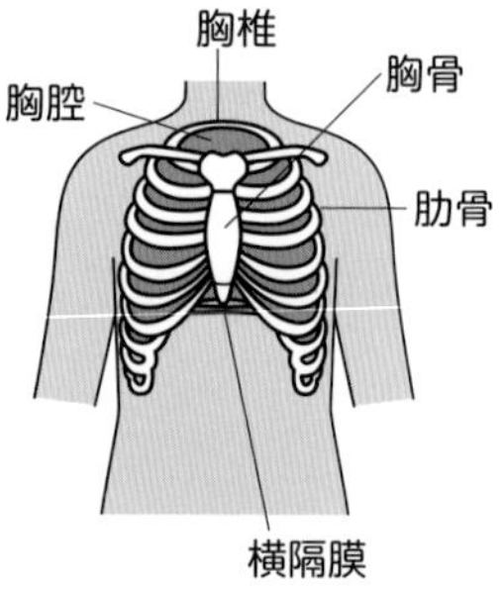

図１　胸腔の範囲

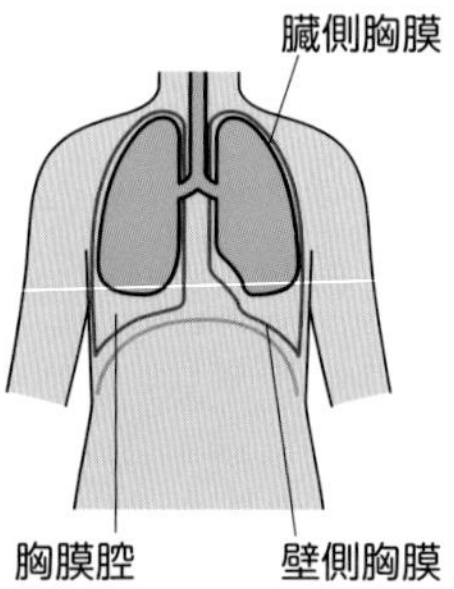

図２　胸腔ドレーンが留置される胸膜腔

胸腔は縦隔《じゅうかく》で左右に、横隔膜で腹腔と区分されます。肺は臓側胸膜で覆われ、胸椎・肋骨・肋骨・横隔膜の内側は壁側胸膜によって覆われており、この２つの膜は肺門部でつながっています。臓側胸膜と壁側胸膜の間を**胸膜腔**といい、通常少量の胸水が存在し、肺と胸壁の摩擦を小さくしています。

2 胸腔ドレナージの目的

正常な胸腔内は少量の胸水が存在するのみです。しかし様々な疾患や手術などの侵襲《しんしゅう》により、胸腔内に過剰な液体や空気が貯留することがあります。胸腔内にこれらが貯留すると、肺を圧排し十分な換気が行えなくなります。胸腔ドレナージの目的は、ドレーンを胸腔内に留置し、過剰に溜まった液体や空気を排出させることです。また胸腔内操作を伴う術後には、術後出血や空気漏れなど監視するための情報的ドレーンとしての役割もあります。

3 適応となる疾患

❶気胸（自然気胸、緊張性気胸、外傷性気胸、医原性気胸）

- **自然気胸**は、胸膜直下に存在する**肺嚢胞《のうほう》（ブラ）**が破裂し、胸腔内に空気が漏れ出ることで起こります。主に若年男性に多く、突然の胸痛で発症します。
- **緊張性気胸**は、胸腔内に漏れ出た空気が肺や心臓を圧迫し、血圧低下やショックを来たします。緊急的なドレナージを行う必要があります。

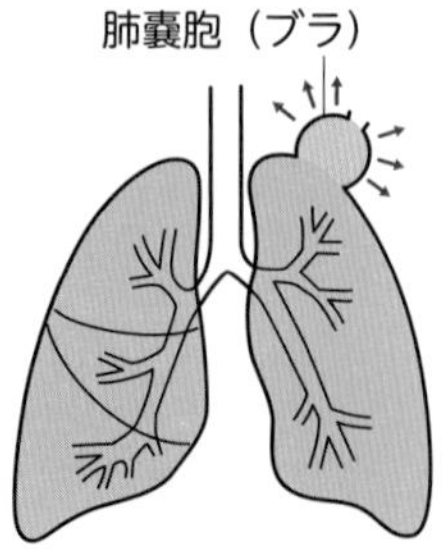

図３　肺嚢胞（ブラ）の破裂

- **外傷性気胸**は、外傷によって肺が損傷を受け、漏れ出た空気が胸腔内に溜まって起こります。
- **医原性気胸**は、主に鎖骨下静脈から**中心静脈カテーテル**を挿入するときに、誤って肺を穿刺《せんし》した場合に起こります。穿刺《せんし》時の重篤な合併症の少なさやアクセスの良さから内頚静脈を選択すること、また超音波ガイド下穿刺が一般的となっています。

❷血胸

外傷などにより胸腔内に血液が貯留した状態です。**血管損傷**、**胸壁損傷**、**横隔膜損傷**、**肺損傷**などによって生じます。

❸膿胸《のうきょう》

胸膜が感染を起こし、胸腔内に**膿**が貯留した状態です。

❹乳び胸

手術や外傷などにより胸管を損傷し、**乳び**（脂肪や脂肪酸を含むリンパ球）が胸腔へ貯留した状態です。

❺胸水

心不全や感染症など様々な原因で、胸腔内に溜まった液体のことをいいます。胸水の性状によって**漏出《ろうしゅつ》性胸水**と**滲出《しんしゅつ》性胸水**に分けられます。

❻胸腔内操作を伴う術後（心臓・食道・肺などの術後）

開胸によって肺は**虚脱**し、手術操作により**血液などの液体や空気が貯留**するため、ドレナージを行う必要があります。

胸腔ドレーンの挿入・留置部位

重力により**気体**は胸腔内の**上部**へ、**液体**は胸腔内の**下部**へ貯留します。気体をドレナージするか、液体をドレナージするかによってその留置部位は異なります。

❶第２～３肋間から肺尖部へ

気胸の場合は、胸腔の上部に貯留した空気を抜くことで肺の拡張を促します。鎖骨中線上の**第２～３肋間**から挿入し、**肺尖部**にかけて留置します。手術の場合は前～中腋窩《か》線上の**第６～８肋間から肺尖部**にかけて留置することもあります。

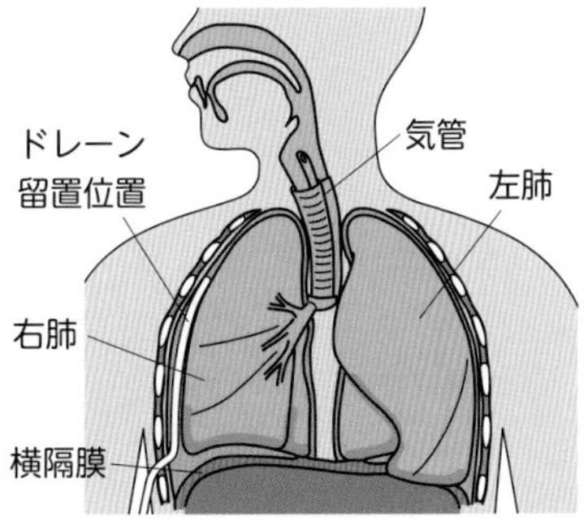

図４　第２～３肋間～肺尖部のドレーン留置

❷第６～８肋間から背側・肺底部へ

胸水や膿胸などの液体の場合は、胸腔の下部に貯留した液体を抜くことで肺の拡張を促します。前～中腋窩線上の**第６～８肋間**から挿入し、**背側**や**肺底部**に留置します。

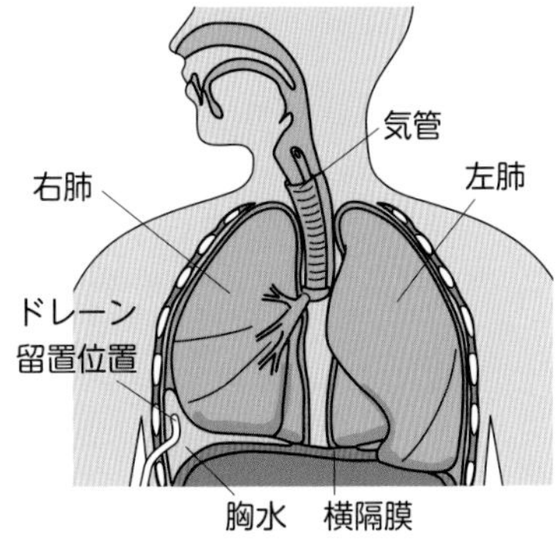

図５　第６～８肋間～背側・肺底部のドレーン留置

> **重要！**
> ・空気のドレナージ目的の場合は**細い**ドレーン径を選択
> ・液体のドレナージ目的の場合は**太い**ドレーン径を選択

使用するドレーンの種類例

❶トロッカーカテーテル

トロッカー（針）とカテーテル（筒）で構成されています。ドレーン径は細いものから太いものまで幅広く、ドレナージの目的に合わせてサイズを選択します。液体、特に血液を排出させる場合は**太い径**のものを、気体を排出させる場合は**細い径**を選択します。

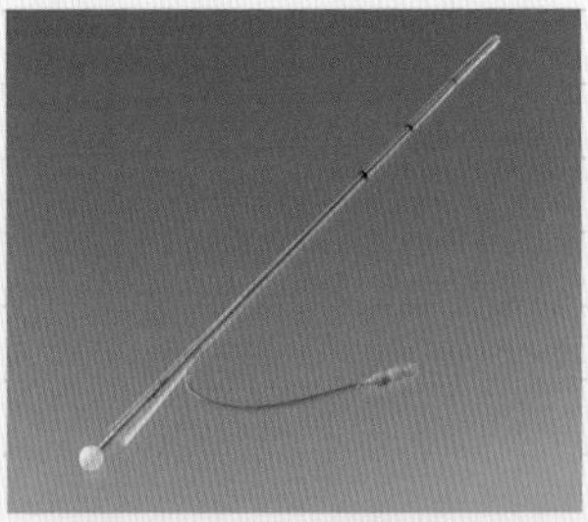
トロッカーカテーテル

❷アスピレーションキット

一方弁がついており、排液や空気が一方にしか流れない仕組みになっています。トロッカーカテーテルと比較すると径が細いので、血液や膿のドレナージにはあまり適していません。

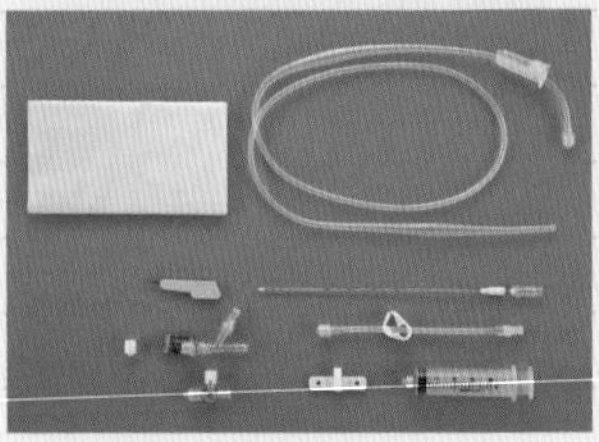
アスピレーションキット

❸ブレイクシリコンドレーン

4つの側溝があり、屈曲《くっきょく》してもドレナージ効率が低下しにくい構造になっています。素材が柔らかく、痛みが少ないとされています。

❹ピックテールカテーテル

豚の尻尾のように先端が丸まった形をしている側孔のあるカテーテルのことです。径が細いため、胸水や空気のドレナージに適応されます。

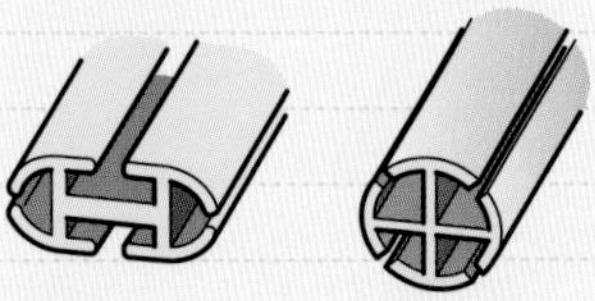
ブレイクシリコンドレーン

胸腔ドレナージシステム例

❶メラサキューム

陰圧をかけ、胸腔に貯留した液体や空気を持続的にドレナージできる電動式低圧吸引器です。吸引圧や連続・間欠吸引の設定が可能です。

❷メラアクアコンフォート

壁吸引式の胸腔ドレナージ用吸引バッグです。

❸トパーズ

軽量なデジタルモニタリングドレナージシステムです。

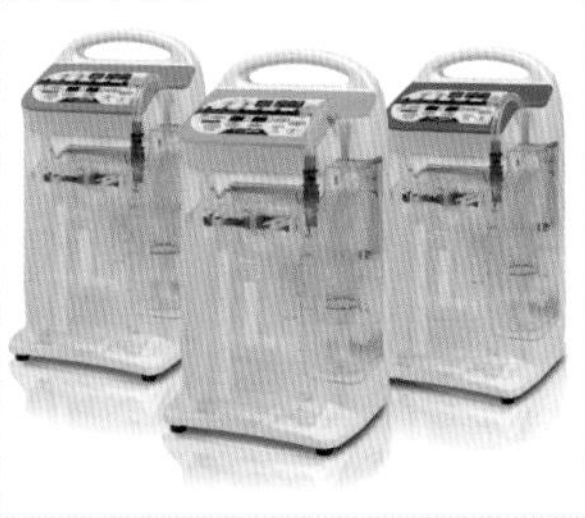
メラサキューム

! 管理上の注意とポイント

1 ドレーン挿入中の管理

❶観察ポイント

色 調

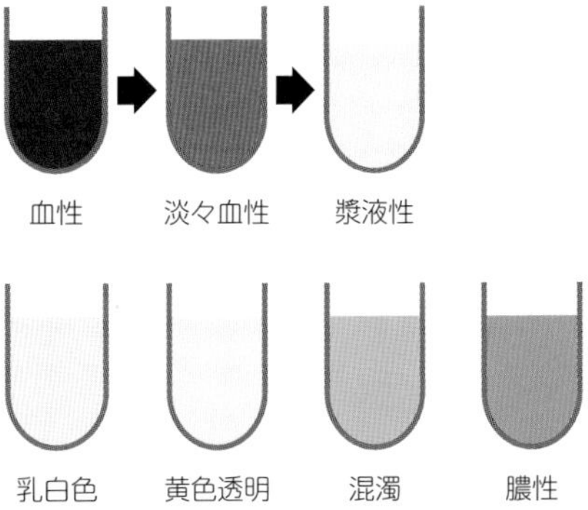

図6 ドレーン排液の色調の変化

- 術後や**血胸**の場合、通常排液の性状は**血性→淡血性→淡々血性→淡黄血性→淡黄色**と徐々に漿液《しょうえき》性へと変化します。
- 術後、食事開始後にドレーン排液が**乳白色**に変化した場合は、**乳び胸**の可能性があります。
- **胸水**の場合、**漏出《ろうしゅつ》性胸水**は黄色透明、**滲出性胸水**は混濁していることがあります。原因が治療されれば排液量は減少します。
- **膿胸《のうきょう》**の場合は、膿性から徐々に漿液性《しょうえきせい》へ移行し、排液量も減少していきます。

排液量

- **200mL/時**以上の**血性排液**が３時間以上持続する場合は、止血のための手術を考慮する必要があり、経時的な排液の変化と全身状態のアセスメントは重要です。

エアリーク（気泡）の有無

- 気胸の脱気目的でのドレナージでは、気泡が見られるのは正常です。
- 水封室に**エアリーク**（**気泡**）が見られる場合、胸腔内に漏れ出た空気が気泡となって出てくる場合と、ドレーンの**刺入部**や**接続部**から空気が入り込み、気泡となっている場合があります。それ以外では、気胸になっている場合やドレーンの接続が外れている可能性があり、すみやかに原因の検索を行う必要があります。

呼吸性移動

胸腔内圧は呼吸に合わせて変動しています。胸腔ドレーンを留置すると、ドレーンに圧の変化が伝わり、水封室の液面の移動が生じます。これを**呼吸性移動**（**フルクテーション**）といいます。

ポイント 水封室の液面に注目

- 自発呼吸の場合は、**吸気時**に水封室の液面が**上昇**し、**呼気時**に液面は**低下**します。
- 呼吸性移動が消失した場合、ドレーンが**閉塞《へいそく》**している可能性があります。

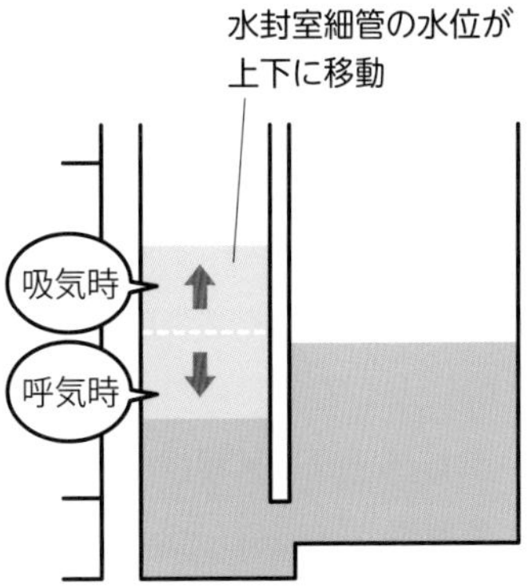

図7 呼吸性移動の水面の動き

❷ドレーン管理

ドレーンの接続、固定方法

●接続部に隙間ができたり、接続部が外れたりするのを防ぐため、ドレーンとチューブは**タイガン**を使用して確実に固定します。

●ドレーンの固定は、患者の安全と体動を考慮しながら行う必要があります。まず皮膚に土台となるテープを貼り、もう1枚のテープをドレーンに巻き付け、遊びをもたせて土台となるテープに接着します（**Ω止め**）。

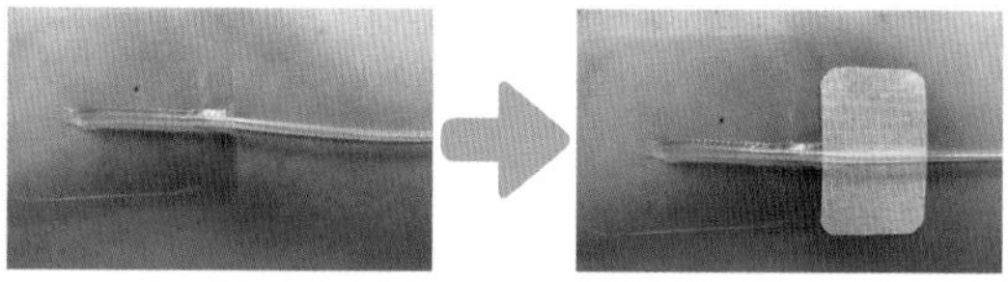

❶刺入部に透明のドレッシング材を貼布

❷固定テープを透明ドレッシング材のすぐ下の皮膚に貼布

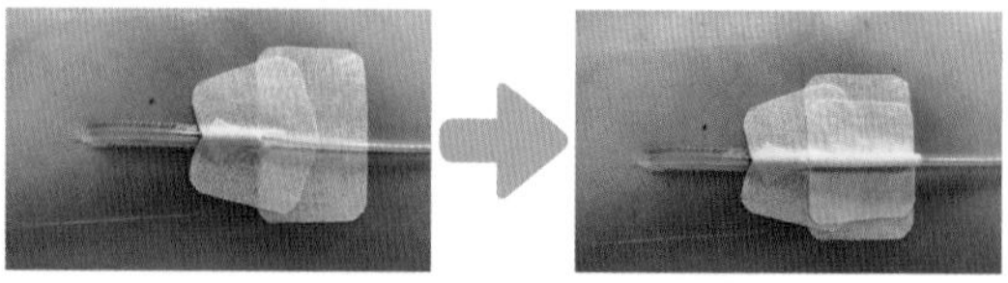

❸切り込みを入れた固定テープを貼布。透明ドレッシング材に隙間ができないよう重ねて貼るのがポイント

❹遊びをもたせて、固定テープを土台となるテープに接着

図8　ドレーンの固定方法

胸腔ドレーンの圧の設定

●正常な胸腔内圧は、呼気時**−2〜−4**$\mathrm{cmH_2O}$、吸気時**−6〜−7**$\mathrm{cmH_2O}$程度です。

●胸腔内圧よりも高い吸引圧設定を行うことで、肺の拡張やドレナージを得られやすくなります。

●一般的に**−5〜15**$\mathrm{cmH_2O}$に設定することが多いですが、高い陰圧をかけることで、肺の空気漏れが遷延してしまうことがあります。気胸や肺切除術後などは低圧や水封《すいふう》で管理することもあります。

ドレーンの屈曲、閉塞の有無

ドレーンの屈曲や閉塞は、ドレーンがベッド柵の間に挟まったり、患者の体の下に入り込んだりすることで生じやすくなります。

注意! 屈曲・閉塞の確認と性状や量の観察

・**体位変換時**などに必ずドレーンの**屈曲**や**閉塞**がないか確認します。
・**術後**や**血胸**の場合は、血餅でドレーンが閉塞する可能性があるので、排液の性状や量の観察も重要です。

❸胸腔ドレナージの主な合併症

肺損傷（気胸の併発）、**皮下気腫**、肋間動静脈損傷、肋間神経損傷、**再膨張性肺水腫**、逆行性感染、膿胸、誤挿入などがあります。

●皮下気腫

ドレーン刺入部や創部から皮下に**空気が漏れることで形成**され、握雪感（雪を握ったような感触）として観察されます。空気のドレナージ量よりも肺からの空気漏れの量が多いと起こることがあり、皮下気腫が増大しているときには原因の検索が必要です。原因としては、**ドレーン位置の異常**、空気漏れの増加、ドレーン閉塞などがあります。皮下気腫を観察したら**マーキング**を行い、増加の有無および呼吸状態を注意深く観察しましょう。

●再膨張性肺水腫

長時間にわたり多量の胸水や気胸などで肺が**虚脱**していた場合、急速にドレナージを行うと虚脱していた肺が一気に**再膨張**し、肺血流の再灌流《かんりゅう》、血管浸透圧亢進《こうしん》により**肺水腫**を引き起こすことがあります。肺毛細血管から肺胞への血液成分の漏出のため多量の泡沫状痰を認め、喘鳴を聴取します。高度な肺水腫を引き起こした場合は、人工呼吸器管理が必要となる場合もあります。

2　抜去時の管理

❶抜去の判断

長期間に及ぶドレーン留置は、ほかの合併症を引き起こす可能性があり、**血胸**や**膿胸**、術後の**乳び胸**を疑う場合を除いては、なるべく早期に抜去し、不要なドレーン留置は避けるべきです。

気胸の場合はエアリークが消失し、胸部レントゲンで肺の拡張が良好に得られていること、また胸水の場合は排液量が **200mL/ 日以下**であることが抜去の基準となります。

ポイント　術後の確認

術後の場合は、次のことを確認し、通常2～3日で抜去となります。

- **血性排液**でないこと（**漿液《しょうえき》性**に変化していること）
- **エアリーク**がないこと
- **肺の拡張**が得られていること
- 排液量が **200**mL/日以下であること
- 明らかな**胸腔内感染**がないこと

注意!　マイナーリークはレントゲンで確認

肺の**気腫性変化**が強く、微量な空気漏れ（**マイナーリーク**）が存在する可能性が高い場合は、一旦ドレーンをクランプし、胸部レントゲンで気胸がないことを確認してから抜去となります。

❷抜去

胸腔内は陰圧であることから、ドレーン抜去時に胸腔内に空気を引き込む可能性があるため、患者と呼吸のタイミングを合わせて抜去する必要があります。

ポイント　ドレーン抜去のタイミング

- 患者に**最大呼気時**か**最大吸気時**のどちらかで**息止め**をしてもらい、胸腔ドレーンを抜去します。
- 最大吸気時よりも最大呼気時に胸腔ドレーンを抜去したほうが、胸腔内圧が高まっているため気胸の発生を防げたという報告があり、**最大呼気時**に抜去するほうがより安全であるといわれています。

- 息を止めることが困難な場合もあるため、患者に合わせて息止めのタイミングを決めます。
- 抜去前には患者に「吸ってー、吐いてー」と声をかけ、**息止めの練習**をしてもらいます。
- 実際の抜去のときは、練習同様息止めをしてもらい、すみやかに抜去し、刺入部を結紮《けっさつ》します。結紮後は通常の呼吸をしてもらいます。

❸抜去後の注意点

胸腔ドレーン抜去数時間後、もしくは少なくとも翌日には胸部レントゲンを撮影し、気胸の再発などがないか確認します。胸腔ドレーンを抜去した後の**創部**は、胸腔ドレーン固定のときに使用した糸を用いて、抜去と同時に創部を**結紮**する方法が一般的によく行われています。抜去後は**ドレッシング材**を貼付し、**約 7 ～ 10 日**を目安に抜糸を行います。

その他の方法として抜去時に皮下埋没縫合《ほうごう》を行う方法などもありますが、縫合を行うことは患者に苦痛を伴うことになります。そのため、ドレーンの抜去創を少量の滲出液《しんしゅつえき》を伴う急性期の「切創」として扱い、縫合は行わない方法もあります。

参考　創部にハイドロコロイドドレッシング材を貼付

抜去のときに胸腔内に空気が入り込まないように創部近くの皮膚を圧迫しておき、抜去後に創縁を合わせるように**ハイドロコロイドドレッシング材**を貼付します。抜去後 **1 週間**を目安にハイドロコロイドドレッシング材は除去します。創部の治癒も良好であったとの報告があり、簡便で低侵襲な方法の1つといえます。

1 心嚢ドレナージ

心嚢穿刺法（剣状突起下穿刺法）／心膜切開術（心嚢開窓術）／開心術後ドレーン

1　心嚢ドレナージの適応

心嚢《しんのう》ドレナージは、様々な病態により**心嚢液**が貯留し、心臓の動きを制限することで生じる**心タンポナーデ**に対して適応となります。心タンポナーデは、心嚢腔内に血液や漿液《しょうえき》などが貯留することで心嚢腔内圧が上昇し、**心室拡張障害**を来したことで心臓のポンプ機能が失われた状態のことをいいます。著しい右房への静脈還流障害の出現により、心拍出量が低下します。心タンポナーデでは、心嚢液を排除しないと血行動態と症状が改善しないため、迅速な心嚢ドレナージが必要不可欠であり、唯一の治療法といえます。

参考　心タンポナーデ以外の目的

心タンポナーデ以外にも、心嚢ドレナージは心嚢液貯留の原因検索や心不全の予防目的で行われたり、心臓外科手術後にも心嚢ドレーンが挿入されたりもします。

心嚢腔には健常人でも **15 ～ 50mL** の心嚢液が存在し、摩擦を軽減することで、心臓の動きを円滑にしています。心嚢液の貯留が急激に起これば、**150 ～ 200mL** 程度の貯留でショック症状が出現します。しかし、慢性の貯留の場合、**1,000mL** 程度の貯留でも症状が出現しないことも多くあります。これは、急性の心嚢液貯留では心膜の伸展が追い付かず心膜腔内圧が急激に上昇しますが、慢性疾患による貯留では、心膜がゆっくり伸展するため、心膜腔内圧は徐々にしか上昇しないためです。症状は心嚢腔内圧上昇により生じます。特に下記の「**Beck の三徴**」が重要ですが、その他にも呼吸困難、意識障害、頻脈、不整脈、奇脈（吸気時の収縮期血圧低下10mmHg 以上）、食欲低下、全身倦怠感などが挙げられます。

重要！　心タンポナーデの Beck の三徴

①**血圧低下**、②静脈圧の上昇（**頸動脈怒張**）、③**心音減弱**

表1　心嚢液貯留を来す主な原因疾患

貯留速度	主な原因疾患
急性	外傷（交通事故、胸部刺創など）
	Stanford A 型急性大動脈解離
	心筋梗塞後自由壁破裂
	心カテーテル治療合併症（アブレーション・PCI 時のガイドワイヤー穿孔など）
慢性	感染性心内膜炎
	膠原病（全身性エリテマトーデス、関節リウマチなど）
	悪性腫瘍（心膜転移、抗がん剤・放射線治療後）
	代謝異常（尿毒症、甲状腺機能低下症）

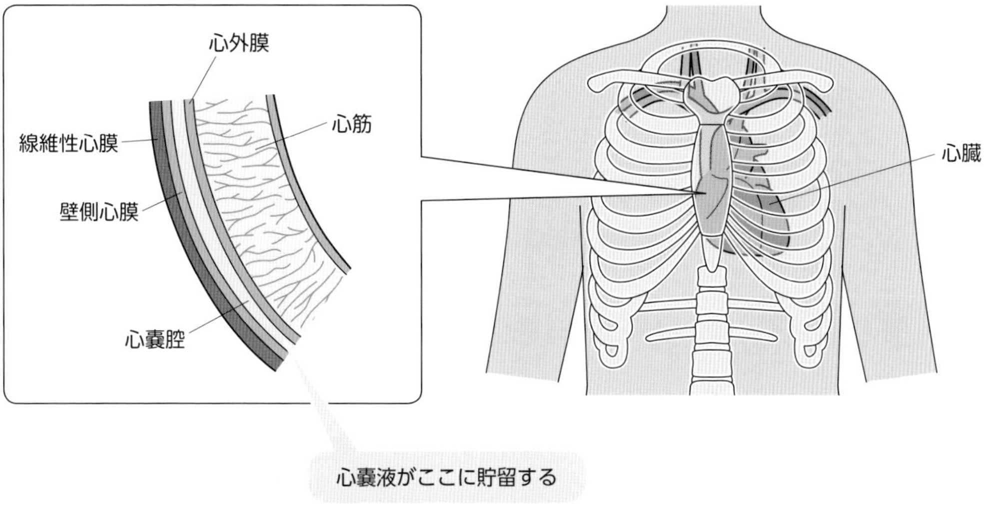

図1　心臓と心嚢の構造

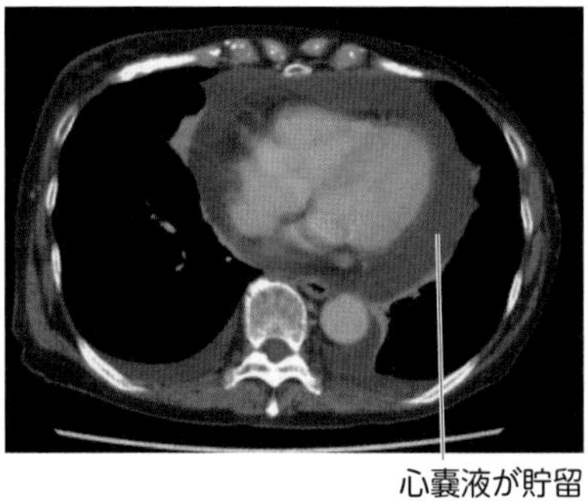

図2　心タンポナーデのCT

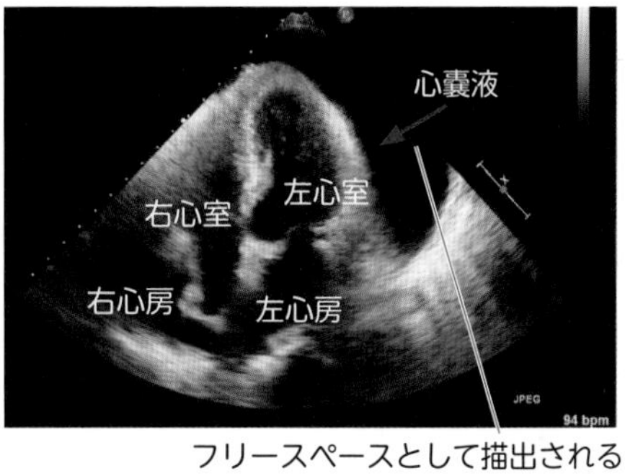

図3　心タンポナーデのエコー

2　心嚢ドレナージの適応外

急性の心嚢液貯留の場合は、心嚢ドレナージが時として致死的な状況に陥らせることがあります。それは、**心破裂**や**急性大動脈解離**といった疾患に対する心嚢ドレナージです。これらの疾患の場合、心嚢ドレナージにより、副次的に出血を招くことがあり、適応外となります。原疾患の治療を最優先とする必要があります。

しかし、血行動態の維持ができない場合や、原疾患の治療がすぐに行えない場合には、緊急避難的に心嚢ドレナージを行うことがありますが、**根本的な治療にはなりえない**ことを認識しておく必要があります。

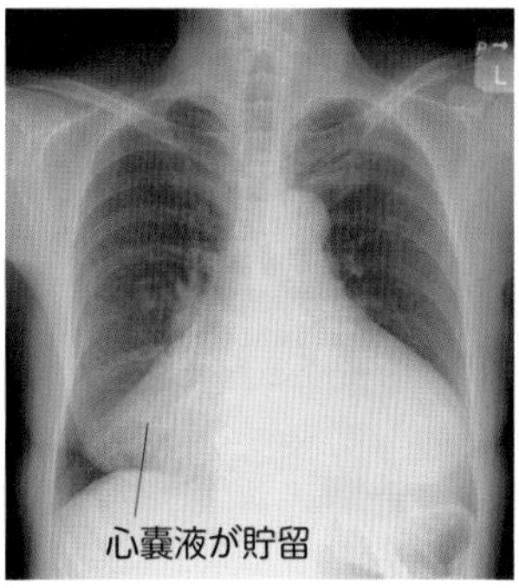

図4　心タンポナーデの胸部X線写真

心嚢ドレーンの挿入方法と挿入部位

❶心嚢穿刺法（剣状突起下穿刺法）

心嚢穿刺《せんし》法によるドレナージ施行の際は、**心臓超音波検査**を行い、心嚢まで他臓器などに接触せずに到達できる経路を選択します。透視室で行うほうが安全で、合併症を減らすことができますが、患者を移動できる**時間的余裕がある場合**に限られます。

患者をセミファーラー位とし、一般的には剣状突起下やや左側よりアプローチします。心嚢液が吸引できることを確認し、セルジンガー法によりドレーンを挿入します。局所麻酔下で実施することが可能であり侵襲《しんしゅう》が比較的少ない方法ですが、挿入できるドレーンは細く、心嚢液の性状によっては排液できない場合があります。

参考 セルジンガー法とは
細い針で穿刺して、ガイドワイヤーを挿入し、それに沿わせて細いドレーンを挿入する方法です。

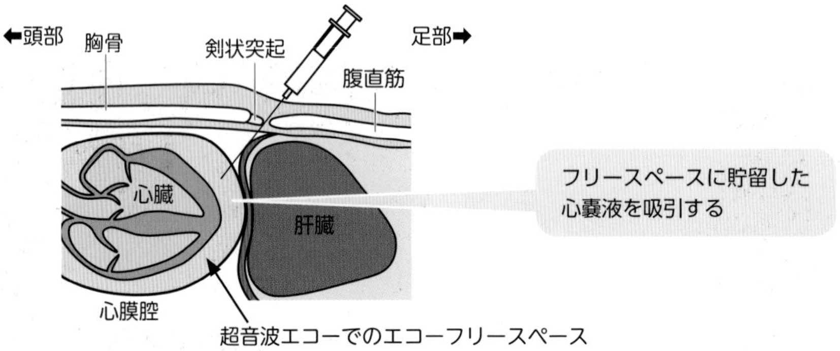

図5　心嚢穿刺の方法

❷心膜切開法（心嚢開窓術）

他臓器が介在するために安全に穿刺できない場合、粘性の高い心嚢液や心嚢液が血腫となり細いドレーンで吸引できない場合に有効です。開窓術によるアプローチとして、Ⓐ**剣状突起下切開**がよく行われます。剣状突起を露出し、軟部組織を鈍的に剥離していくと、容易に心嚢に到達することができます。その他、心嚢に最も近いアプローチとして、Ⓑ**胸骨傍《ほう》前側方切開**があります。このアプローチでは肺損傷に注意が必要です。局所麻酔でも可能ですが、強い疼痛《とうつう》を伴うため全身麻酔が原則となります。そのため、全身麻酔による血圧低下なども考慮する必要があります。

❸開心術後ドレーン留置

開心術が適応となった場合、**術後出血**や**滲出液《しんしゅつえき》**による心タンポナーデの予防目的、術後出血等の**モニタリング**目的に心嚢ドレーンを留置します。

ポイント
心嚢ドレナージは緊急性の高い処置です。必要物品は常にそろえておきましょう！　焦ることなくすぐに処置が実施できます。

心臓外科手術で用いるドレーン（例）

●心嚢ドレーン　（アスピレーションキット）

セルジンガー法によるドレーンで使用されるもので、セット化されたキットです。先の径が細く、心嚢穿刺法によるドレナージの際に使用します。

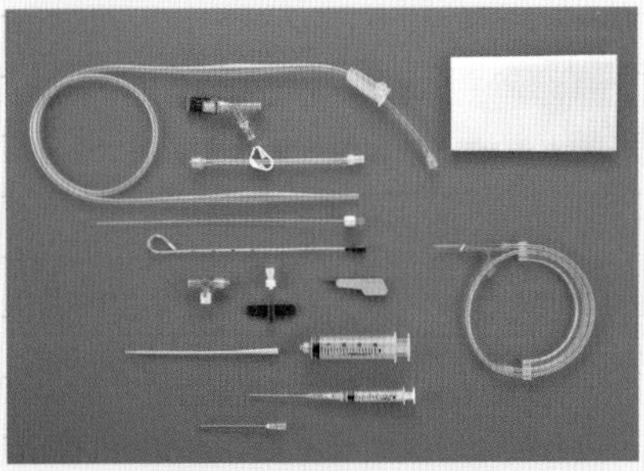

Argyle アスピエーション
セルジンガーキット

●チューブ型ドレーン

管状構造をしたドレーンで、先端と側壁にも穴があり、排液を有効にする工夫がなされていますが、屈曲《くっきょく》により内腔がつぶれるという欠点があります。その欠点を修正したドレーンとして、単純丸型（ファイコンチューブなど）、プリーツ型（内側にひだをつけて完全につぶれないように工夫したもの）、デュープル型（管壁内に細孔を設けることにより毛細管現象を兼ね備えたもの）などがあります。

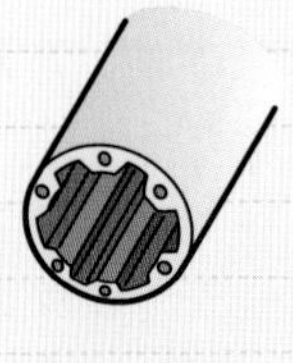

デュープル型

●マルチスリット型ドレーン（ブレイクドレーン）

吸引が有効にできるように、さまざまな形をした縦溝（スリット）がついています。屈曲してもつぶれず、吸引効果が落ちません。全体はドレーン部、連結部、チューブ部から構成されており、吸引装置に連結して使用され、閉鎖、能動ドレナージが可能です。先端の形状により、ラウンドタイプとフラットタイプの2 つに分けられます。

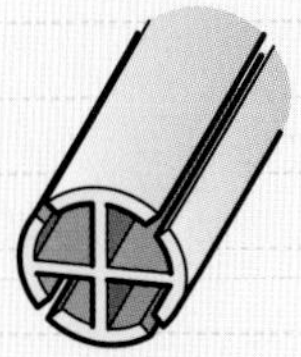

フラットタイプ

! 管理上の注意点とポイント

1　ドレーン挿入時の管理

心嚢ドレナージは**緊急度の高い処置**です。スムーズに準備をすすめるとともに、患者の状態悪化の可能性を常に考え、不測の事態に対応することが重要です。

❶モニタリング

心電図モニター、間欠的血圧測定は必須です。心電図をモニターし、異常時はすぐに術者に報告を行います。特に穿刺時には注意が必要で、心室であれば VT など心室性の不整脈、心房であれば PAT や PSVT など心房性の不整脈に注意します。

❷状態変化への対応

緊急カートや**除細動器**を準備し、蘇生処置がすぐに実施できるよう準備しておきます。

・心タンポナーデの解除により血圧が低下、急上昇することがあります。頻回に血圧測定を行い、血圧低下に対する急速輸液投与や、血圧上昇に対する降圧剤の投与などスムーズに行えるよう準備する必要があります。
・出血に伴う心タンポナーデに対する心嚢ドレナージは、緊急避難的処置であり、コントロールできない場合には外科的治療が考慮されます。そのことも念頭において手術室や心臓外科への連絡が必要な場合もあります。

2　ドレーン挿入中の管理

❶排液の観察

色・性状・量の観察を定期的に実施し、異常があればすぐに医師に報告します。

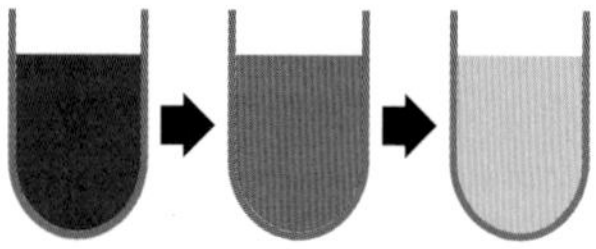

図6　ドレーン排液の色調の変化

色　調

・正常では血性→淡血性→漿液《しょうえき》性と変化します。
・再度**血性排液**に移行した場合には再出血などを疑います。
・正常では凝血塊《ぎょうけっかい》→さらさらへと変化します。
・リアルタイムな性状の変化は、バッグ内の溜りではなく、チューブ内を確認します。
・**血性排液**のときには凝血塊《ぎょうけっかい》を認めることが多く、ドレーンが閉塞《へいそく》しないよう頻回にミルキングを行います。

排液量

・正常では徐々に排液量は減少します。
・**200mL/時**または、**100mL/時**が**3時間持続**する場合には再開胸止血術を考慮します。
・急激な排液量の**増加**は再出血を疑いますが、体位変換などにより溜まっていた心嚢液が排液された場合もあり、バイタルサインと合わせて判断します。
・**急激に排液が減少**した場合は、ドレーンの閉塞《へいそく》がないか確認が必要です。

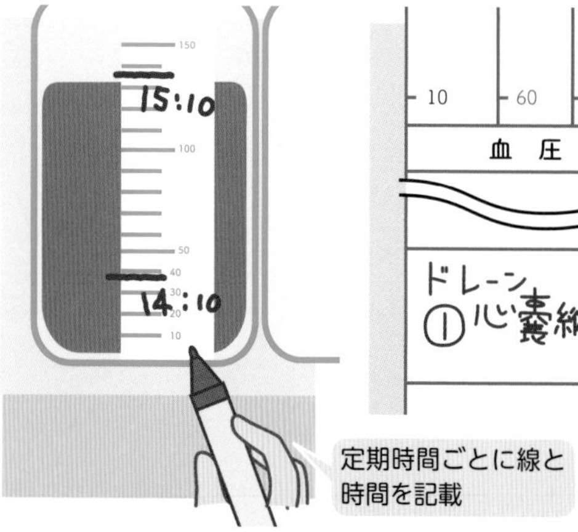

図7　排液量のチェック

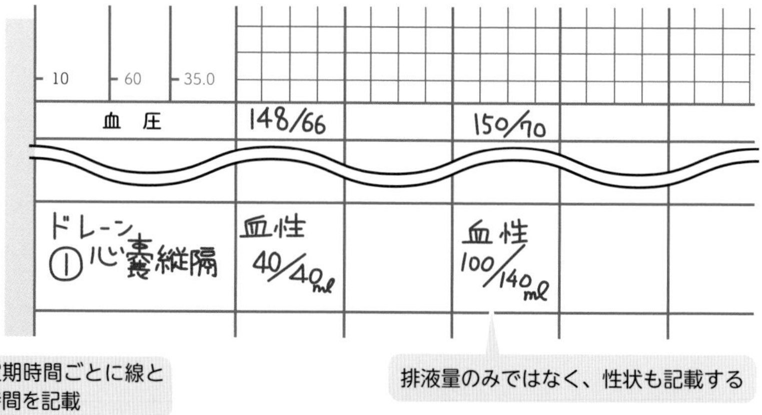

図8　記録メモ

❷ドレーン管理

排液システムの陰圧確認

心嚢液（心嚢腔内）は大気圧に対して**陽圧**であり、自然流出により排液を行うことが可能な場合もあります。しかし、開心術後では、心嚢・縦隔《じゅうかく》が胸腔と交通しており、**陰圧**となっている場合も多く、通常は**低圧持続吸引**を行います。

ポイント

- 設定が医師の指示通りとなっていることを確認します。
- 電源または、中央配管吸引に接続されていることを確認します。

胸腔廃液用装置の例

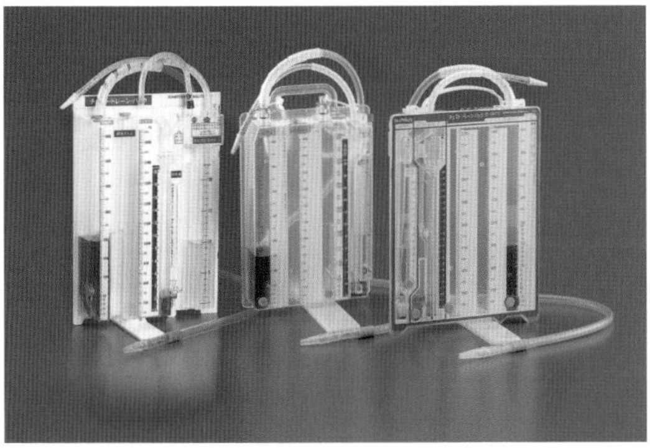

チェストドレーンバック

電動式低圧吸引器の例

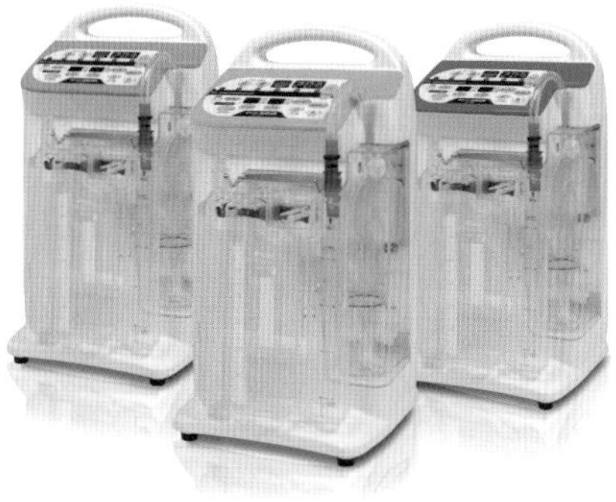

メラサキューム

ドレーン接続部の固定

必ず**タイガン**を使用して固定します。

注意！ 体動による接続部の外れ

シリコンドレーンは柔らかく、ミルキングや患者の体動によりドレーン接続部から外れてしまうことがあります。

ドレーン挿入部の固定

固定用テープを用いて確実な固定を行います（➡ p.45）。

ドレーンが抜去していないか確認するため、テープ固定位置でマーキングを行います。また、レントゲン撮影時には、前回と位置の変化がないか確認します。

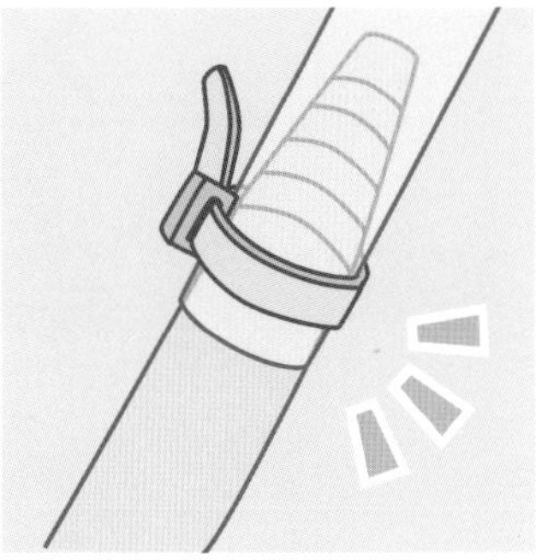

接続部のタイガン固定

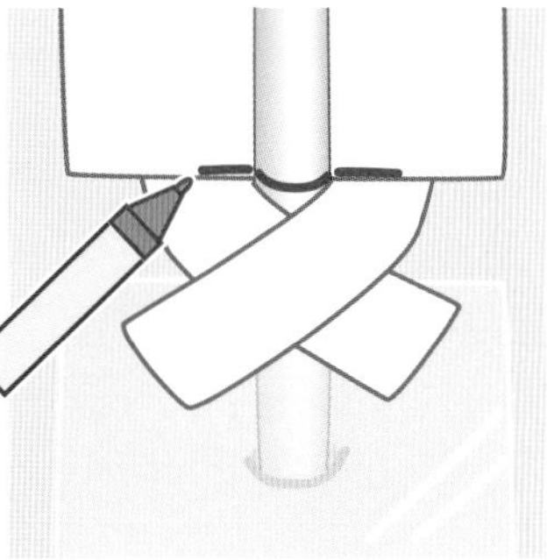

- 確実なテープ固定とマーキング
- 刺入部が観察できる透明ドレッシング材

❸チューブトラブル

・ドレーンチューブは屈曲していないか常に確認します。

注意! **シリコンチューブは屈曲に要注意**

特にシリコンチューブなど柔らかいものを使用しているときは、**屈曲に要注意**です。

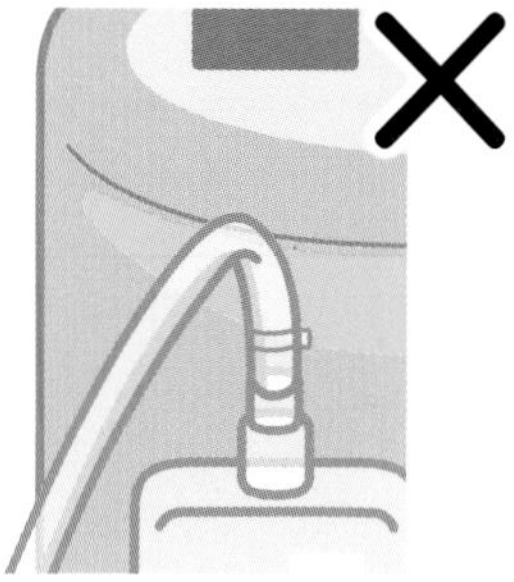

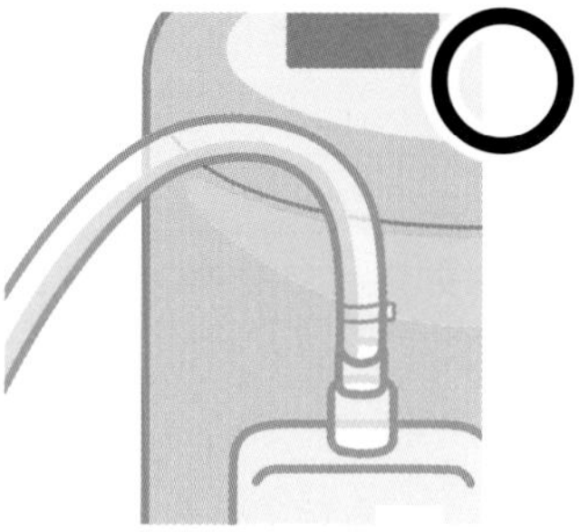

・チューブ内に排液が溜まっていると、設定した**陰圧**がかからなくなるため、適宜排液を排液バッグへ誘導します。

・ドレーンが閉塞しないよう、適宜**ミルキング**を実施します。

・ミルキング時はドレーンを事故抜去しないよう、片手でしっかりと固定して行います。

注意! **強くミルキングするとチューブを損傷**

柔らかいチューブに対して、強くミルキングを行うとチューブを傷つける可能性があるので注意が必要です。

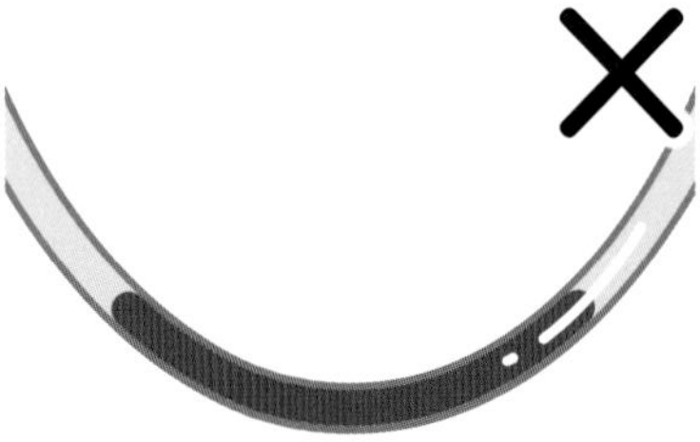

チューブ内に排液が溜まっていると、設定した陰圧がかからない

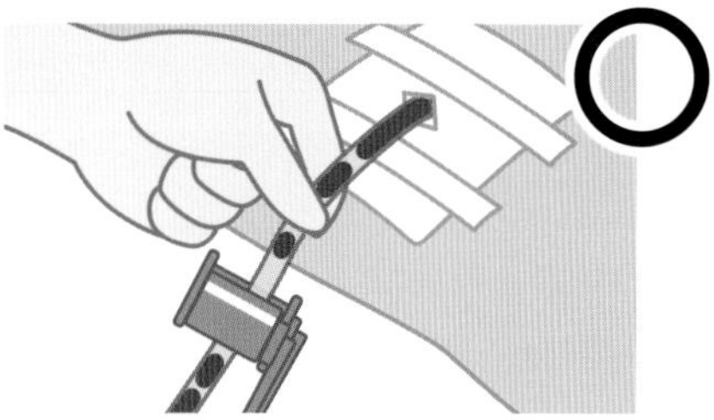

チューブの根元を固定してミルキングを行う

❹感染予防

ドレーンは外部との交通路となっており、**感染の原因**となりうるため、不要となれば早期に抜去します。ドレーン刺入部の**発赤**・**腫脹《しゅちょう》**・**熱感**などを観察するとともに、採血データの確認を行い、感染徴候の早期発見に努めます。

必要に応じて適正な抗生物質の予防投与を行います。

注意! **排液バッグは刺入部より低く**

検査や処置などで移動を行う場合に、**逆行性感染**の原因となるため排液バッグを刺入部より低い位置に保ちます。

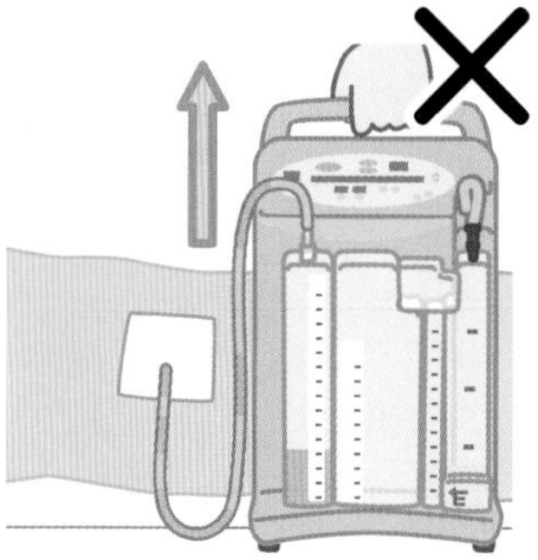

ドレーンの排液バッグは逆行性感染の原因となるため刺入部より高く持ち上げない

❺合併症

心嚢ドレナージを要する患者は、全身状態が不良な場合が多く、ドレナージによる合併症が発生した場合、致命的な状態に陥ってしまうことがあります。

心嚢周囲組織の損傷

心嚢ドレナージにおいて最も重篤な合併症です。**心室腔**、**冠動脈穿刺**はいったん発生すると心膜開窓術や開胸止血術の検討を要することが多くなります。心臓と心膜に局所的に癒着が認められる場合もあり注意が必要です。その他肺損傷による気胸、血胸、あるいは意図しない開腹による肝損傷や胃損傷なども挙げられます。

不整脈

ドレーンと心臓が接触することにより不整脈が発生することがあります。心室性期外収縮が頻発する場合には、ドレーン留置位置の変更が必要となることがあります。

3　抜去時の管理

❶抜去の判断

患者の状態が安定していることが重要です。バイタルサインの安定、貧血の進行がないこと、レントゲン・エコーなど画像上の異常がないことを確認します。

ポイント

- 心臓外科手術後の心嚢ドレーンであれば、排液量が **100mL/ 日以下**になり、性状が**淡々血性**〜**漿液《しょうえき》性**になっていることを確認します。
- **がん**や**低タンパク**による漏出《ろうしゅつ》性の心嚢《しんのう》液の場合や、感染による滲出性《しんしゅつせい》の心嚢液の場合は、**漿液性**の排液で、排液量が**減少**してきていることを確認します。

❷抜去時の注意点

抜去時は、ドレーン排液が**逆流**したり、**周辺臓器を損傷**したりすることがないよう慎重に抜去します。抜去後は、挿入時にあらかじめかけられている縫合《ほうごう》糸により結紮《けっさつ》します。

必要に応じて、追加縫合・スキンステープラーにより抜去部を閉鎖します。

参考　スキンステープラーとは

手術後などに皮膚を縫合するための器具です。原理としては、文具のステープラーに似たものであり、器具の見た目も使用方法も同じです。

- メリット
  通常の縫合よりも早く縫え、抜去後に傷が残りにくく、真皮深層からの血行を遮断しないことなどです。
- デメリット
  皮下を合わせせられないため、出血などがあると止まりにくく、皮下 5mm 以内に骨や神経、血管、内臓などがある場合は使用不可なことなどです。

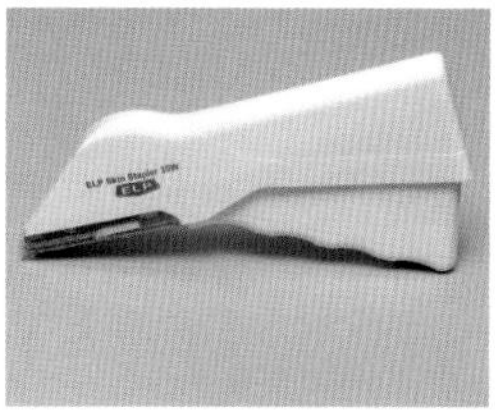

スキンステープラー

❸抜去後の注意点

抜去後は**心タンポナーデ**症状の出現がないか観察を継続し、必要に応じて、レントゲン・エコーなど画像検査を行います。

❷ 縦隔ドレナージ

正中創～胸骨裏面ドレーン／胸腔～縦隔ドレーン／胸骨上縁～胸骨裏面ドレーン

縦隔とは

縦隔《じゅうかく》は、胸骨の裏側で両側の肺・胸膜に挟まれた部分をいいます。縦隔後面は**胸椎**、縦隔下面は**横隔膜**に接しており、縦隔内には心臓・胸部大動脈・気管・食道などの重要臓器が位置しています。

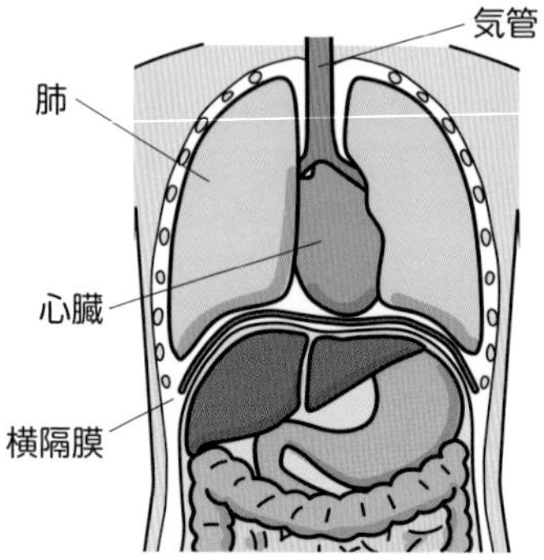

図1　縦隔の内部

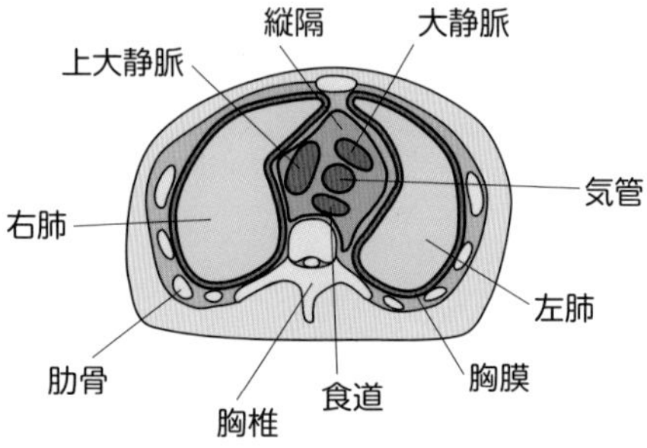

図2　胸部横断面

留置部位

留置されるドレーン
❶正中創～胸骨裏面ドレーン
❷胸腔～縦隔ドレーン
手術操作により縦隔と胸腔に交通がある場合、胸腔ドレーンで縦隔のドレナージも合わせて行うことがあります。
❸胸骨上縁～胸骨裏面ドレーン

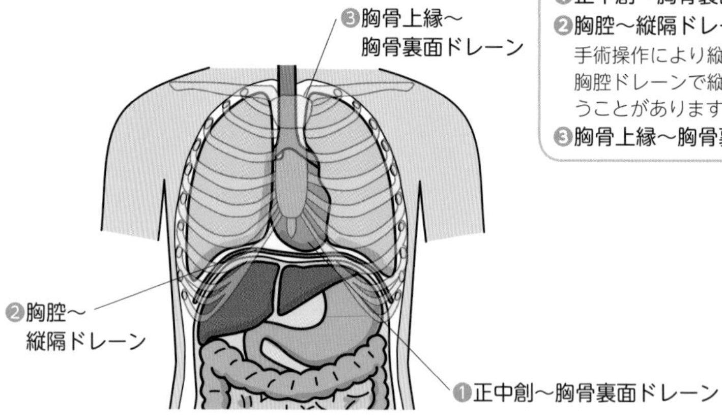

図3　ドレーンの留置部位

参考 縦隔ドレナージが難しい場合

縦隔は胸骨や重要臓器に邪魔されており、大血管が多数ある場所でもあるため、経皮的に縦隔ドレナージを行うことは非常に困難です。**頸部**に小切開を行い、胸骨上縁から胸骨裏面に向かって鈍的に剥離を進め、慎重にドレーンを留置します。また、縦隔ドレナージを目的に全身麻酔下に開胸操作を行い、経胸腔的にドレナージを行う場合もあります。

ドレーンの目的と使用するドレーン

手術後の縦隔ドレナージの挿入経路は、手術アプローチにより異なります。

❶正中創～胸骨裏面ドレーン　❷胸腔～縦隔ドレーン　❸胸骨上縁～胸骨裏面ドレーン

目的　心臓外科手術や縦隔腫瘍、食道がんの手術後に、血液や滲出液《しんしゅつえき》を体外へ排出する目的、術後出血等のモニタリング目的で手術時に挿入されます。感染の早期診断、抗菌薬治療にも使用されます。

ポイント

- 体表から縦隔へ挿入されるほぼ唯一の症例は、**縦隔膿瘍《のうよう》**に対してです。
- 縦隔膿瘍の原因には食道破裂・穿孔、非常にまれな疾患である頭頸部の膿瘍（歯科領域の感染や扁桃膿瘍など）が縦隔に下がってくる壊死性降下性縦隔炎などがあります。

ドレーン　閉鎖式低圧持続吸引で、トロッカーカテーテル（➡p.130）、ブレイクシリコンドレーンを使用します。

管理上の注意点とポイント

1　ドレーン挿入中の管理

縦隔ドレーンの管理方法は、原則、心嚢《しんのう》ドレーンの管理方法に準じます。

❶排液の観察

色調・臭い

- 手術後の排液は、通常は淡血性から漿液性《しょうえきせい》に変化します。
- 縦隔膿瘍の場合は、**悪臭**を伴う**膿**の流出があります。

❷感染予防

縦隔には大きなスペースはないため、感染を起こすと早期に全身へ波及し、重篤な状態となりやすいです。そのため、縦隔の感染は早期に判断し、ドレナージ・抗菌薬治療を行う必要があります。

❸合併症

注意！　縦隔と胸腔に交通がある場合

縦隔と胸腔に交通がある場合、ドレーンを大気開放にすると縦隔や胸腔に体液が貯留したり、気胸の原因となったりすることがあります。

術後の**縦隔炎**は重大な合併症であり、生命予後にも大きく影響します。特に胸骨正中切開術後の場合は縦隔炎を起こすと骨髄炎を併発しやすく、また、胸骨を固定しているワイヤーやピンなどの人工物があるため、感染コントロールに難渋することが多く注意が必要です。

2　抜去時の管理

❶抜去の判断

心嚢ドレーンと同様に、排液量が **100ｍL/日以下**になり、淡々血性～漿液性の排液となれば抜去します。

❷抜去後の注意点

ドレーン抜去後は、**出血**や**気腫**による臓器圧迫症状がないか観察を継続します。

1 腎摘除・部分切除術

腎摘除・部分切除術のドレーン

腎摘除・部分切除術

腎摘除・部分切除術は、主に腎細胞がんの治療に行われます。腎摘除術は腫瘍のあるほうの腎臓をまるごと摘出する手術で、腎部分切除術は腫瘍を含めてその周りの腎臓の組織を切除するものになります。

手術の方法はどちらも従来のように**開放手術**で行う場合と、最近では**腹腔鏡手術**で行うことも標準的になっています。腹腔鏡手術は、開放手術に比べて①傷が小さい②出血量が少ない③術後の回復が早いという特徴があります。

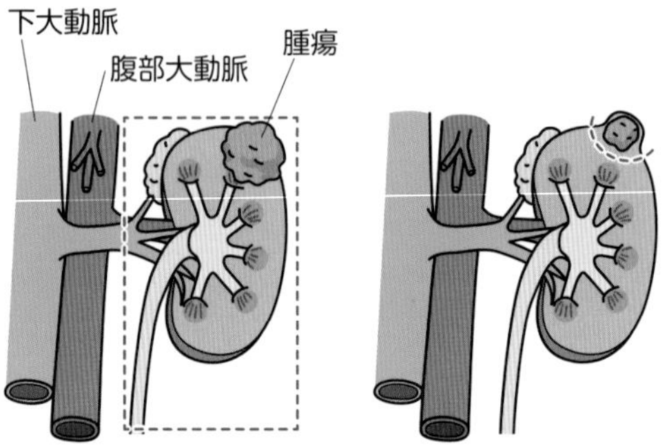

図1　腎摘除と腎部分切除

開放手術か腹腔鏡手術は、腫瘍の**大きさ**や**位置**、**進行度**などを考慮し選択されます。

腹腔鏡下腎摘除術	腫瘍が腎臓にとどまり、リンパ節や多臓器に転移がない腎細胞がん、良性腫瘍の一部
腹腔鏡下腎部分切除術	腫瘍が4cm以下で切除しやすい症例、良性腫瘍の一部
開放手術（腎摘除・部分切除術）	腹腔鏡手術が困難と考えられる症例（リンパ節や多臓器に転移している）。 静脈内腫瘍血栓がある。腎細胞がんが周囲の脂肪組織まで及んでいる　など

参考 その他の適応　腎外傷

その他の適応として**腎外傷**があります。腎外傷には大きく分けて**交通事故**や**打撲**、**転落**などが原因の鈍的腎外傷と、刺創や銃創が原因の鋭的腎外傷とに分類できます。腎外傷の場合、損傷による出血が起こっても多くの場合、**ジェロタ筋膜**（腎周囲を覆う薄い膜）によるタンポナーデ効果で止血されます。そのため、ジェロタ筋膜が損傷を受ける鋭的腎外傷では、開腹手術に至る割合が多いと報告されています。

腎摘除・部分切除術のドレーンの挿入・留置部位

腎摘除術と腎部分切除術では、体表面から見たときにドレーンの位置は同じでも、異なった目的でドレーンは挿入されています。

腎部分切除では、ジェロタ筋膜を切開して、腫瘍のある腎臓の組織と、その周囲にある正常な腎臓の組織のみを切除しドレー

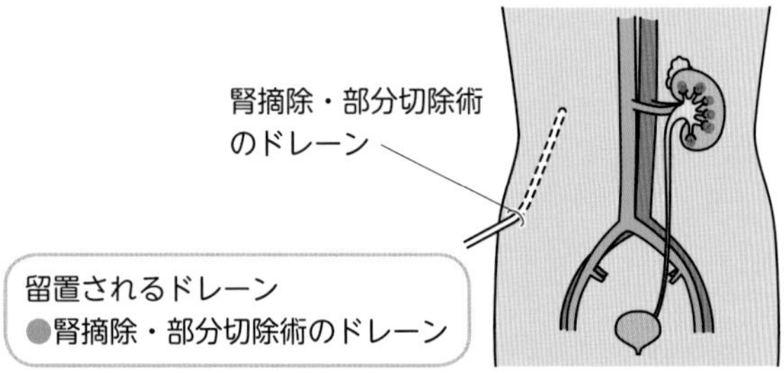

図2　ドレーンの留置部位

ンを留置します。腎摘除術は、ジェロタ筋膜に覆われた腎臓と、周りの脂肪組織を一塊にして摘出します。腎摘除術のドレーンは、摘出した腎臓の場所に留置します。

ドレーンの目的と使用するドレーン

●腎摘除・部分切除術のドレーン

目的　腎摘除術や腎部分切除では、**腎静脈**や**腎動脈**などを結紮《けっさつ》切剥しており、術後に出血などの合併症の早期認識の目的でドレーンを挿入します。
腎部分切除では合併症の**尿漏（ユリノーマ）**の早期発見、治療にも用いられることがあります。

ドレーン　マルチスリット型ドレーンがよく使用されます。腎摘除術などの腰部や腹部にドレーンを挿入する場合は屈曲《くっきょく》のなどの問題が生じるため、屈曲してもドレナージ効果が下がらないように工夫されています。また、CDCガイドラインでは**閉鎖式ドレーンシステム**を推奨しています。

管理上の注意点とポイント

1　ドレーン挿入中の管理

❶排液の観察

色　調

ドレーンからは、手術時に使用した**洗浄水**や手術操作によって生じた**血液**などが排泄されます。術直後の血性から淡血性、漿液性《しょうえきせい》へと変化します。腎摘除術後では、まれに乳び漏が出現することがあります。

❷合併症

腎摘除・部分切除術後の共通した管理のポイントは**術後合併症の早期発見**（出血など）がありますが、それとは別に腎部分切除術では、尿漏（ユリノーマ）の早期発見・管理が重要となってきます。管理をする上で患者がどのような手術を受けたのか、しっかりと理解することが大切になってきます。

重要！
- **尿漏（ユリノーマ）**とは、腎杯などの尿路が切除され腎周囲に尿がたまることをいいます。
- 尿漏は、感染を起こすため体外へ排出する必要があります。

2　抜去時の管理

●抜去の判断

術後１日をめどに腎摘除術では、出血などが認められなければ抜去します。

注意！ **尿漏（ユリノーマ）がある場合**

腎部分切除術では、**出血の有無**のほかに**尿漏（ユリノーマ）**が出現しないか知るために**３～４日**をめどにドレーン抜去を考慮していきます。もし尿漏（ユリノーマ）が認められれば、治療的ドレナージの目的で予定より長く留置します。ジェロタ筋膜が修復され、尿漏（ユリノーマ）が減少してくるとドレーン抜去のタイミングとなります。

2 膀胱全摘術

尿管ステント／骨盤底ドレーン

膀胱全摘術

膀胱全摘術が必要となる病態は、悪性疾患としては、**膀胱がん**が挙げられます。膀胱がんであっても初期の段階であるがん（表在性膀胱がんなど）は内視鏡などで切除したりしますが、ある程度進行したがん（浸潤性膀胱がん）の場合は、**化学療法**や**放射線療法**などの治療の他に**膀胱全摘術**を行います。膀胱がんではなくても周囲臓器の**悪性腫瘍の浸潤**（子宮がん、直腸がん）も膀胱全摘の適応となります。また、表在性膀胱がんであっても頻回の**経尿道的膀胱腫瘍切除術**や**放射線療法**により**萎縮膀胱**になった場合も適応となります。

男性であれば**膀胱**と**前立腺**、**精のう**を同時に切除し、がんが前立腺部尿道に及ぶ場合は**尿道**も同時に切除します。女性では**膀胱**と**尿道**、**子宮**、**卵巣**、**膣**の一部を同時に切除します。

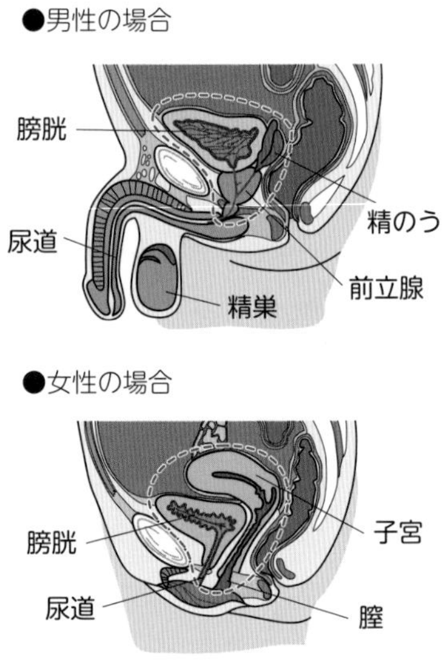

図1　膀胱全摘術の切除範囲

参考 尿路ストーマ

膀胱全摘術になった場合、**尿路変向術**が必要となります。**回腸導管造設術**はその中でも比較的歴史のある術式です。15～20cmの小腸を遊離し左右の尿管をつないで腹部の表面に出します（**尿路ストーマ**）。

膀胱全摘術のドレーンの挿入・留置部位

留置されるドレーン
❶尿管ステント
❷骨盤底ドレーン

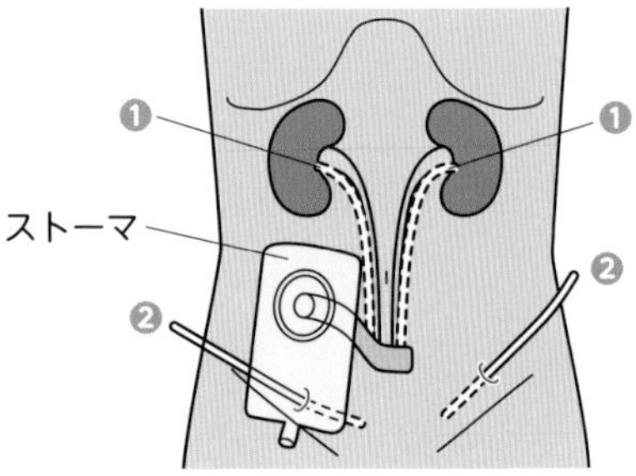

図2　ドレーンの留置部位

ドレーンの目的と使用するドレーン

膀胱全摘術では「摘出（とる）する」ことと、「形成（つくる）する」ことが行われます。2本のドレーンは、それぞれ「摘出する」部分と「形成する」部分に1本ずつ挿入されます。

❶尿管ステント

目的 尿管と導管には、**尿管ステント**といわれるカテーテルを挿入して、腎臓でつくられた尿がカテーテルを通じて、尿路ストーマから体外へ排出されます。このドレーンは、形成した部分に問題が生じた場合の情報をくれる**予防的ドレーン**となります。

ドレーン 腸管ー尿管吻合《ふんごう》部の術後狭窄予防も目的に、**尿管ステント**を挿入します。

❷骨盤底ドレーン

目的 後腹膜に挿入される骨盤底ドレーンは摘出した部分の情報を伝えてくれる予防的ドレーンとなります。骨盤底ドレーンは、前立腺などを摘出した場合、**術後出血**があるかどうかも伝えてくれます。

ドレーン マルチスリット型ドレーンがよく使用されます。

! 管理上の注意点とポイント

1 ドレーン挿入中の管理

❶排液の観察

色調・臭い

・腹膜と後腹膜の各ドレーンからは手術中に使用した**洗浄水**や少量の**出血**が認められます。

・通常の排液の性状は、血性から淡血性、漿液性《しょうえきせい》へと変化します。

ポイント

・尿管ー導管吻合部に問題が生じたり、導管部分に傷などがあったりした場合、**尿の漏れ**が認められます。

・腸管吻合部の縫合《ほうごう》不全が生じた場合、**腸液が排出**します。その場合、腸液臭があります。

❷ドレーン管理

どのドレーンからどのような成分の排出液があるのかを把握することが管理のポイントとなります。

注意！ 尿管ステントが閉塞《へいそく》した場合

腹膜に挿入されたドレーンは、**尿路ストーマ**の排出の量との関係性も重要となっています。尿管ステントが何らかの原因で**閉塞**すると、腎臓と、尿管と導管の吻合部に圧がかかり、尿が漏れることもあります。

2 抜去時の管理

❶抜去の判断

洗浄水や出血が認められなくなれば抜去となります。**出血**が続く場合や、**尿**や**腸液**が認められる場合は、流出がおさまるまでドレーンは挿入しておきます。一般的に、尿管ステントは**2週間後程度**、骨盤底ドレーンは**1週間後程度**が抜去のめやすです。

❷抜去後の注意点

尿管ステントの抜去後は、水腎症や腎盂腎炎を発症するおそれがあります。尿の量と性状、発熱、腰痛などの症状に注意します。

❸ 前立腺全摘術

腹膜ドレーン／後腹膜（膀胱尿道吻合部）ドレーン

前立腺全摘術

前立腺全摘術の適応となる疾患は**前立腺がん**になります。進行した前立腺がんは、手術療法ではなく**ホルモン療法**や**化学療法**が一般的に行われます。前立腺がんが前立腺内だけにある場合が、手術療法の適応となります。

手術は全身麻酔で行われ、**前立腺**、**精嚢**、**膀胱**の一部を一塊にして摘出します。手術の方法は経腹的アプローチ（**恥骨後式前立腺全摘術**）と経会陰的アプローチ（**会陰式前立腺全摘術**）があり、その他の方法として腹腔鏡下前立腺全摘術や、周術期合併症や術後尿禁制が良好であることから近年はロボット支援腹腔鏡下前立腺全摘術などもあります。

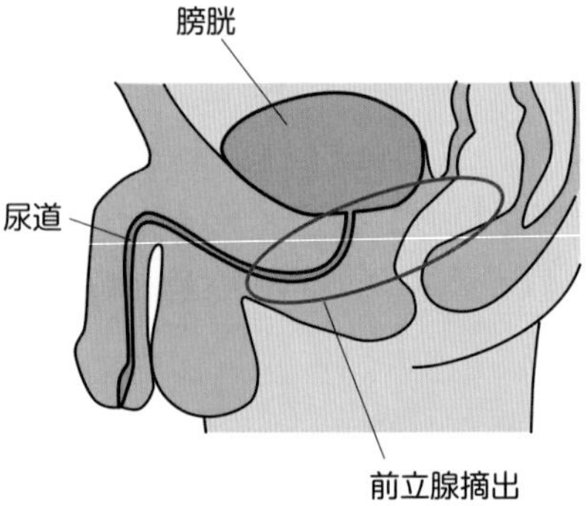

図１　前立腺摘除術の術式

恥骨後式前立腺全摘術の場合、腹膜から後腹膜へ手術操作のアプローチを行います。症例によっては勃起神経を含む神経血管束の保存を行い、尿道を切離後、精嚢、膀胱尿道頸部の処理を行い、前立腺、精嚢を摘出します。摘出後に膀胱と尿道を吻合《ふんごう》します。

会陰式前立腺全摘術は、尿道を切離後、精嚢、膀胱尿道頸部の処理を行い、前立腺、精嚢を摘出します。摘出後に膀胱と尿道を吻合します。

前立腺全摘術のドレーンの挿入・留置部位

●恥骨後式前立腺全摘術

留置されるドレーン
❶腹膜ドレーン
❷後腹膜（膀胱尿道吻合部）ドレーン

●会陰式前立腺全摘術

留置されるドレーン
❷後腹膜（膀胱尿道吻合部）ドレーン

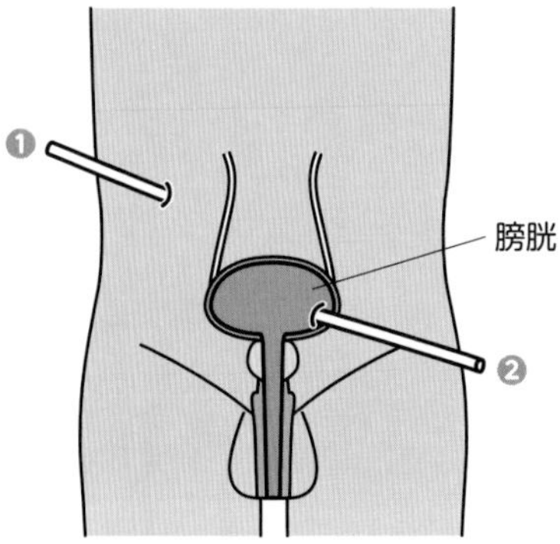

図２　ドレーンの留置部位

ドレーンの目的と使用するドレーン

❶腹膜ドレーン

目的　**情報ドレーン**（information drain）として挿入されます。腹膜から挿入するときに何らかの手術操作で、**出血**などを起こした場合は、腹膜ドレーンから排出されます。

ドレーン　屈曲《くっきょく》のなどの問題が生じるため、屈曲してもドレナージ効果が下がらないように工夫されている**マルチスリット型ドレーン**がよく使用されています。

❷後腹膜ドレーン

目的　後腹膜に挿入されるドレーンは**予防的ドレーン**になります。後腹膜ドレーンは前立腺を摘出し、膀胱と尿道を吻合した場所に挿入されます。

ドレーン　マルチスリット型ドレーンがよく使用されています。

! 管理上の注意点とポイント

1　ドレーン挿入中の管理

❶排液の観察

前立腺の周囲は血流が豊富な場所で、手術中に多量の出血をする場合があります。十分な止血操作を行ったとしても出血のリスクはとても高い手術です。

色　調

・腹膜と後腹膜の各ドレーンからは、手術中に使用した**洗浄水**や少量の**出血**が排液されます。

・通常、排液は血性から淡血性、漿液性《しょうえきせい》へと変化します。

・後腹膜ドレーンからの血液の排泄は、**前立腺周囲**からの**出血**の可能性が考えられます。

排液量

・**尿道**と**膀胱**の**吻合部**の接着が悪い場合、尿が後腹膜に漏れる場合があります。術後から同時に挿入されている尿道カテーテルの色と排出量を比べながら、後腹膜ドレーンの性状も観察する必要があります。

❷ドレーン管理

後腹膜ドレーンは、腹膜のドレーンよりも多くの情報をくれます。その情報を正しく理解することで、質の高いドレーン管理を行うことができます。

2　抜去時の管理

❶抜去の判断

術後１日をめどに腹膜ドレーンを抜去します。

後腹膜ドレーンは吻合部の状態が落ち着くまで（**3～4日程度**）をめどに抜去します。

❷抜去後の注意点

尿漏れが起こる場合があります。

1 脊椎手術

硬膜外腔ドレーン

脊椎手術の適応

脊椎疾患によって神経が圧迫され、**疼痛《とうつう》**、**しびれ**、**麻痺**などの症状があり、かつ、それらが**内服**や**理学療法**などでコントロールできないときに、手術を行えばそれらの症状が改善する見込みがあるもしくは症状の悪化を止められるという場合に手術が選択されます。

❶除圧

手術で神経への圧迫を取り除くことを、**除圧《じょあつ》**といいます。除圧方法には、神経を圧迫している部分の**骨**を取り除く方法や、**骨の位置**をずらして神経の通る空間を広げる方法などがあります。また、脊椎や脊髄の**腫瘍**が圧迫の原因になっている場合は、可能な限りそれを取り除きます。

❷固定

手術で骨の一部を取り除くと、脊椎がグラグラして不安定になってしまう場合や、除圧のみでは症状が再発する可能性がある場合には、**固定術**が同時に行われます。これは、除圧した後に、患者自身の骨盤などから骨を少し採取して、不安定な骨をつなげて固定します。

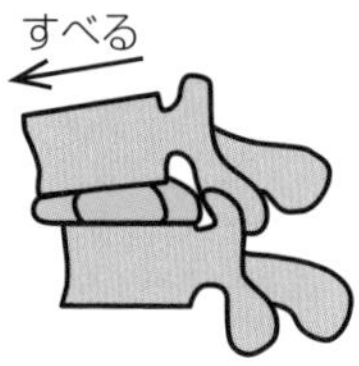

図1　腰椎変性すべり症

固定の際、移植した骨が一塊になるまでには数か月かかります。手術後の早期離床や早期の社会復帰を目的として、**スペーサー**と呼ばれる人工物を使用したり、**スクリュー**（**ネジ**）や**プレート**等の金属を使用して固定の補強を行います。これを**インストゥルメンテーション**といいます。

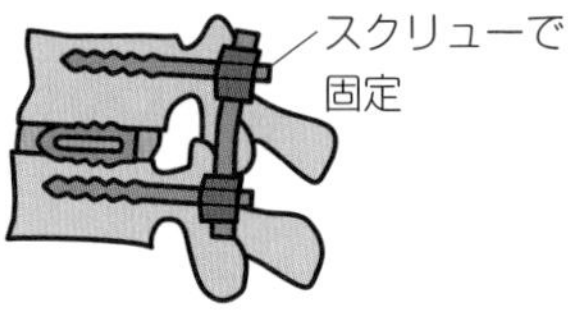

図2　インストゥルメンテーションの例

脊椎術後のドレーンの挿入・留置部位

手術の際に、創部の近くに小切開を行い、ドレーンを皮膚の下に通しておいてから、ドレーンの先端を脊髄の**硬膜外腔**に挿入します。

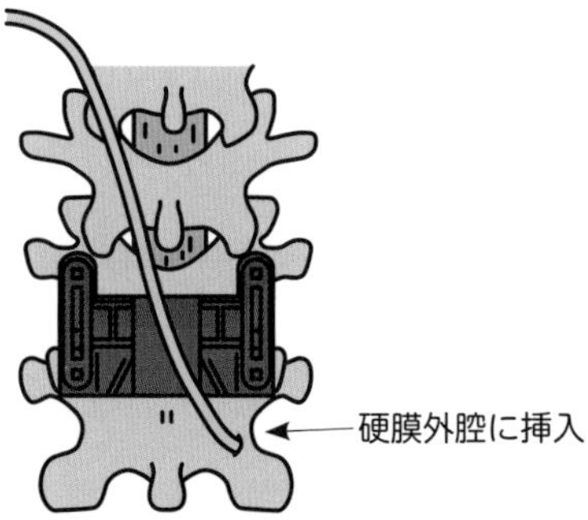

図3　ドレーン留置部

ドレーンの目的と使用するドレーン

●硬膜外腔ドレーン

目的 術後の出血を外に排出させて**血腫**による脊髄への圧迫を防ぎます。術後の出血が異常に多い場合、**髄液漏**《ずいえきろう》（脊髄の硬膜が損傷した際に髄液が硬膜外腔に漏れること）が起こった場合に、異常を早期に発見します（**インフォメーションドレーン**）。

ドレーン **チューブ型ドレーン**に**J-VAC®**などの陰圧がかかる排液バッグを接続して使用します。

! 管理上の注意点とポイント

1 ドレーン挿入中の管理

❶排液の観察

色調

手術当日は**暗赤色**に近く、次第に**薄いオレンジ色**になっていきます。

排液量

- 手術当日に、**鮮紅色**の排液が **100mL/時以上**排出されている場合には、**血管損傷**を来している可能性があるので、患者にはベッド上安静を指示した上で医師に報告します。
- **薄い血性**の排液が **300mL/日以上**排出される場合には**髄液漏**を疑います。

注意！ 髄液漏の場合は仰臥位

髄液漏では、頭の位置を高くすると**頭痛**や**吐き気**が現れることがありますが、仰臥位では改善するという特徴があります。この場合にも、患者にはひとまずベッド上で頭を高くしないよう安静を指示したのち、医師に報告しましょう。

- 排液が全く出ない場合には、ドレーンが**閉塞**《へいそく》している可能性があります。体の下にドレーンを敷きこんでいる、ドレーンの先端が**血餅**などで閉塞している、などの可能性があります。この場合には、ドレーンの**ミルキング**が有効です。

❷ドレーン管理

- ドレーンが外力によって簡単に抜けたりしないように固定します。
- **仰臥位**のときにドレーンが**屈曲**《くっきょく》しないよう、固定は体幹の側面ではなく背部寄りに固定します。

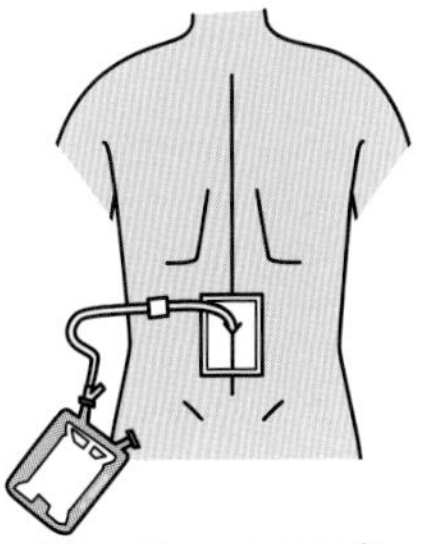

図4 ドレーンの固定

2 抜去時の管理

●抜去の判断と抜去後の注意点

- 排液量が少なくなってきたら、**術後2日目**ごろにドレーンを抜去します。
- 抜去時は排液が皮下に貯留することを防止し、ドレーンが入っていた部位が早く閉じるよう、**ステープラー**（医療用ホッチキス）などで抜去部の皮膚を縫合《ほうごう》することがあります。

ポイント 常に清潔を意識する

ドレーン抜去後は、特にガーゼや寝衣の汚染がないかを観察し、汚染があれば速やかに交換し清潔を保ちます。

② 人工股関節（全）置換術・
THA：Total Hip Arthroplasty
股関節関節腔内ドレーン

人工股関節（全）置換術（THA）の適応

進行した**変形性股関節症**や**大腿骨骨頭壊死**などで、**大腿骨頭**と骨盤の**臼蓋**《きゅうがい》のどちらもダメージを受けている場合で、以下の①～③に当てはまるとき、および、およそ70歳以下の比較的若年の大腿骨頸部骨折に、人工股関節（全）置換術（THA）が考慮されます。

①股関節の痛みが強いため、日常生活に支障を来している場合
②消炎鎮痛剤などの**薬物療法**、**理学療法**や**運動療法**などを行っても、今後症状が改善する見込みがない場合
③**関節炎**が進行してきている、または関節炎を起こすような基礎疾患がある場合

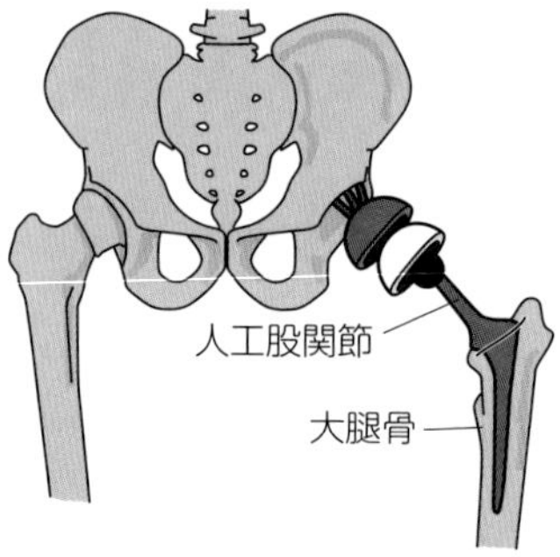

図1　人工股関節(全)置換術

ポイント

・人工関節の耐用年数はおよそ**15～20年**といわれています。耐用年数を過ぎた場合、再手術を行えば人工股関節を交換できます。
・手術は全身麻酔下で行われるため、それに耐えうる全身状態である必要があります。
・人工骨頭のみを入れ替える**人工骨頭挿入術**(BHA)では、人工骨頭の骨頭部分が、患者自身の臼蓋に当たりますが、長期使用で臼蓋がすり減ってしまうことがあります。そのため、若年の大腿骨頸部骨折では、**人工股関節（全）置換術**が選択されることがあります。

参考　**30代でも人工股関節（全）置換術**

以前は、再手術をできるだけ避けるため、高齢になるまで待ってから手術が行われる傾向がありましたが、近年は**Quality of life**を重視し、30代の若い世代であってもこの手術を受ける患者が増えてきています。

人工股関節（全）置換術（THA）のドレーンの挿入・留置部位

ドレーンは手術の際に皮下トンネルを通して、先端を股関節関節腔内に留置します。

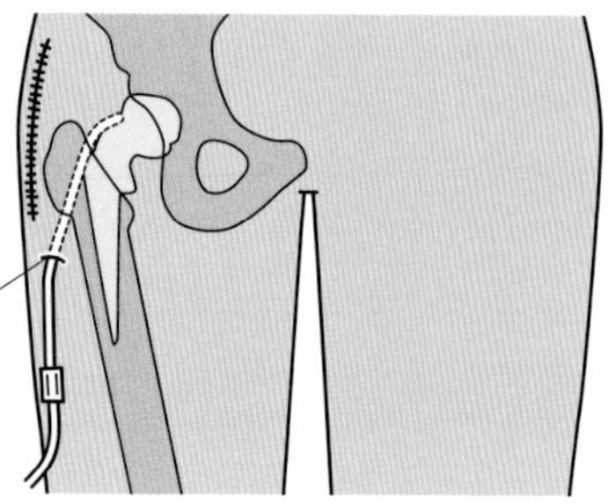

図2　ドレーン留置部位

ドレーンの目的と使用するドレーン

●股関節関節腔内ドレーン

目 的
・血腫の形成を予防する。
術後の出血により**血腫**が形成されると、血腫により周囲の組織や神経が圧迫され、**腫脹**《しゅちょう》や**疼痛**《とうつう》が生じます。疼痛が強いと、術後のリハビリがなかなか進まない、などの弊害が起こり得ます。
・創部の感染予防および治癒促進。
術後の**出血**や**滲出液**《しんしゅつえき》が多く、皮膚の縫合された部分の一部から絶えずしみ出していると、その部分が治りにくくなります。したがって、感染のリスクも増大します。

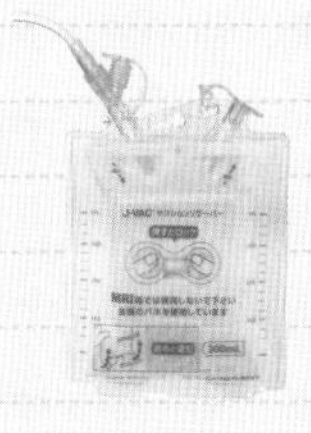

J-VAC®バッグ

ドレーン 基本的には**チューブ型ドレーン**に**J-VAC®**などの陰圧がかかる排液バッグを接続して用います。

管理上の注意点とポイント

1 ドレーン挿入中の管理

❶排液の観察

色 調

・手術当日は**暗赤色**に近く、次第に**淡い黄色**になっていきます。

排液量

・手術当日は、排液量が多く、次第に減少していきます。
・手術当日に、**鮮紅色**の排液が **100mL/ 時以上**排出されている場合には、**血管損傷**を来している可能性があるので、患者にはベッド上での安静を指示した上で医師に報告します。
・排液が全く出ない場合には、ドレーンが**閉塞**《へいそく》している可能性があります。体の下にドレーンを敷きこんでいる、ドレーンの先端が**血餅**などで閉塞している、などの可能性があります。この場合には、ドレーンの**ミルキング**が有効です。

❷固定方法

・挿入部位は Y カットガーゼとドレッシング材で固定します。縫合《ほうごう》部は創部のみえるドレッシング材で保護します。

2 抜去時の管理

●抜去の判断と抜去後の注意点

・排液量が少なくなってきたら、術後 **2 日目**ごろにドレーンを抜去します。
・抜去時は排液が皮下に貯留することを防止し、ドレーンが入っていた部位が早く閉じるよう、**スキンステープラー**（医療用ホッチキス）などで抜去部の皮膚を縫合することがあります。

ポイント
ドレーン抜去後は、特にガーゼや寝衣の汚染がないかを観察し、汚染があれば速やかに交換し清潔を保ちます。

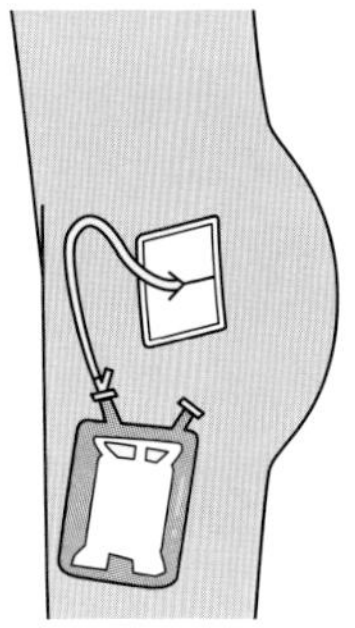

図3 ドレーンの固定

③ 人工膝関節（全）置換術

TKA：Total Knee Arthroplasty

膝関節関節腔内ドレーン

人工膝関節（全）置換術（TKA）の適応

基本的には、ドレーンの留置は行いませんが、**化膿性膝関節炎**などの感染した症例、**深部静脈血栓症**などがあり、術前に抗凝固剤（ヘパリン）などを使用している症例では留置することがあります。

変形性膝関節症や**慢性関節リウマチ**などの疾患で、以下の①～③に当てはまる場合に人工膝関節（全）置換術（TKA）が考慮されます。

①膝関節の痛みが強いため、100m 程度しか歩けない、夜間や安静時に疼痛があるなど、日常生活に支障を来している場合

②**薬物療法**、**理学療法**や**運動療法**などを数か月行っても、症状が改善する見込みがない場合

③**関節炎**が進行してきている、または関節炎を起こすような基礎疾患がある場合。そのほか、膝部分の重症外傷で、複数の骨片をつなぎ合わせることが非常に困難と考えられる場合も適応になることがある。

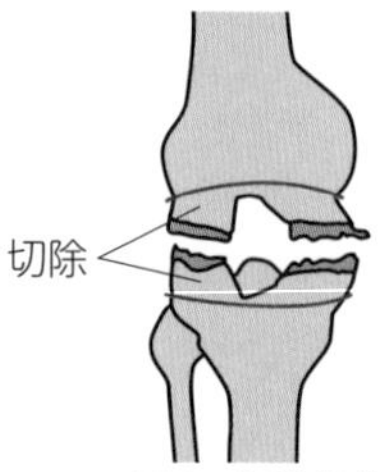

図1　切除部分

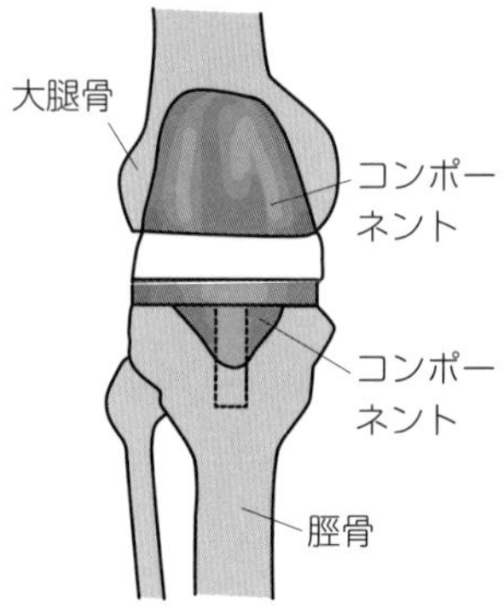

図2　人工膝関節（全）置換術

参考 若い人も人工膝関節（全）置換術の対象に

人工関節の**耐用年数**には限りがあり、これまでは再手術を避けるため、65 歳くらいまで待ってから手術が行われる傾向がありました。しかし近年、人工関節の改良や手術手技の進歩により耐用年数が **15 年以上**となり、60 歳であっても手術が行われるようになっています。また、将来再手術が必要になる可能性を説明した上で、40 代の若い患者にも人工膝関節（全）置換術が行われることがあります。

人工膝関節(全)置換術(TKA)のドレーンの挿入・留置部位

ドレーンは手術の際に皮下トンネルを通して、先端を膝関節関節腔内に留置します。

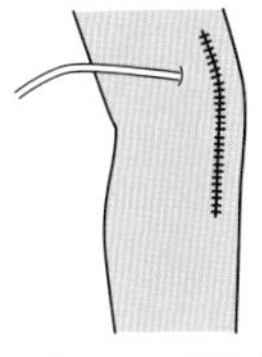

図3　ドレーン挿入部位

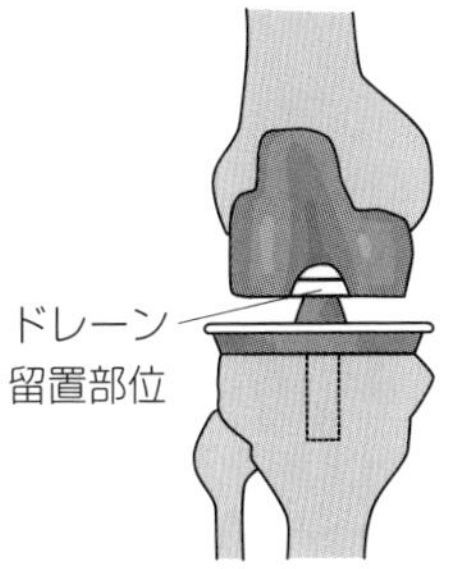

図4　ドレーン留置部位

ドレーンの目的と使用するドレーン

●膝関節関節腔内ドレーン

目　的
・血腫の形成を予防する。
術後の出血により**血腫**が形成されると、血腫により周囲の組織や神経が圧迫され、**腫《しゅ》脹《ちょう》**や**疼痛《とうつう》**が生じます。疼痛が強いと、術後のリハビリがなかなか進まない、などの弊害が起こり得ます。
・創部の感染予防および治癒促進
術後の**出血**や**滲出液《しんしゅつえき》**が多く、皮膚の縫合《ほうごう》された部分の一部から絶えずしみ出していると、その部分が治りにくくなります。したがって、感染のリスクも増大します。

ドレーン
基本的には**チューブ型ドレーン**に**J-VAC®**などの陰圧がかかる排液バックを接続して用います。(➡p.153)

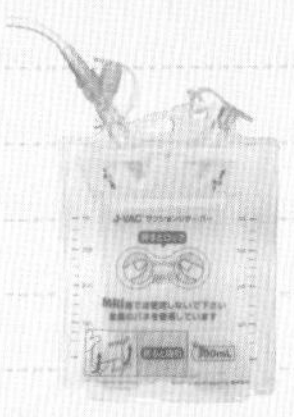

J-VAC®バッグ

管理上の注意点とポイント

1　ドレーン挿入中の管理

●排液の観察

色　調

・手術当日は**暗赤色**に近く、次第に**薄い淡々黄色**になっていきます。
・術後３日程度経過してから、**赤褐色**の排液がある場合には、**膿汁**の排出を疑います。この場合には、ドレーン刺入部や創部の発赤の有無や滲出液の有無を確認する必要があります。また、膿汁を採取して細菌培養検査に提出し、起炎菌（炎症の原因細菌）を同定し抗菌剤の選択の際、判断材料とします。このような場合には、発熱の有無など、バイタルサインにも注意して医師に報告します。

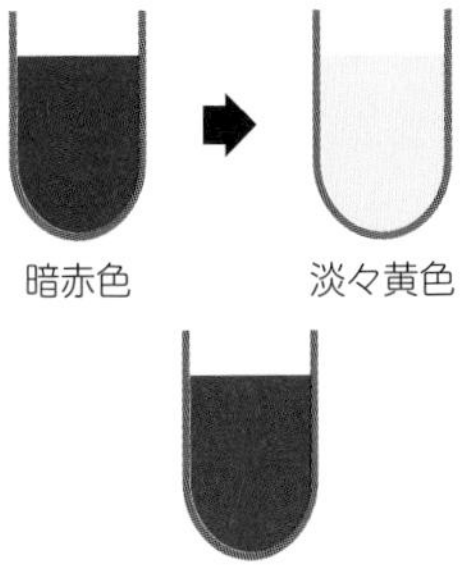

図５　ドレーン排液の色調の変化

排液量

・手術当日は、排液量が多く、次第に減少していきます。

・手術当日に、**鮮紅色**の排液が **200mL/ 時以上**排出されている場合には、患者にはベッド上での安静を指示した上で医師に報告します。

重要！ 排液バッグの容量を確認

出血は、800 ～ 1000mL に及ぶこともあります。排液バッグの容量は 300 ～ 500mL 程度のことが多く、行き場がなくなった**血腫**が膝関節内に貯留する、ということのないよう、手術当日は頻繁に観察する必要があります。

参考 手術後の駆血解除で出血の可能性

手術中は、**ターニケット**という大きな血圧計のような機械で**駆血**して手術が行われるので出血は少ないのですが、手術終了前に駆血を解除すると出血し始めることがあります。ですから、手術の際、傷を縫い合わせる（縫合）前には、創部を洗浄後、出血がないことを確認します。

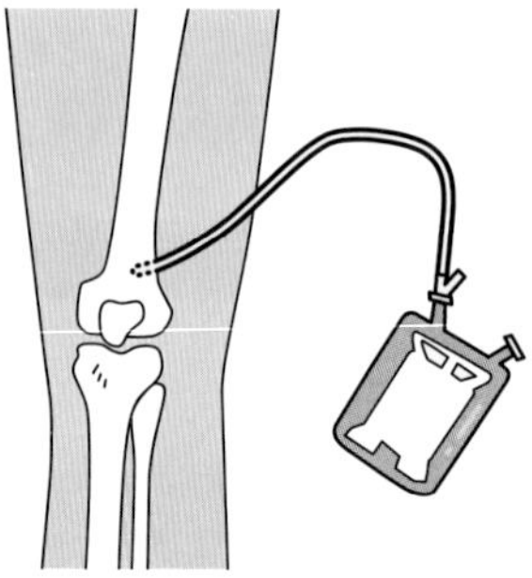
図6　ドレーンの固定

・排液が全く出ない場合には、ドレーンが**閉塞**《へいそく》している可能性があります。体の下にドレーンを敷きこんでいる、ドレーンの先端が**血餅**などで閉塞している、などの可能性があります。この場合には、ドレーンの**ミルキング**が有効です。

2　抜去時の管理

●抜去の判断と抜去後の注意点

・排液量が少なくなってきたら、**術後 2 日目ごろ**にドレーンを抜去します。

・抜去時は排液が皮下に貯留することを防止し、ドレーンが入っていた部位が早く閉じるよう、**スキンステープラー**（医療用ホッチキス）などで抜去部の皮膚を縫合することがあります。

ポイント

ドレーン抜去後は、特にガーゼや寝衣の汚染がないかを観察し、汚染があれば速やかに交換し清潔を保ちます。

第4章

ドレーン管理の臨床お助けガイド

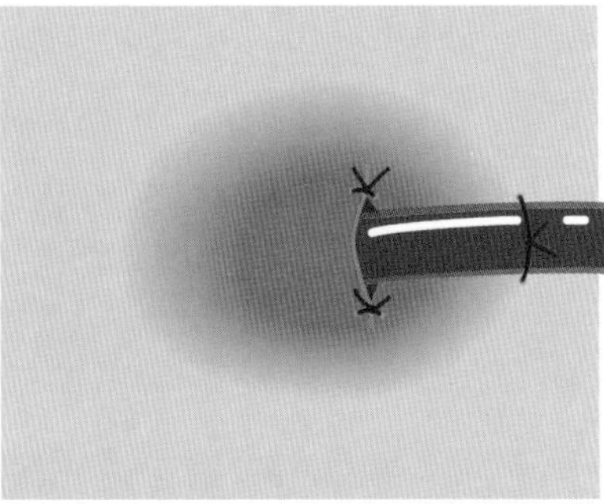

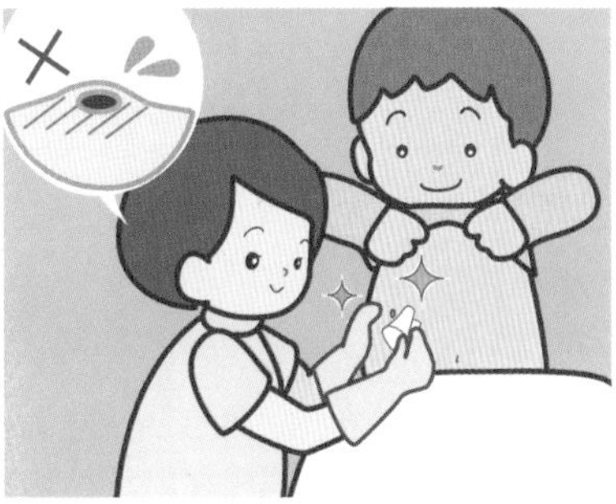

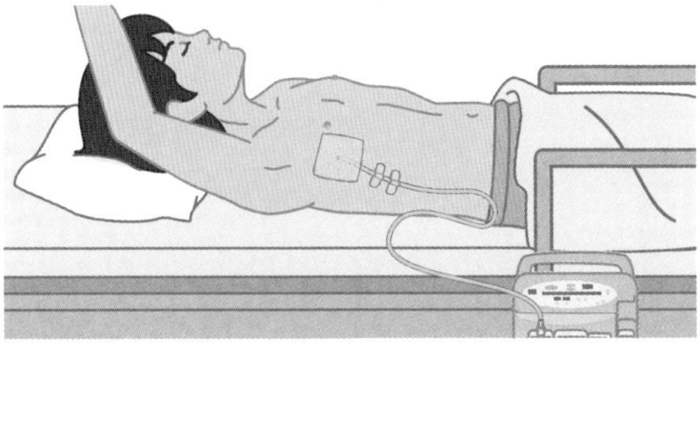

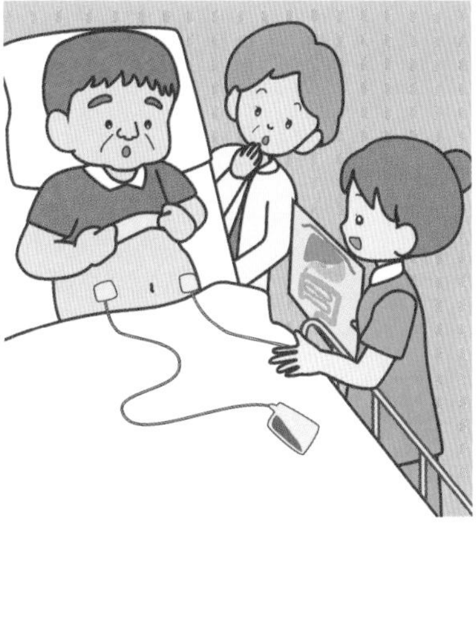

① テープ剤による皮膚障害

1　物理的刺激と化学的刺激

テープ剤によって皮膚障害を起こす原因として、**物理的刺激**と**化学的刺激**があります。

物理的刺激とは、熱や冷感、紫外線など外からの刺激によるもので、**緊張性水疱**、**角質・表皮剥離**、**浸軟**などの皮膚障害を起こします。

一方、化学的刺激とは、薬物などの刺激によるもので、成分中の刺激物質によって**刺激性接触皮膚炎**や**アレルギー性接触皮膚炎**などの皮膚障害を起こします。薬物以外にも添加剤など基剤に含まれている成分によって起こることもあります。

2　物理的刺激による皮膚障害

①緊張性水疱

緊張性水疱とは、皮膚の表面に長時間、強い力がかかることでできる**水ぶくれ**で、テープ剤の貼付位置の端に起こりやすい皮膚障害です。テープ剤を強く引っ張って貼付すると、テープ剤が元に戻ろうとする力が起き、端に無理な力がかかることが原因です。**肘**や**膝**などの**屈曲《くっきょく》部**に起こりやすいです。

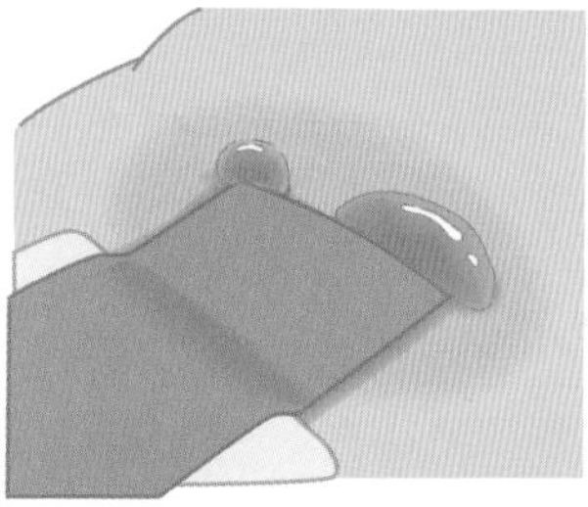

緊張性水疱

②角質・表皮剥離

角質は、テープ剤を剥がす際に膏体と一緒に剥がれます。さらに、テープ剤を強い力で一気に剥がしたり、同じ部位で剥離を繰り返したりすると、角質だけでなく**表皮**まで剥離することがあります。角質・表皮が剥離されると、その下の真皮が露出し、皮膚が赤くなって疼痛《とうつう》を生じます。また、角質・表皮のもつバリア機能の役割が破綻し、感染のリスクが高まります。

③浸軟

浸軟とは、長時間テープ剤を貼付していることにより発汗や不感蒸泄が妨げられ、皮膚が**白くふやけた状態**のことをいいます。浸軟した皮膚は角層のバリア機能が弱くなっているため、**細菌が増殖しやすくなり感染のリスクが高くなります。**

3　化学的刺激による皮膚障害

① 刺激性接触皮膚炎

テープ剤による刺激性接触皮膚炎は、テープ剤の**原材料に含まれる化学物質**によって起こります。化学物質が皮膚に触れた部位に一致して、**紅斑**、**水疱**、**痒み**、**疼痛**などの症状があらわれます。接触していた時間や化学物質の濃度などにより症状が異なりますが、誰にでも起こる可能性があります。

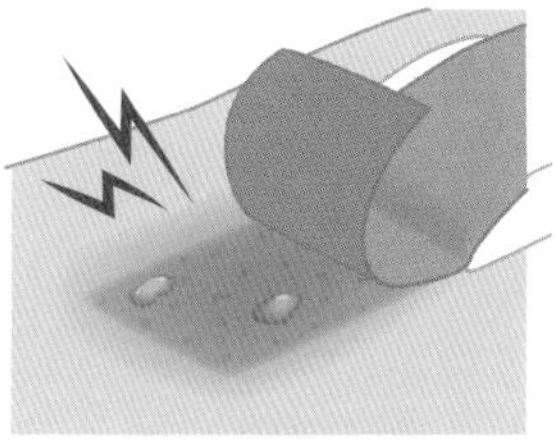

刺激性接触皮膚炎

② アレルギー性接触皮膚炎

テープ剤によるアレルギー性接触皮膚炎は、テープ剤の**原材料に含まれる化学物質**に対して**アレルギー反応**を起こして生じます。特定の**原因物質**（**アレルゲン**）に接触し**感作**された人が、アレルゲンに再度接触することによって発症します。テープ剤貼付後 12 ～ 24 時間に**痛みを伴う紅斑**、**浮腫**、**丘疹**、**小水疱**などの症状があらわれます。刺激性接触皮膚炎と異なり、発症する人は限られます。

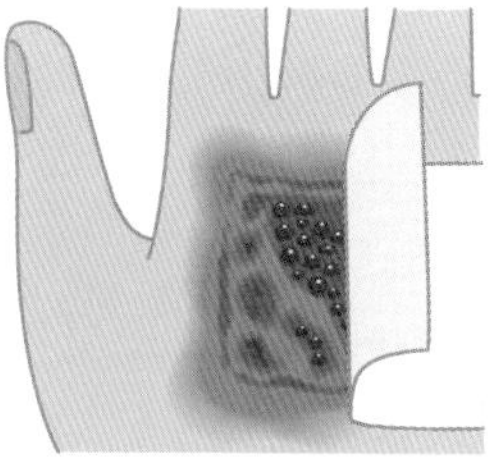

アレルギー性接触皮膚炎

4　テープ剤に関連するドレーン・チューブトラブルの原因

① テープ選択によるもの

1. 確実な固定が必要なドレーンやチューブへ、粘着力が弱いテープや伸縮性のあるテープを使うと不安定な固定となり、抜けたり、ずれたりする。
2. 関節など可動性のある場所や脆弱《ぜいじゃく》な皮膚に、粘着力が強いテープや皮膚に張力がかかるテープを使うと表皮剥離や発赤の原因になる。

② 固定方法によるもの

1. 発汗、皮脂などが多く皮膚の落屑が著しい場合は、粘着力が低下し、チューブが脱落する。
2. 敏感肌に長時間、同じ部位にテープを貼ることで掻痒感《そうようかん》が助長され、**無意識な掻破**により患者によるチューブの抜去が起こる。
3. テープを引っ張った状態で貼った場合、**皮膚に張力がかかる**ことにより発赤や水疱形成が起こる。
4. 粘着性の強いテープを使用中や脆弱な皮膚に対して**勢いよく剥がした場合**に、角質層を損傷することにより発赤や表皮剥離が起こる。

5　テープの貼り方

①テープ剤を貼る前の確認ポイント

同じ部位に貼らざるを得ない場合は、**皮膚被膜剤**や**皮膚保護材**を使用し皮膚を保護しましょう。汚れが残ったままテープを貼ると、接触皮膚炎が起こりやすくなります。泡立て不要の清浄剤や、低刺激性の石けんなどを使用し、皮膚を清潔にします。すでに表皮剥離やびらんがある場合、洗浄剤は患者へ痛みを与えるため、人肌程度に温めたお湯や生理食塩水を使用します。

②皮膚に負担の少ないテープの貼り方

テープを貼るときには、皮膚に張力をかけないようにします。テープを引っ張りながら貼ると、皮膚表面に持続的に引っ張られる力がかかり、水泡形成を起こす可能性があります。肘や膝などの関節部にテープを貼るときは、少し関節を曲げた状態で貼るなどの工夫が必要です。

ドレーンを固定するときは、テープを**Ω状**にドレーンに一周巻きつけるようにして皮膚に貼ります。皮膚への負担が少なく、テープも剥がれにくくなります。

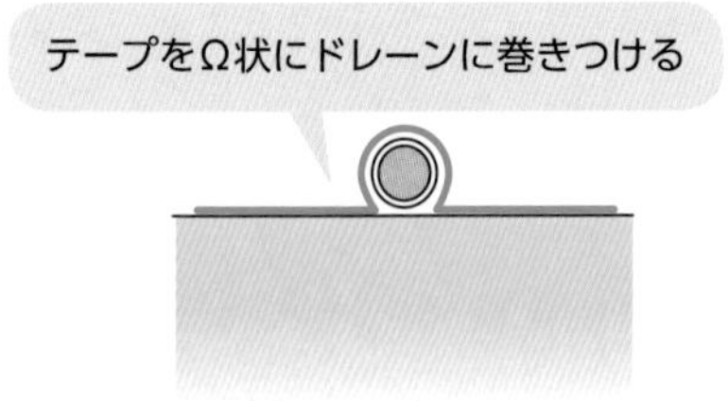

図２　正しいテープの貼り方

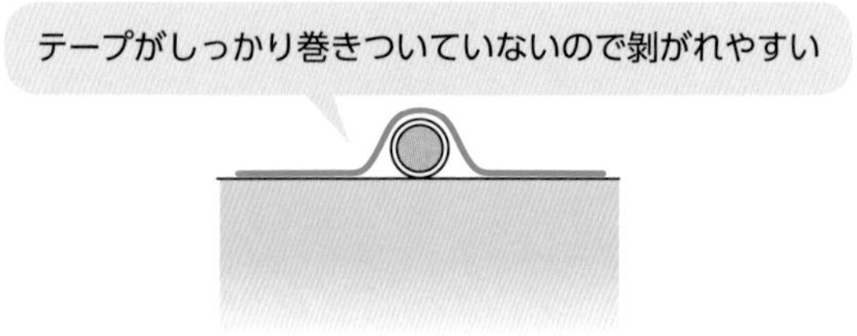

図３　よくないテープの貼り方

③皮膚に負担の少ないテープの剥がし方

テープを剥がすときは、テープ周囲の皮膚を指で押さえながら少しずつ剥がし進め、愛護的に行います。

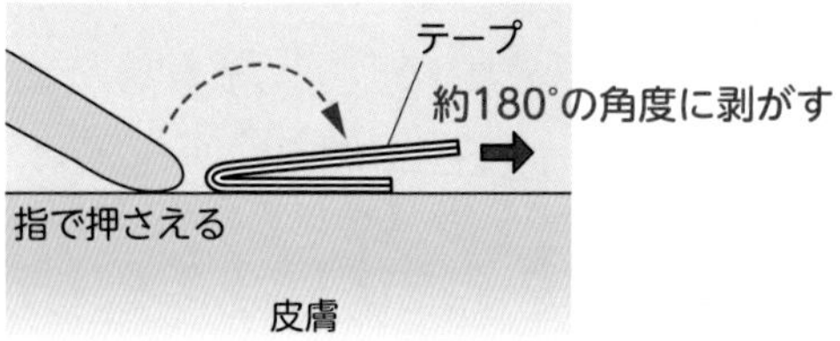

図４　テープの剥がし方

6　テープの種類と特徴

医療用粘着テープには、大きく分けると**ゴム系**と**アクリル系**の２つのタイプがあります。

ゴム系テープ	アクリル系テープ
確実に固定する必要がある場合によく使用される。 **伸縮性があるため**、関節部などにも適している。剥がすときに皮膚への物理的な刺激が強く、ラテックスが配合されていることがあるため、ラテックスアレルギーのある患者へは注意が必要である。 エラスチコンは**部分部分に粘着剤が付いており**、キノプレスは**全体に粘着剤が付いている**ため同じゴム系でもエラスチコンの方が皮膚に刺激が少ない。 **注意!** アレルギー保持者は気をつける ラテックスアレルギーのある患者へのゴム系テープの使用は注意が必要です。	**粘着力はゴム系テープより弱いが、皮膚への刺激が少ない** ガーゼ固定など、張り替える頻度が高いケースには、**アクリル系のほうが適している。**しかし、何度も同じ部位にテープを貼ると表皮剥離が起こりやすいため、貼る部分を毎回ずらす必要がある。

2 刺入部の炎症・感染

1 炎症とは

炎症とは、組織・細胞が傷害を受けた後に生体が示す反応です。通常は、原因となった刺激を除去することで反応は消失します。炎症の主な特徴は、**発赤**、**熱感**、**疼痛《とうつう》**、**腫脹《しゅちょう》**の4つです。これらがすべて見られる場合は、炎症が起こっていると考えます。

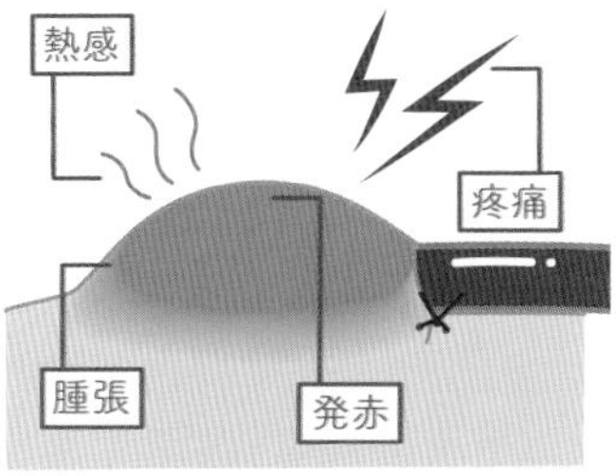

刺入部の炎症

2 感染とは

感染とは、病原体となるウイルスや細菌などの**微生物**が体内に侵入し、増殖することをいいます。

①感染徴候の観察

発熱や炎症反応の上昇、刺入部の発赤、熱感、腫脹などが感染徴候です。

ポイント しっかり観察すること

ドレーン刺入部の**皮膚の状態**、**熱型の変化**、**頻脈**がないか、**呼吸**は速くないかバイタルサインから感染の徴候を考慮し、このような徴候がないかよく観察します。

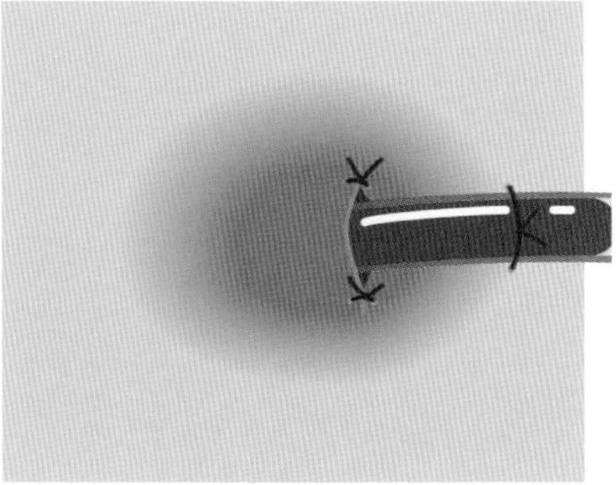
刺入部の発赤

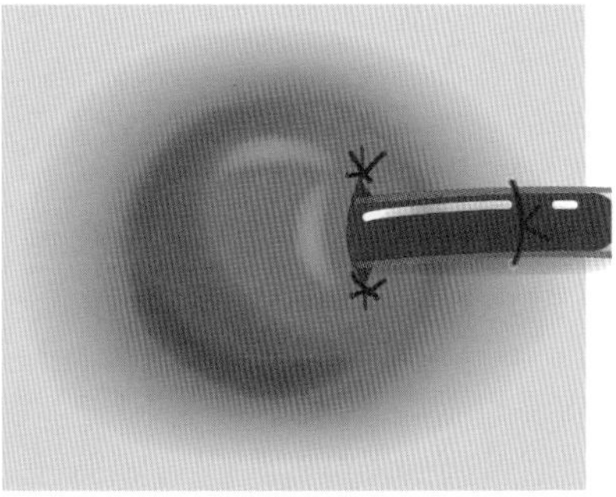
刺入部の腫脹

②感染予防

ドレーン刺入部の汚染による手術部位感染（SSI：Surgical Site Infection）の場合は、手術だけでは予防できないため、ドレーン刺入部が汚染されないように管理を行うことが重要となります。ドレーンは、体内に入るものです。清潔を保ち、細菌が入り込み炎症が起きないようにしましょう。

重要！　感染予防には清潔第一

処置の前後に**手指衛生**（手洗い、手指消毒）を徹底し、手袋着用にて、ガーゼ交換・排液バッグ・ドレーンキャップの処理などの**清潔操作**が必要です。

＜開放式ドレーンと閉鎖式ドレーンの感染予防策＞

開放式ドレーン	・外界と通じているために閉鎖式ドレーンと比較して感染の可能性が高く、感染予防には特に注意が必要。 ・排液が多い場合には、感染防止のために頻回にガーゼを交換する。 ・膵液《すいえき》や胆汁《たんじゅう》などが含まれる排液やアルカリ性の消化液が皮膚に付着すると、ドレーン周囲の皮膚障害を起こすことがある。 ・ドレーン刺入部周囲に発赤が見られた場合は、透明フィルムドレッシング材や皮膚保護材を貼るなどの工夫を行うとよい。
閉鎖式ドレーン	・チューブの挿入部位はできるだけフィルムドレッシング材で密閉する。 ・フィルムドレッシング材使用時は１週間に１回程度交換する。 ・フィルムドレッシング材が排液などで汚染された場合は、感染の原因や皮膚トラブルの原因になるため、ただちに交換する。 ・挿入部がガーゼで保護されている場合、ガーゼ交換は毎日行う。 ・ガーゼ交換時には挿入部の状態を観察して、発赤、腫れ、出血、滲出液《しんしゅつえき》の有無を確認する。

＜感染が起こりやすい状態＞

活動量低下	・活動量が減ることで、基礎代謝も減少し、筋力も減少する。 ・タンパク質が失われ、皮膚の障害などを引き起こすことがある。 ・全身衰弱により抵抗力が低下し、感染を引き起こしやすくなる。 ・心理状態が与える影響として、不動性による刺激の減少やストレスにより、免疫力が低下する。
食事量の低下	・食欲不振などの状況が続くと、栄養不良が起こる。 ・エネルギー補給が不足し、特に血清タンパクが減少して皮膚障害などを引き起こすことがある。 ・全身衰弱により抵抗力が低下し、感染を引き起こしやすくなる。 ・低栄養あるいは低タンパク血症は創傷治癒を遅延させる。 ・タンパク質は組織を維持し新しい組織を形成するのに特に重要な役割を果たしている。 ・ビタミンやミネラルの不足もコラーゲンの合成化を障害し、創傷治癒を遅延させる。
高血糖状態	・既往や持病に糖尿病がある患者の場合は特に注意する。 ・高血糖状態は、好中球やマクロファージの食菌《しょっきん》作用や異物の認識作用を阻害し、免疫が低下することで、感染症に罹患しやすくなる。

③ 閉塞・屈曲・・

原因と予防策

1　閉塞・屈曲の原因

排液を確認するためのドレーンですが、その排液が見られなくなった場合、ドレーン内腔の閉塞《へいそく》やチューブの屈曲《くっきょく》を疑いましょう。

①閉塞の原因

排液が**血性**で排液の中に**凝血塊**《ぎょうけっかい》や**フィブリン**がみられる場合は、特に閉塞が起こりやすく、頻回な**ミルキング**が必要です。閉塞が解決しなかった場合は、医師へ報告が必要です。

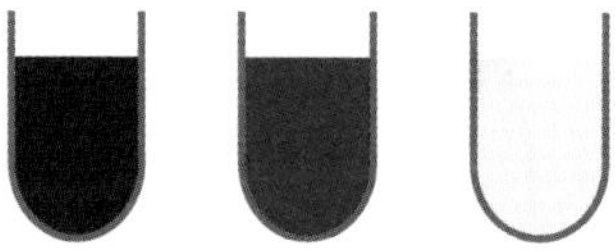

ミルキングとは、ドレーンの中に溜った血液や排液を、手で揉んだり専用のローラーなどを使ったりして、流してあげる作業のことです（➡ p.35）。

②屈曲の原因

チューブは患者の動きを妨げないように、ある程度余裕をもった長さとなっていますが、これは屈曲の原因になることがあります。体位変換や**身体の下敷き**になってチューブが屈曲する、チューブが垂れ下がって**チューブとドレーンの接続部**が屈曲する、**ベッド柵の間に挟まれて**屈曲するほか、**寝具**、**寝衣**、**下着**、**おむつ**により屈曲することもあります。

2　閉塞・屈曲の予防策

①閉塞の予防策

排液の色や形状を、注意して観察しましょう。排液の色が通常よりも濃かったり、**粘稠性**があったりする場合は、ミルキングを行って様子を確認します。ミルキングをしても改善しない場合は、医師に報告して指示を仰ぎます。

②屈曲の予防策

ドレーンの位置に常に気を配りましょう。**体位変換**や**移動**をした場合は、必ずドレーンの位置を確認します。体の下敷きになって屈曲していることがあります。ドレーンが長い場合は、たるみの発生に気をつけます。

4 機器のアラーム対処法・リーク警報・低圧警報、高圧警報、バッテリー警報、その他

1 アラームの原因

ここでは、ME（Medical Engineering）機器に接続する低圧持続吸引器や間欠吸引器を例に、アラームの対処法を説明します。

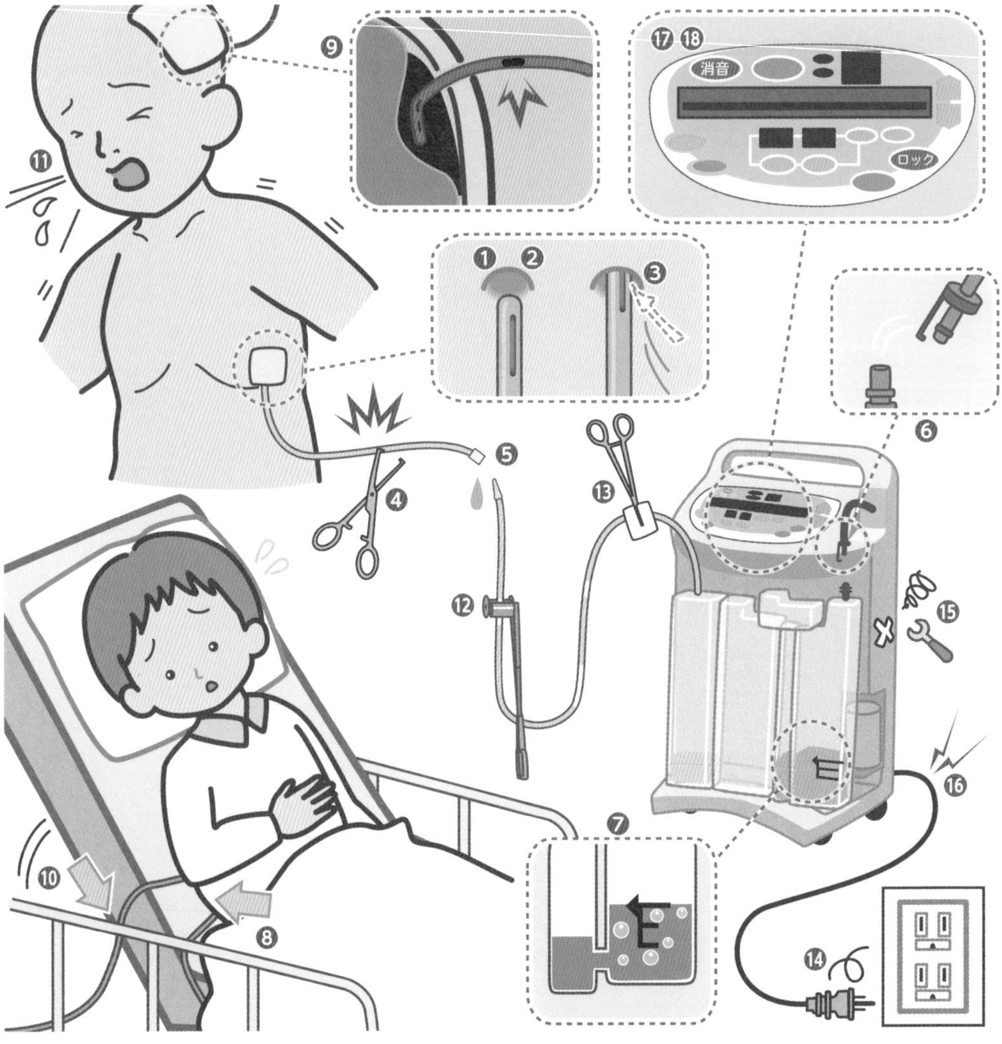

2 アラームの対処法

	左ページの番号	アラームの原因と対処方法と留意点
リーク警報・低圧警報	❶ ❷	●ドレーンの脱落・抜去 ・ドレーンの部位や病態によって対処法は異なる。**胸腔ドレーン**の場合は、直ちにフィルムドレッシング材等で外気の引き込みを止め、医師に連絡。気胸が起きていないかの画像の確認やドレーンの再挿入が検討される。その間、呼吸や循環動態の悪化に注意する ・2の場合、脱落に気づきにくいので、挿入部の観察は**定期的**に行う ・患者の皮膚とドレーンにマーキングしておき、脱落にすぐに気づけるようにする
	❸	●挿入部からの外気の引き込み ・吸引圧の変動とエアリークの状況を観察。異常があるときはドレーンの脱落の可能性もある ・胸腔ドレーンでは、水封室の呼吸性移動（フルクテーション）の有無を観察する
	❹	●ドレーンの破損 ・チューブを鉤付き鉗子でクランプしたり、チューブ鉗子の根元や先端でクランプしたりした場合、チューブが破損することがある。ドレーンの素材によっては緩衝材を使用する
	❺ ❻	●接続不良 ・ドレーンとチューブの接続部分を確認 ・メラサキューム等の機器との接続部に破損（ロック用の爪が折れているなど）に注意
	❼	●患者要因 ・気管支断端漏などの原因で水封室に気泡が**持続的**に発生した場合、手術適応などが検討される。この場合、エアリークが持続していてもドレナージを継続し、経過観察することがある（ドレナージができないと、緊張性気胸（胸腔内に貯留した空気に圧排されて肺や心臓が拡張できなくなる致命的な状態）になる危険性が高まるため）） ・病態を理解し、エアリークが持続的か間欠的か観察し、医師に連絡する
高圧警報	❽	●ドレーンの屈曲《くっきょく》 ・ドレーンが患者の体の下敷きになっていないか、挿入部からルートを確認する ・ドレーンが長すぎて屈曲の原因になることがある。適切な長さに変更する、ルートの固定位置などに注意するなどの対処を行う
	❾ ❿	●ドレーンの閉塞《へいそく》 ・挿入部からルートを確認し、ミルキングができるルートであればミルキングを実施 ・閉塞による排液量の減少がみられる場合は、医師に報告する ・ベッド柵などに挟んでいた場合は、破損がなく正常に吸引圧がかかるか確認する
	⓫	●患者の咳嗽 ・胸腔ドレーンでは、咳嗽時に胸腔内圧上昇でアラームが鳴ることがある。一過性なら経過観察
	⓬	●ミルキング時 ・吸引圧が一時的に上がり、アラームが鳴る。圧解除後、すぐに解除されれば問題なし
	⓭	●チューブクランプ時 ・搬送時にクランプした後、解除を忘れるなどしてアラームが鳴る。クランプ解除の確認 ・抜去前のクランプ試験中であれば、吸引圧はかけないので、電源を切る
バッテリー警報	⓮ ⓯	●コンセント接続忘れ ●保存の方法 ・バッテリー式のものは保管時も充電しておく ・ME機器は定期的なメンテナンスを行う
その他	⓰	●ME機器自体のトラブル ・圧力センサーの異常 ・機器に水が入る、電気コードの断線など
	⓱ ⓲	●設定画面 ・設定画面に誤って触れても設定が変わらないよう、ロック機能があれば使用する ・消音機能がある場合は、必要なときに異常に気づけるよう適切に利用する

5 抜去・接続部の外れ・原因と対応策

1　抜去の原因

ドレーンの予期せぬ抜去には、自然に、あるいは何らかの外力が加わり抜けてしまう**事故抜去**と、患者自身が抜いてしまう**自己抜去**があります。

①事故抜去の主な原因

移動時や体動時に、ドレーンがベッド柵や車いす、ストレッチャーに引っかかって抜ける	固定方法が不十分で抜ける
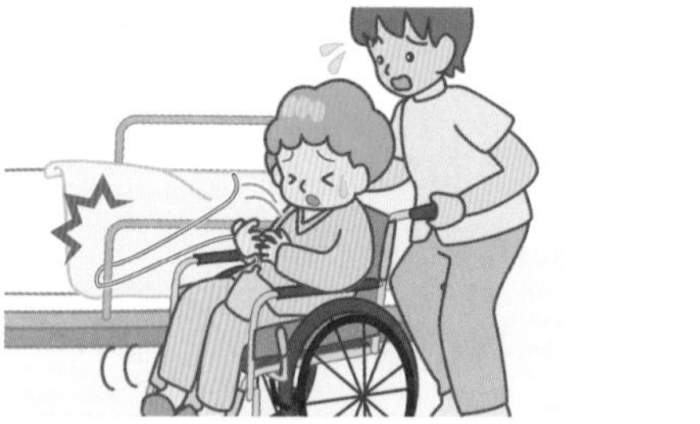	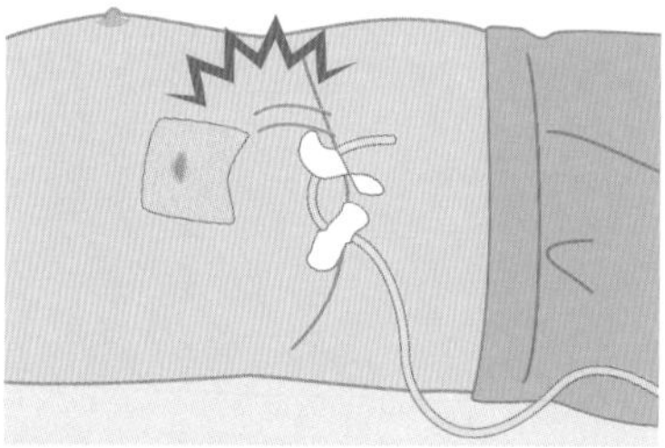
機器の接続部がゆるんで抜ける	体位変換時に抜ける
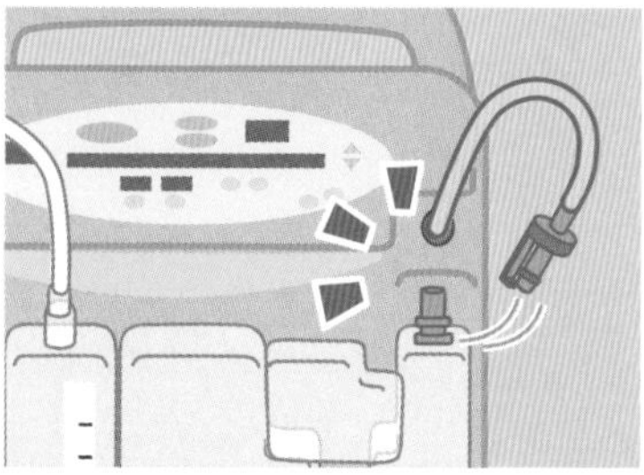	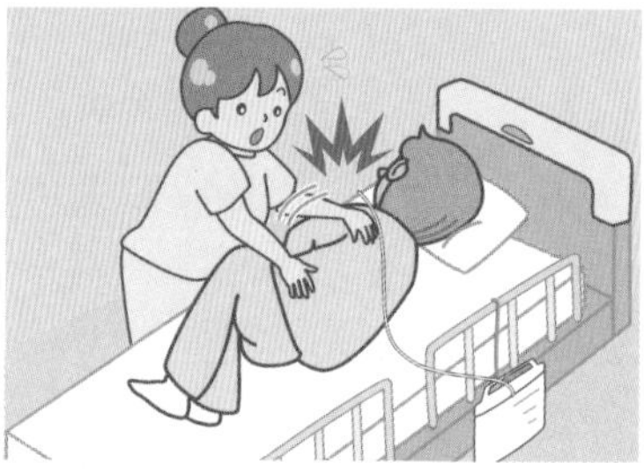

②自己抜去の主な原因

認知症やせん妄、意識障害がある	小児など協力が得られにくい
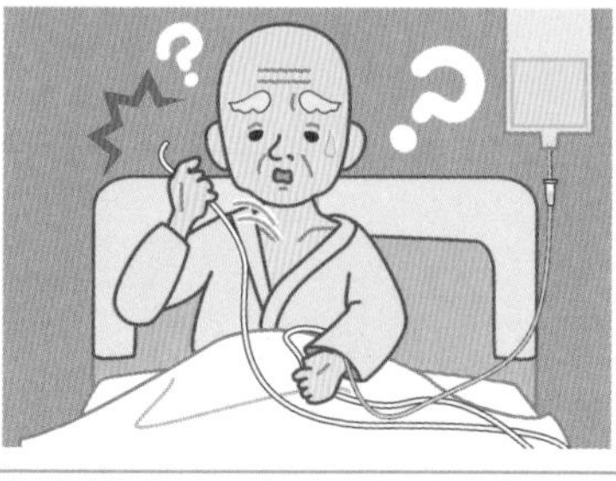	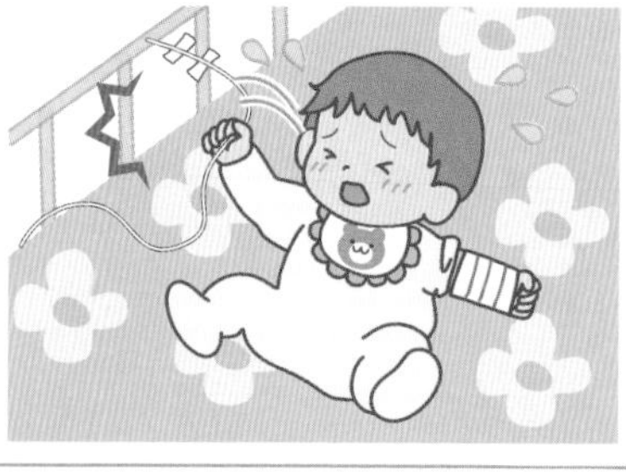

2　接続部の外れの原因

●接続部が外れる主な原因

接続が不十分でゆるんで外れる	想定以上の力がかかり外れる
ドレーンの結束部がゆるく外れる ●コネクターが外れる 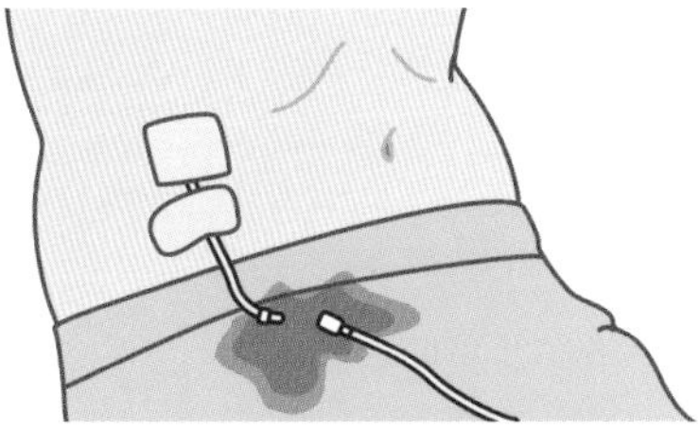 ●閉鎖式排液バッグとドレーンの接続が外れる 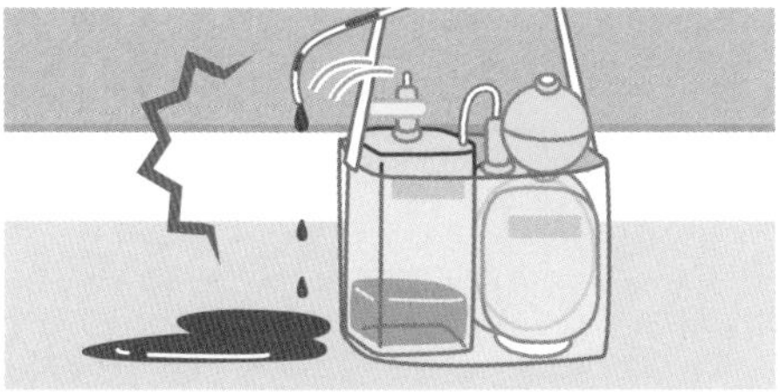 ●電動式低圧吸引器の接続部分がゆるんで抜ける 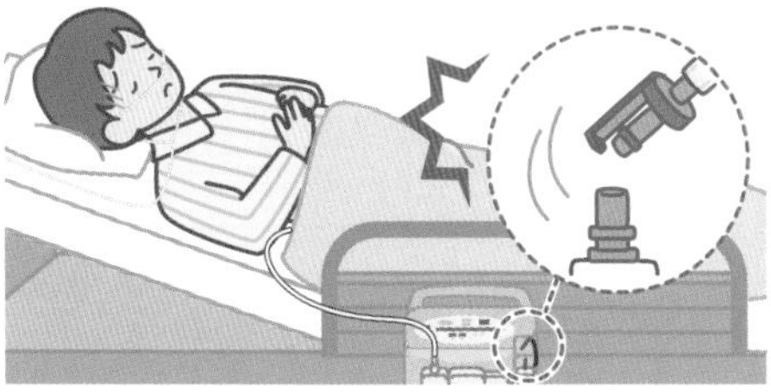	ドレーンを気にせず患者が立ち上がって移動するときに外れる ●ドレーン想定以上の力が加わった 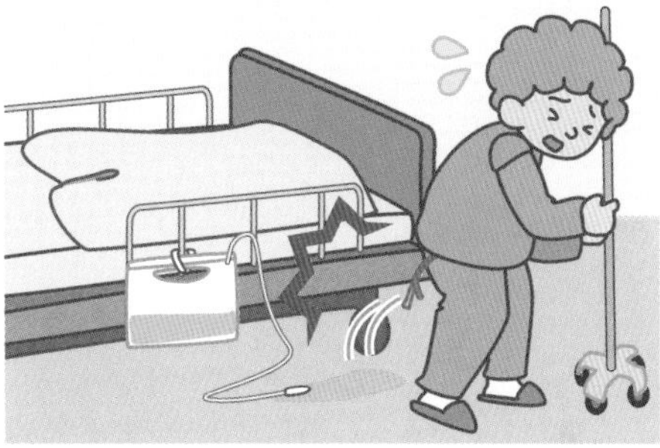 ●接続部の破損 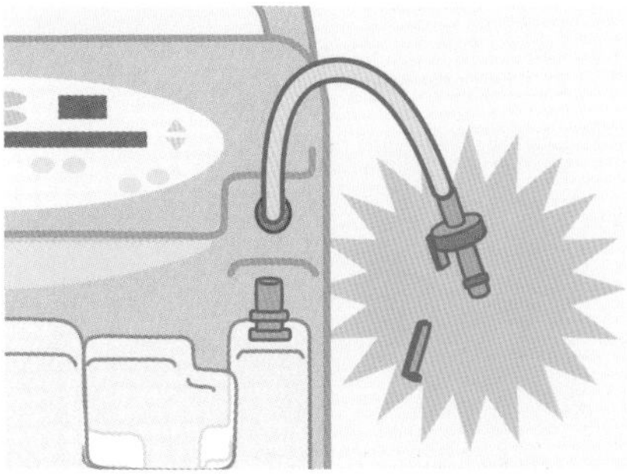

重要！　接続部の外れは早急な対応を！

接続部が外れた場合、接続部からの**細菌感染**を合併する可能性もあるため、早急な対応が必要となります。胸腔ドレーンの接続が外れてしまった場合、空気が胸腔に侵入し、肺が虚脱してしまう可能性も高くなります。すぐに対応する必要があります。

●抜去・接続部の外れの予防策と発生時の対応

①患者の状態を観察する

患者の状態を観察	予防対策
認知症、せん妄、意識障害などがないか？	・医師と薬剤の使用などを検討する ・患者の手に届きにくい体位、寝衣にする ・必要時、身体拘束をする
ドレーンの必要性を理解しているか？	・必要性を理解できるように説明する
ドレーンを確認しながら行動できているか？	・行動を観察し、安全に行動できるように説明する ・安全行動できない場合は介助する
ドレーン周囲に掻痒《そうよう》はないか？	・皮膚観察

②ドレーンの状態をチェックする

ドレーン管理	予防対策
体位変換、ギャッジアップ、寝衣交換、移動時にドレーンが引っかかり抜けないように配慮しているか？	・ドレーンが引っ張られていないか、引っ張られる可能性はないか確認する ・患者周囲の環境整備をする
ドレーンの適切な長さや固定道具を選択しているか？	・施設で採用されている固定器具の特徴を理解して適切に使用されているか確認する
接続部のゆるみはないか？	・しっかり固定されているか確認する
ドレーンの固定テープは剥がれかけていないか？	・テープの貼り替えを行う
縫合《ほうごう》糸は取れていないか？	・取れそうなら医師へ報告
接続部はゆるんでいないか？	・外れないように確実に接続する ・定期的な訪床とその度に確認をする

●ドレーンの接続部が外れた場合の応急処置

＜胸腔ドレーンの接続部が外れた場合＞

最初にすべき対応は、大気を胸腔内に吸い込まないようにすることです。

・患者側のドレーンをクランプする

ペアンやコッヘルを持ち合わせていない場合には、**手でクランプ**し外部との交通を遮断します。このとき管内の排液が逆流すると感染の危険が高まるので、必ず**挿入部より地面に近い側で操作**します。

・応援を呼びます。

・医師へ報告します。

＜腹腔ドレーンの接続部が外れた場合＞

・すぐに再接続せずに、接続部の体側でクランプし消毒する

可能であれば新しい排液バッグを用意し、再接続の後、クランプを解除します。

このとき、管内の排液が逆流すると感染の危険が高まるので、必ず**挿入部より下で操作**します。

＜心嚢《しんのう》ドレーンの接続部が外れた場合＞

・すぐに再接続せずに、接続部の体側でクランプし消毒する

可能であれば新しい排液バッグを用意し、再接続の後、クランプを解除します。

このとき、管内の排液が逆流すると感染の危険が高まるので、必ず**挿入部より下で操作**します。

6 急変とその対応・挿入時及び留置直後・留置中の急変対応、抜去後の急変

1 緊急性の判断

患者の様子をみて「何か変」だと思ったら、**緊急性が高いかどうか**の判断が重要です。ドレーンが留置されているまたは留置されていた場合には、**大量出血**や、**異物感染**による**敗血症性ショック**など重篤な病態に陥る危険性があります。

判断をするとき、例えば、異常に呼吸が速くなっている場合は、まず**フィジカルアセスメント**を行います。意識レベルの確認、チアノーゼの有無、呼吸数、呼吸パターン、脈拍触知、触知により熱があるかを確認します。視診や問診、触診でおおよそのバイタルサインは推測することができます。その段階で、ショック状態であれば急変対応をし、ドレーンの排液量や性状、刺入部または抜去部の観察を行います。また、**緊張性気胸**の場合は、早急に脱気が必要となり原因解除が最優先となるため、呼吸状態悪化時には処置続行が最優先とされます。

蘇生レベルの急変ではないと判断できれば、バイタルサインを測定して異常の原因を検索します。医師の診察が必要であるかを判断し、追加検査等に対応します。

2 急変対応

●ドレーン挿入時及び留置直後・留置中の急変対応

	観察ポイント	急変対応
ドレーン挿入時及び留置直後	バイタルサインの変化	・処置開始前にバイタルサインを測定し、処置中は侵襲《しんしゅう》度によりモニタリングを検討する ・処置開始前に、凝固能や出血時のリスク（肝機能異常や抗凝固薬の使用等）となる病態がないか確認しておく ・**痛み**や**恐怖**、体位の変化でもバイタルサインは変動する ・血圧低下などショックバイタルの場合には、処置の中断の判断の確認や、**ショック体位**をとるなど対応する。処置中は清潔野をつくるため、患者の状態が観察しにくくなる。異常の早期発見に努めるように声掛けをする。また、覆布（シーツ、コンプレッセン、ドレープ）などで観察しにくい場合には、処置が継続できる範囲で覆布から除き込むなどして顔色や表情等を確認する ・患者が痛みや恐怖を感じているときは、**声をかけて**不安を軽減し、疼痛《とうつう》の程度や意識レベルの把握に努める ・処置中は、定期的に**血圧**測定や**脈拍**確認を行う。特に、強い痛みから**迷走神経反射**を起こす場合があるため、痛みの程度を確認し、鎮痛薬や局所麻酔追加の必要性などを医師に伝える。また、血圧低下にもかかわらず徐拍化もしている場合も迷走神経反射を疑う。

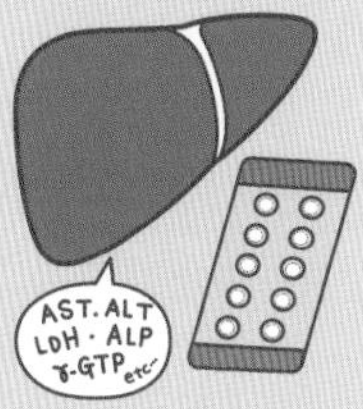

ドレーン挿入時及び留置直後	処置による出血や臓器損傷	・**排液量**や排液の**性状**を観察する ・処置の侵襲度によって状態悪化のリスクが高い場合には、**輸液経路**の有無、**末梢点滴**確保準備をしておく。状態によっては輸液速度を速めるようにできるようにしておく ・大量の体液を急激にドレナージすると血圧が低下することがある。臓器損傷など合併症で大量出血をした場合には輸血などが必要になる可能性もあるため、大量出血の場合に備え血液型・感染症などが検査されているか確認しておく。目安としては約700mL以上の出血（体重：50kg循環血液量3.5Lの20%）から頻脈傾向を認める可能性があり、**血圧は低下**することがある。SI（ショックインデックス）＝心拍数÷収縮期血圧が1以上になる場合にも要注意（SI計算例：HR120、血圧100：120÷100＝1.2） 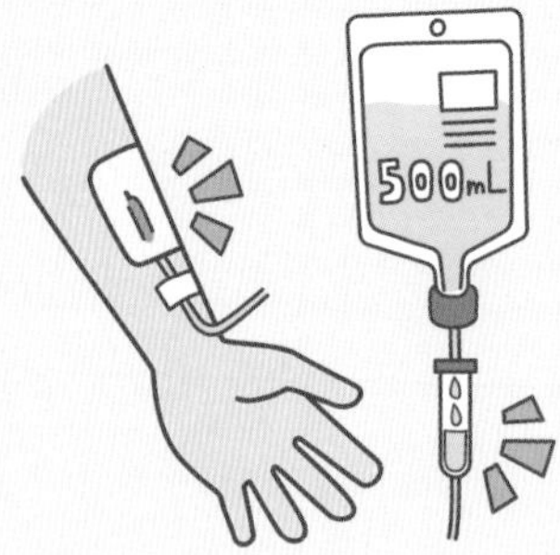
	呼吸状態悪化	・胸郭付近にドレーンを挿入する場合には、誤って肺を穿刺《せんし》してしまう場合などで**気胸**を生じることがあるため、特に呼吸状態の変化には注意しておく必要がある。呼吸困難感出現時には**皮下気腫の有無**（患部皮膚を圧迫するとプチプチと音がする）、SpO_2（経皮的動脈血酸素飽和度）を測定し、酸素化低下がある場合には、**エアリークの有無**を観察し、画像の評価を行い、必要であれば追加で胸腔ドレーンが留置される ・呼吸状態の悪化は出血やショック、貧血でも起こる。必要時酸素供給の準備の必要性も判断する 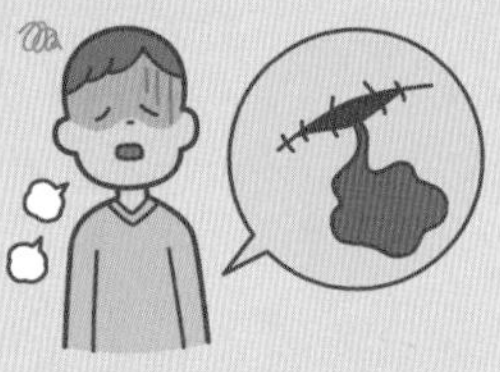 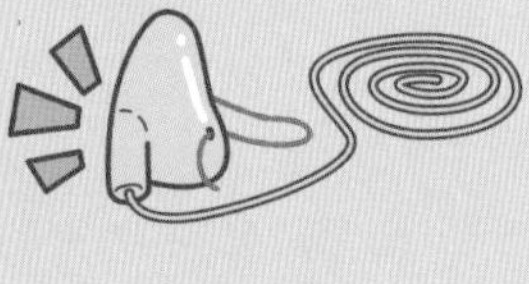
	【例】胸腔ドレナージの場合 ●気胸 胸水穿刺時に、肺実質への穿刺や葉間への挿入、癒着部位の剥離により気胸を起こす	・**咳嗽・泡沫痰**の増加や**酸素化悪化**を認める場合、処置後2時間は注意する ・胸腔ドレナージ排液1000ml以上や長期間（3日以上）の高度な肺虚脱でドレナージが行われた場合は特に注意が必要 ●再膨張性肺水腫は、急激で多量の排液により、肺が急激に拡張。血管透過性が亢進《こうしん》し、うっ血状態となり、再膨張性肺水腫を起こす可能性がある ・再膨張性肺水腫を起こした場合は**対症療法**となり、酸素投与や陽圧換気（人工呼吸管理等）まで必要となる場合がある 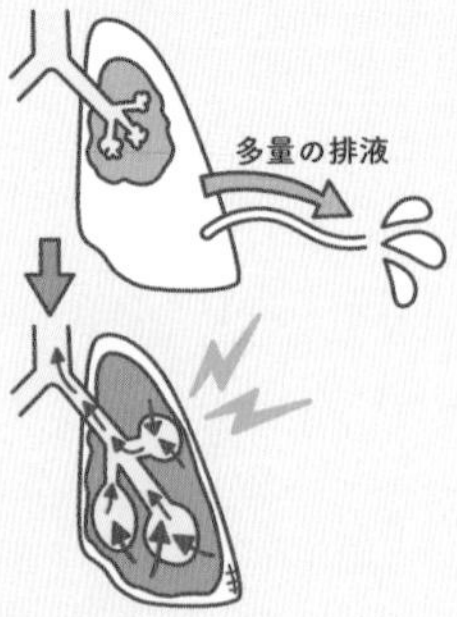

ドレーン留置中	**排液量の変化** ●排液量が急に減少したり全くなくなった場合	・適切にドレナージができていない可能性を考慮し、心嚢《しんのう》ドレーンの場合などは**頸静脈怒張**の有無・**脈拍**や**血圧**測定を行う ・ミルキングが定期的に必要な性状かどうかを観察 ・適切にドレナージができているか確認。ドレーンの脱落や閉塞、断裂などの有無を確認する。刺入部の確認し、体内でのドレーン先端位置の確認として**画像検査**が必要になることもある 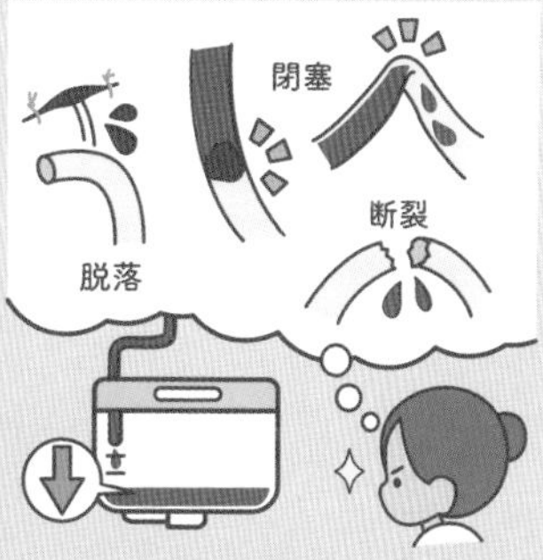 ・排液量が多い場合は、**体液喪失**として考慮する必要があり、連日にわたり輸液量が不足してしまうと脱水を起こし循環不全となる危険性がある。絶食時や頻脈傾向がある場合には、水分出納バランスに特に注意しておく必要がある **注意！ 心タンポナーデの危険あり** 心嚢ドレーンなどは閉塞《へいそく》により**心タンポナーデ**となり、致死的な急変リスクになります。
	●排液量が急に増加した場合	・**大量出血**などの場合は性状を観察する ・ドレナージの部位により出血量の基準は異なるが、再手術の可能性もある 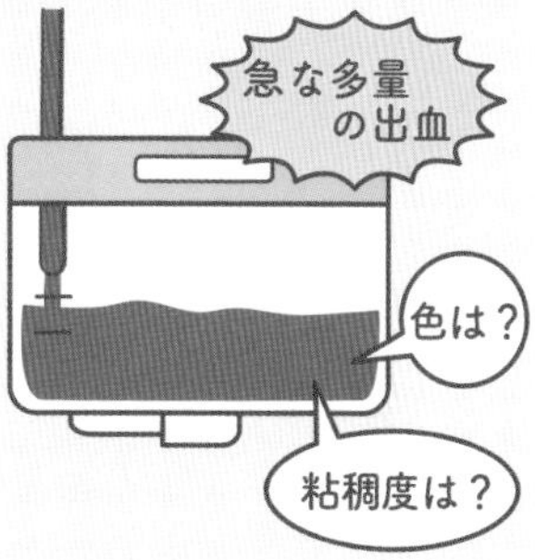
	排液性状の変化	・性状が褐色や黄色、黄緑などの異常を示す場合、消化液が腹腔内に漏れるなどドレナージが有効にできていない場合がある ・**敗血症**となり急変する可能性があるので注意が必要 ・性状の変化だけでなく**臭い**も確認し、**感染徴候**の有無・**熱型**・検査データなども把握しておく ・腹腔内などに**情報的ドレーン**として留置されている場合もある 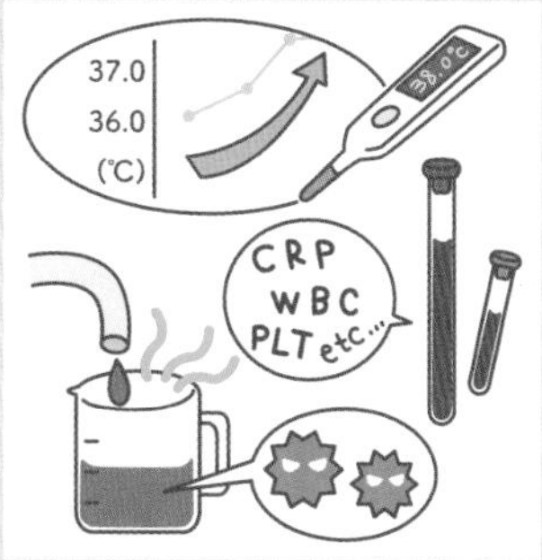 **注意！ 縦隔炎等の恐れもある** 緊急手術後や**人工血管**など人工物が留置されている場合、**縦隔《じゅうかく》炎**等、特に致死的になることがあるので注意が必要です。

●ドレーン抜去後の急変

＜対応＞・直近のドレーン抜去の履歴（カルテチェックや病態把握）を確認します。

・ドレーン抜去部を確認します。

意識レベルの異常→頭部	**喘鳴・窒息などで苦しそう→頸部**
出血などによる頭蓋内圧上昇 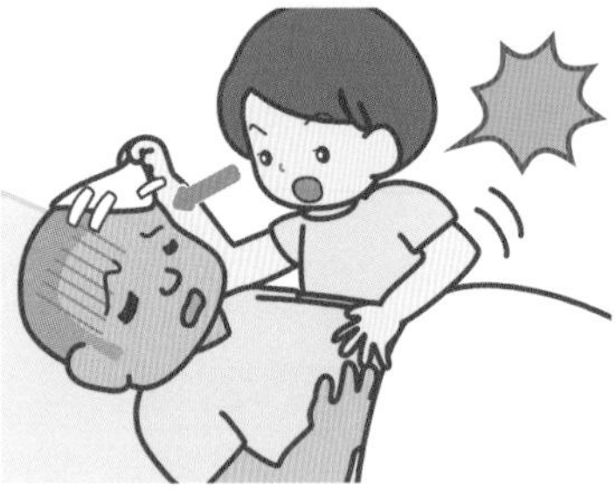	頸部の出血などで咽頭・気道が圧迫 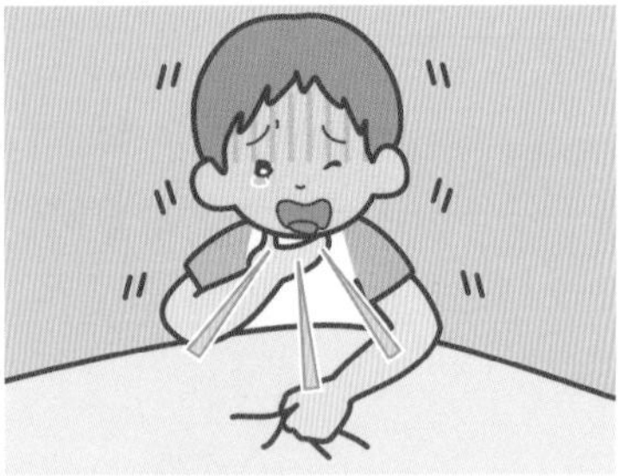
胸部や頸部が膨れる→胸部	**呼吸が苦しそう→胸部**
皮下気腫 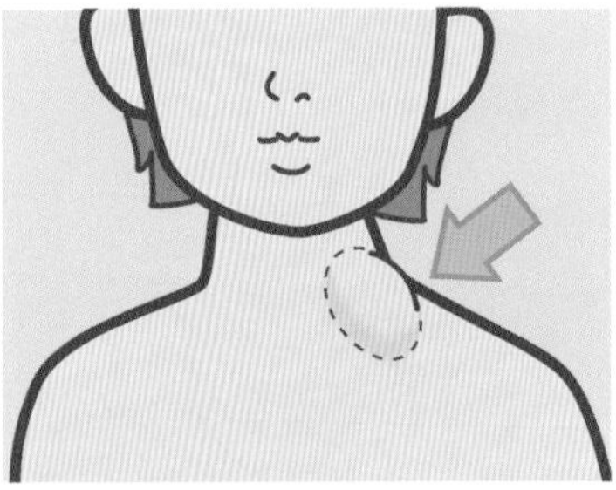	緊張性気胸：胸腔内の空気の増加につれて循環不全→ショックへ 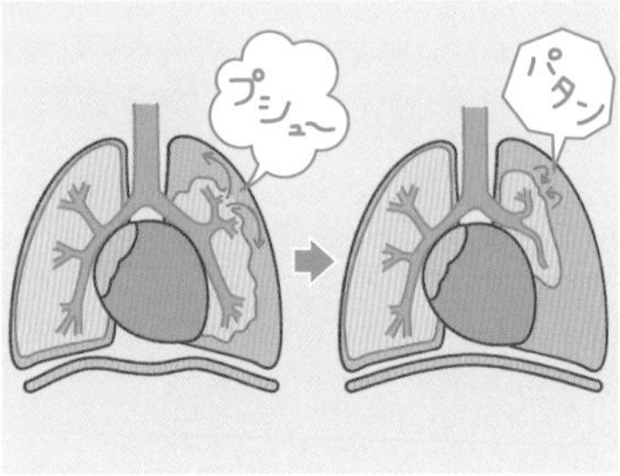
ショック→胸部	**創部解離→抜去部**
心タンポナーデ：心嚢液や血液などが心膜腔に貯留し、循環不全→ショックへ 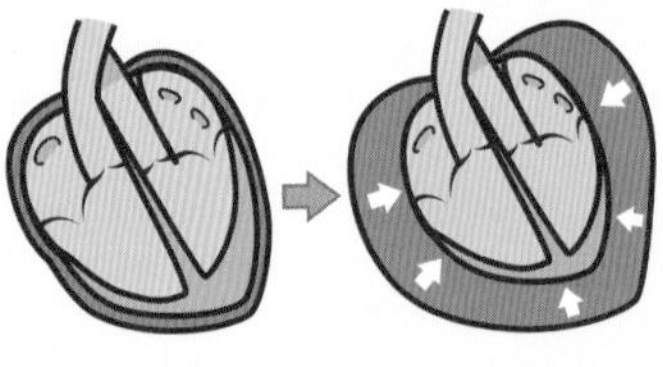	周囲の発赤・排液汚染 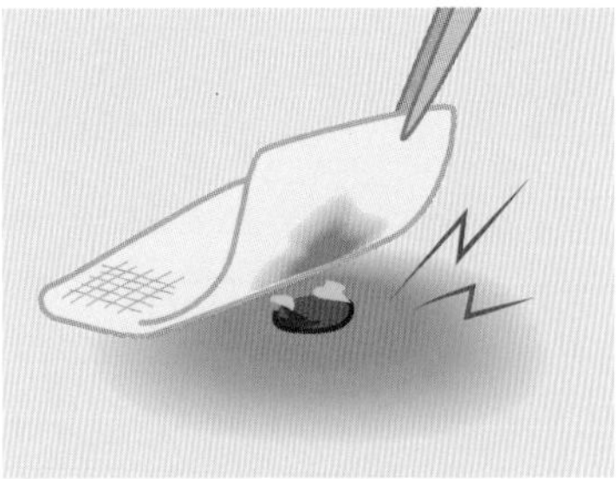

上記の症状がみられる場合、すぐに**医師への報告**が必要です。

7 術後のスケジュール

術後急性期から退院までの流れとドレーン管理／ドレーン留置中の管理／ドレーン抜去時・抜去後の看護師の役割

1 術後急性期から退院までの流れとドレーン管理

ドレーンチューブは、感染源となる異物であり、できる限り早期に抜去するのが望ましいと考えられています。留置している意義を考慮して管理する必要があります。

手術後に留置されるドレーンについては各項で詳細を説明しています。

●術後の一般的なスケジュールと留意点（肺・心臓・消化管手術の場合）

		術後スケジュール	留意点
術後急性期	手術日		・手術終了時にX線及び手術記録で留置位置を確認する ・ドレーンの種類・留置位置・深さ・排液の性状など、**手術室からの申し送りを適切に記録**（洗浄液の影響や術中のエアリークなど） ・ドレーンが複数あるときは、バッグに留置位置を明記する
	術後１日目	離床 歩行開始	・時間経過による排液の性状や量の変化を記録し、**縫合《ほうごう》不全**の早期発見に努める ・離床に伴い患者の労作でドレーンの事故抜去の危険性が出てくる。そのため、ドレーンがスムーズに持ち運びできるようにする。また、ドレーンが早期離床の弊害にならないよう環境を整える ※早期離床ができないと、深部静脈血栓症や肺炎の合併、腸管蠕動運動低下、ADL縮小による廃用の進行など、多くの合併症リスクを高める ・経口摂取後は、縫合不全による発熱や腹痛に注意する ・上部消化管の手術後は、**食後すぐに臥床しない**ように指導する ・手術後に下痢が続く場合は、脱水や電解質異常に注意する ・縫合不全がない場合は、排液量などに応じて可能な限り早期にドレーンを抜去する。胸腔ドレーンの場合は、エアリークや肺の膨張を画像で確認してから抜去する
	術後２～４日	飲水開始	
	術後３～７日	食事開始	
術後回復期	術後７日目～	ドレーン抜去	・ドレーン抜去部からの排液の漏れが続く場合には縫合することもあるので、医師に報告する
			・退院指導は、食事・栄養指導や排せつ管理など、必要に応じて指導する

2　ドレーン留置中の管理

感染管理	**<予防>** ・ドレーンは人工物なので、細菌感染の温床になりやすいため、予防は重要 ・ドレーン刺入部より高い位置に排液水面があると、逆流して**逆行性感染**を起こす危険があるので、排液バッグの位置に注意する ・刺入部の**消毒**は、消毒液が創辺縁の壊死や接触性皮膚炎を起こす可能性があるので、必要に応じて行うが、清潔な濡れガーゼ等で汚染を拭くだけでもよい ・免疫抑制剤やステロイドなどの投薬、高血糖などの**易感染**状態を把握しておく **<観察>** ・刺入部に**発赤**・**腫脹《しゅちょう》**・**疼痛《とうつう》**・**熱感**（感染４兆候）がないか ・排液の**混濁**や**膿性**などがないか ・ドレーンから血流感染すると、発熱・呼吸数増加・敗血症性ショックなどを起こすので、全身所見の観察も行う **解熱鎮痛薬の使用状況**：解熱鎮痛薬で解熱され発熱がカバーされ本来の熱型が不明になってしまう可能性がある。したがって、解熱鎮痛薬やステロイドの使用状況はカルテに残すなど十分な把握が必要 **抗菌薬使用状況の有無**：発熱時には血流感染のリスクを考慮し血液培養採取やドレーン抜去の考慮、抗菌薬使用もしくは変更等が考慮される
固　定	・刺入部から**鈍角**にドレナージされやすい角度と位置で固定する ・テープによる皮膚トラブルの有無を確認し、リムーバーを使用して**愛護的**に剥離する ・固定糸などがある場合には、確実に固定されているか確認する。また、脱落がないか挿入長の確認をする（固定のドレーンの位置と皮膚などにマーキングをしておくのもよい） ・重力などで負荷がかかっても脱落しないように固定テープの種類や、基底面を考慮する ・複数個所での固定や、**オメガ固定**などテープ固定を工夫する ・持ち運びしやすいように、ドレーンの長さや持ち運び用のバッグなども個々に応じて調整をする
疼痛コントロール	・疼痛は離床やリハビリテーションの遅れにつながり、深呼吸できないことによる**無気肺**などの合併症を起こすので、疼痛コントロールをしっかり行う ・手術直後は**硬膜外麻酔**、点滴、座薬のほか、経口摂取が可能であれば内服でもよい ・固定が不安定だとドレーンの刺入部が労作で動いてしまい、**疼痛を増加**させてしまうことがある（苦痛緩和のためにも、ドレーンが労作による疼痛の誘因となっていないか観察するとよい）
患者指導	・一人で体動が可能な場合には、ドレーンの説明を行い、労作時の取り扱いについて指導し、ドレーンの**脱落**や**抜去**が起こらないよう、患者の協力を得る ・複数本のドレーンが留置されている場合は、移動や歩行時にストレスになるので、できるだけ容易に動作できるよう工夫する ・ME機器に接続されている場合には、**充電**やバッテリー**駆動時間**なども説明しておく
インフォメーション ドレーンとしての観察	・排液量と性状：術式や留置部位により異なるので、正常範囲の経時的な排液量と性状の変化を確認しておく ・胸腔ドレーンの水封室に継続的に水泡が出る場合、胸腔内の**エアリーク**の可能性がある

3　ドレーン抜去時の看護師の役割

創部の閉鎖処置（必要に応じて）	先端培養などをする準備（必要に応じて）
＜準備するもの＞ 消毒薬　鑷子　消毒綿 ※縫合が必要な場合は加えて 滅菌手袋　針　糸　はさみ　ガーゼ　ゴミ袋	・発熱時や感染創からドレーンを抜去する際 ＜準備するもの＞ 滅菌カップ　滅菌はさみ（クーパー） 乾燥する場合は生理食塩水
必要時呼吸の合図（胸腔ドレーンの場合）	**カテーテルの先端の状況確認**
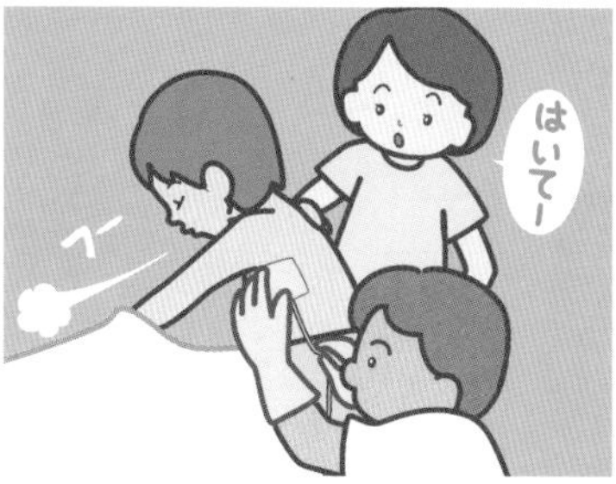 外気の引き込みを避けるため、息を吐き切ったところで抜去する。呼吸の指示に従うことが難しい場合は、逆に抜去のタイミングで吐き切った息を吸い込んで胸腔内に空気を引き込んでしまうため、練習してできる患者のみにしておく方が安全な場合もある	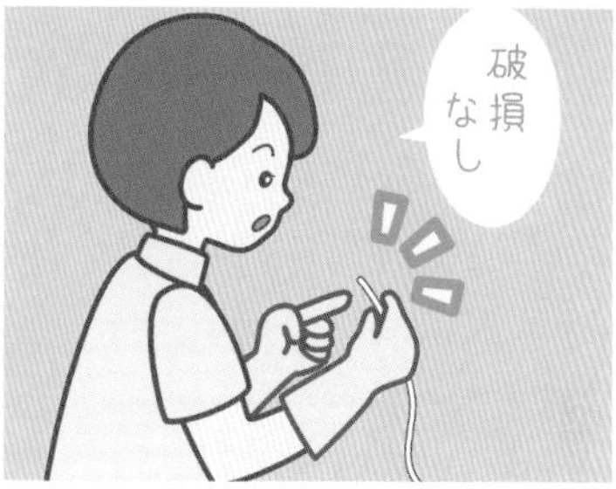 カテーテルの先端が体内に脱落している可能性も考えられるので、確実に先端まであることを確認する

4　抜去後の看護師の役割

抜去部の観察ポイント	抜糸や抜鉤のタイミング
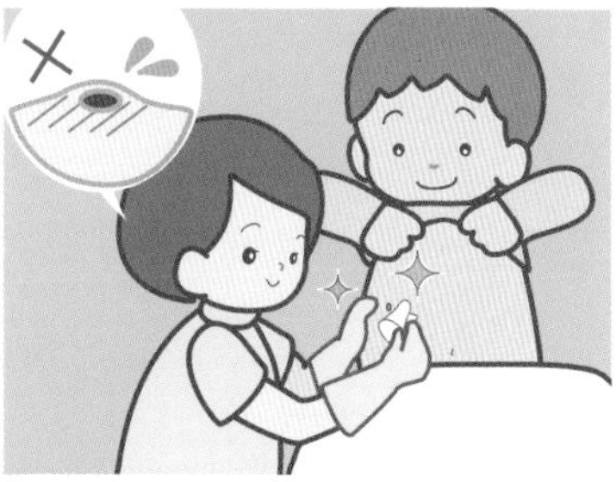 ・感染徴候の観察：ケルルスの４徴候 ①発赤、②腫脹、③疼痛、④熱感の有無 ・治癒状況、離開の有無、滲出液《しんしゅつえき》の有無	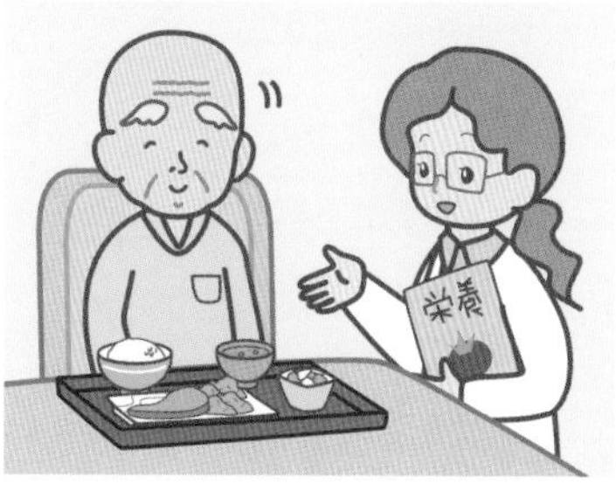 一般的には、抜糸・抜鉤は術後１週間程度が目安だが、高血糖や栄養状態不良の場合には創傷治癒に時間がかかる
入浴・シャワー浴などの清潔管理	**退院指導**
・抜糸が必要な場合は、シャワーは翌日から許可されることが多い ・創洗浄以外は、フィルムドレッシング材で被覆し、シャワー後は貼りかえる	・ドレーンを留置したまま退院する場合は、自宅でのドレーンの管理を指導する ・病院の受診が必要なトラブルについて退院前に説明し、患者や家族が対処できるよう指導する

8 ドレーン管理中の早期離床・早期離床の意義／早期離床への看護師の関わり／チーム医療の役割

1　早期離床の意義

術後の早期離床は筋力低下、関節拘縮《こうしゅく》など廃用症候群の予防や、無気肺や肺炎など術後呼吸器合併症の予防など、重要性は広く認識されています。また **Enhanced recovery after surgery**（**ERAS**《イーラス》）の観点からも早期離床は項目に入っており、在院日数を短縮させ、術後の ADL を保つ意味でも早期離床は重要とされています。ERAS とは手術後の回復力プログラムのことで、術後の早期回復を目指して、有効性のある周術期管理を行いものです。図 1 に主な要素を示しています。

「手術が終わったばかりなのに動いていいの？」「まだ痛いのに～」「管が入っているのに～」という質問が患者から上がるかもしれません。そのようなときに術後の早期離床の意義や必要性を説明することが看護師に求められます。患者に分かりやすい言葉で説明し、一緒に離床を進めながら患者にあった目標を一緒に立案して行くことが大切になります。

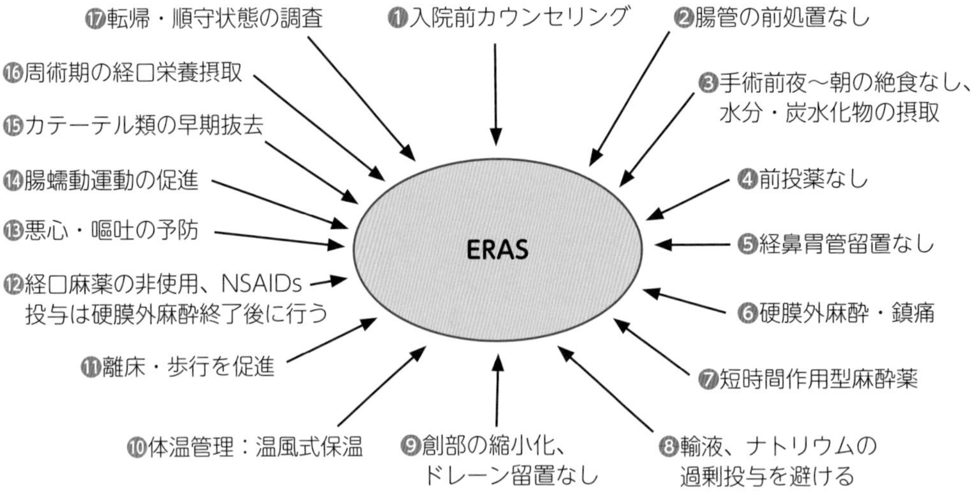

図 1　ERASの主な要素

2　早期離床への看護師の関わり

早期離床のためには、動ける安全な環境を作ることも大切です。ルートやドレーンは基本的に術後に必要なチューブです。一度抜けてしまうと入れ直すことが困難なチューブも存在します。また、入れ直すことで余計な侵襲《しんしゅう》を患者に加えなくてはいけません。チューブが抜けたりずれたりしないように、安全な環境を作ること、ドレーンをまとめたり引っかからないように整理することが必要です。

また、性状や排液量を観察すると共に、必要なチューブなのかどうかを看護師もアセスメントできると良いでしょう。不必要なチューブ類は事故の元や早期離床の妨げになるだけでなく、感染の原因にもなります。リーダー看護師、医師に報告し、不必要なチューブは早期に抜去しまししょう。

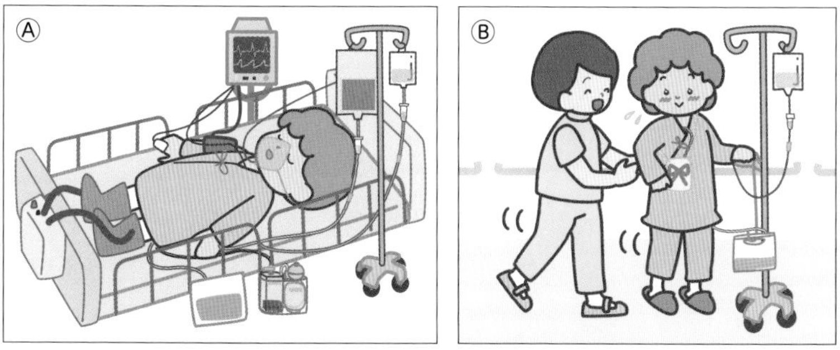

Ⓐ：臥床した状態
Ⓑ：移動時はドレーンをポーチに入れ、肩にかける。歩く際に引っ掛からないように点滴棒や歩行器にフックを付け、チューブの位置を整える。排液バッグは挿入位置より下方に置く。

図2　患者に付いているチューブや器械

3　チーム医療の役割

術後初めてベッドサイドで立位訓練を行うときは、チームを組んで協力し合います。患者には、ドレーン2本、酸素チューブ、中心静脈カテーテル、動脈ライン、モニタ、尿道留置カテーテルが留置されています。隣にいるのは理学療法士です。看護師がドレーンやコード類が患者に引っかからないように、突っ張らないように整理しています。チューブの長さの調整や固定方法などを工夫することで抜け難くすることも重要な援助です。

また、体動により**循環血液量**が変動したり、**排液量**が増加したりすることがあり、循環変動をきたすことがあります。

注意！　基本的な観察も忘れずに

リハビリ前後のバイタルサイン、患者状態、ドレーンの排液量の観察を行うことも大切です。

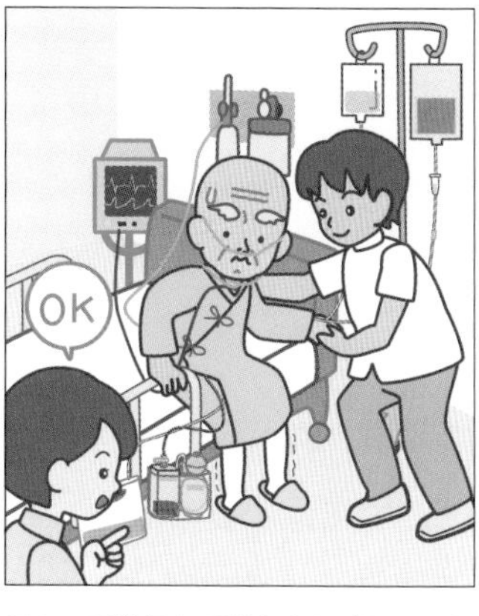

図3　看護師と理学療法士が協力し合う

看護師と理学療法士は協力して術後リハビリテーションを行っています。患者により安全に早期離床を行ってもらうためには、マンパワーが必要になるときもあります。看護師同士だけではなく、他職種で協力して安全を確認しながら早期離床を目指すのが望ましいです。術後初めての離床は、患者にとって大きな不安です。できるという自信をつけてあげることで回復感も高まり、その後のリハビリも順調に進みます。

9 ドレーン挿入患者の清潔ケア・清潔ケアの意義／入浴の援助／清潔ケア実施の注意点

1　清潔ケアの意義

術後、入浴やシャワー浴が実施できない患者にとって、清拭《せいしき》などの清潔ケアは、皮膚の清潔を保ちバリア機能を維持することで感染を予防し、肉体的・精神的にも爽快感を与えます。また、末梢血管を刺激し**血液循環を促進**する効果があると言われています。看護師にとって清拭は、全身の皮膚・粘膜の状態、胸郭や四肢・筋肉の動き、創傷やドレーン類の状態、体重負荷や刺激に対する生理的反応などを自然に観察できる機会であり、患者をアセスメントするうえで重要なケアです。

ただ、清潔を保持し容姿を整えることは、患者の尊厳に関わる重要な行為であると考える患者もいれば、価値観や生活習慣によっては、必ずしも清潔ケアを重要視しない患者・家族もいます。そのため、術後疼痛《とうつう》がある状況でケアの実施に同意してもらうのが難しい場合もあります。

清潔ケアを行うことで体を動かし、早期離床にもつながります。鎮痛を行うのと、患者の状態を観察・アセスメントしながら時には「痛みはありますが、体を動かすことはリハビリにもつながりますし、一緒にできるだけやってみましょう」と看護師が声掛けをしながら、痛みを我慢してもらいながらでも清潔ケアをすることも重要です。

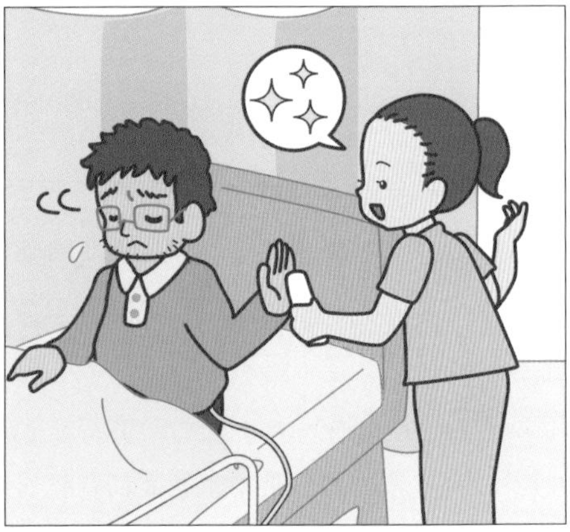

図1　声掛けをして清拭を促す

2　入浴の援助

術後早期のシャワー浴は、感染防止、全身の清潔保持、ADL 拡大などのために推奨されています。一般的には、**手術部位感染（SSI）**の予防のために、ドレーン抜去早期に全身シャワー浴を実施します。抜去部の状態が良ければ翌日からシャワー浴を許可している医療施設もあります。ドレーンの種類や状態にもよりますが、1 日経過していれば、ドレーン刺入部は閉じているので、優しくであれば石鹸で洗っても体内に入る事はありません。

ドレーン留置中のシャワー浴を行う際に注意すべきことは、**刺入部の保護**と**誤って抜去しない**ことです。次ページのイラストのように、フィルムドレッシング材やビニール袋で覆い、ドレーン接続部やドレーン刺入部に水や石鹸が入らないようにします。固定性や防水が不十分である場合は、撥水性のテープを貼り防水に努めます。

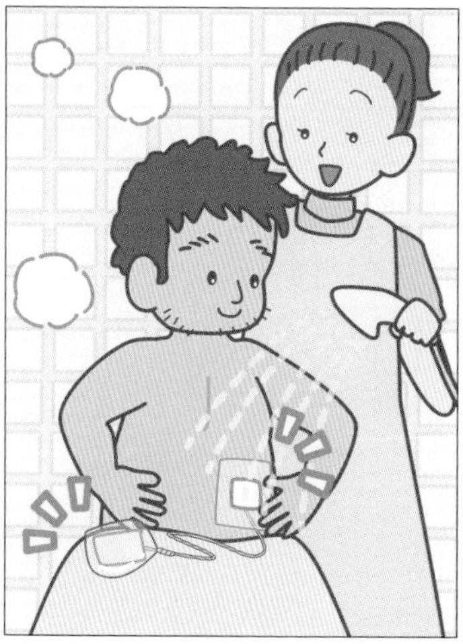

図2　刺入部はフィルムドレッシング材などで覆う

注意！ **テープ障害の可能性あり！**

撥水性のテープや粘着力の強いテープは、固定性や防水効果は高くなりますが、皮膚障害を起こす可能性もあるので気をつけましょう。

テープを剥がす際には、皮膚障害も観察しながらドレーンが抜けないよう慎重に剥がすようにします。もし防水しているフィルムドレッシング材やビニールの中に水が入ったら、ドレーン刺入部を観察して医師に報告し、必要であれば新しいガーゼに交換して保護し直します。最近では、消化器外科術後では閉鎖式ドレーン刺入部を被《ひ》覆《ふく》しないままシャワー浴を行っている医療施設もあるようです。

3　清潔ケア実施の注意点

ドレーン留置期間が長期となる患者の場合は、ドレーン留置中でも、**ドレーンに関係のない下半身浴シャワーを実施することもあります**。術後だからと言ってベッド上の清拭だけではなく、足浴や洗髪の援助を取り入れて、清潔ケアを通して離床を進めていくのも看護師ができるリハビリ計画の一つです。

ベッドから起き上がって行うケアや、シャワー室に移動して行うケアは、体位を変えることによる循環変動、温熱効果による血管拡張などによる循環変動をきたす可能性があります。ケア前のバイタルサイン、患者の状態を十分に観察し、小まめに声掛けをしながら患者の状態の変化を把握しましょう。

もし、気分不良、ふらつき、意識レベルの低下など清潔ケア中に患者が異常を訴えたら、焦ることなく、まず人を呼び、安全で楽な姿勢を保持するようにしましょう。裸の場合は患者を保温、保護することも忘れないでください。バイタルサインを測定し、意識レベルを確認します。先輩看護師や必要であれば医師にも報告します。

術後の清潔ケアやリハビリは、状態急変のリスクもあります。そのリスクがあることを予測してアセスメントし、もし急変が起こった場合は焦らずに行動することが重要になります。

10 ドレーン挿入中の術後せん妄・

せん妄とは／せん妄の分類とアセスメントツール／術後せん妄の危険因子（Morse）／せん妄の看護 ケアのポイント

1 せん妄とは

せん妄とは、急性に起こる注意力の障害や精神状態の変動、意識の障害を伴う症候群で、急性の**脳機能不全**であり、多臓器不全症候群の一つとして考えられています。以前は「ICU 症候群」という言葉でせん妄を捉え、「ICU という環境がせん妄を引き起こす」とされてきましたが、近年では、薬剤や病態が強い因子と考えられており、不調の前兆、症状として捉え、せん妄の原因を取り除くことが重要であると考えられてきています。

2 せん妄の分類とアセスメントツール

せん妄の症状は、認知機能や注意力の障害、意識レベルの変調などであり、変動する事が特徴です。幻覚や妄想、不穏がせん妄の一般的な症状として知られていますが、せん妄と同義ではなく、幻覚、妄想、不穏があってもせん妄とは言えません。つまり、不穏＝せん妄と単純に片付けてしまうのではなく、せん妄を正しく判断し、適切なケアをすることが必要です。米国精神医学会診断基準 DSM-5（Diagnostic and Statistical Manual of Mental Disorders, 5th edition）では、せん妄の診断基準を表１のように定めています。

表1 せん妄の診断基準（DSM - 5）

A．注意の障害（すなわち、注意の方向づけ、集中、維持、転換する能力の低下）および意識の障害（環境に対する見当識の低下）
B．その障害は短期間のうちに出現し（通常数時間から数日）、もととなる注意および意識水準からの変化を示し、さらに一日の経過中で重症度が変動する傾向がある
C．さらに認知の障害を伴う（例：記憶欠損、失見当識、言語、視空間認知、知覚）
D．基準AおよびCに示す障害は、他の既存の、確定した、または進行中の神経認知障害ではうまく説明されないし、昏睡のような覚醒水準の著しい低下という状況下で起こるものではない
E．病歴、身体診察、臨床検査所見から、その障害が他の医学的疾患、物質中毒または離脱（すなわち乱用薬物や医薬品によるもの）、または毒物への曝露、または複数の病因による直接的な生理学的結果により引き起こされたという証拠がある

出典：日本精神神経学会（日本語版用語監修）、髙橋 三郎・大野 裕（監訳）『DSM-5 精神疾患の診断・統計マニュアル』p588、医学書院、2014

せん妄のスクリーニングツールには、CAM-ICU（Confusion Assessment Method for the Intensive Care Unit）が多く用いられています。CAM-ICU は 2001 年に Ely らが公表したもので、気管挿管・人工呼吸器装着患者を対象として作成されています。

２名のリサーチナースが CAM-ICU を使用した判定と、専門家が DSM-5 に準拠したせん妄の診断がどの程度一致するかが検討され、感度 93 ～ 100%、特異度 98 ～ 100% と非常に高い妥当性が報告されています。しかし、すべての報告で信頼性が高いというわけではなく、特別にトレーニングを受けた看護師でも感度、特異度が低かったという研究も報告されています。CAM-ICU を用いた評価には一定のトレーニングが必要とされ、多くの研究が行われています。しかし、臨床では一定のトレーニングを受けていない者も多く、受けていたとしても先輩から指導を受けた程度であることがほとんどです。トレーニングマニュアルやフローシートを使用して評価することが必要であることを知っておきましょう。

3　術後せん妄の危険因子（Morse）

術後せん妄は、手術を起因として一過性に起きたせん妄のことを表す言葉です。しかしこれは先に述べた ICU 症候群と同様に、術後にせん妄を起こしやすいことからついた名前として用いられていることが多いです。しかし、術後は急性期領域におけるせん妄の要因に該当していることも多く、せん妄を引き起こしやすい状態だと考えられます。

その要因の一つとして、大手術後の複数のドレーンも含まれています。心臓血管外科の術後であれば膀胱留置カテーテル、中心静脈カテーテルが留置され、それに加えて胸腔や心嚢《しんのう》ドレーンなどのドレーン類、他に NG チューブや動脈ラインが留置されていることが多いです。

また、人工呼吸器管理がされて、鎮静薬、鎮痛薬を使用されている場合も多く、病態的にも複数の病態を抱えている場合も少なくありません。このような要因が重なれば、術後にせん妄を起こす可能性は高くなり、大手術後に至ってはせん妄を起こしやすい状態となります。

表2　急性期領域におけるせん妄の要因

患者がもつ要因	医原性要因／環境要因
年齢＞70歳	薬剤（抗コリン薬、鎮静薬、鎮痛薬）
ケア施設からの転院	身体抑制
視覚、聴覚障害	経管栄養
うつ、認知症、心不全、脳卒中、てんかんの既往	膀胱留置カテーテル/直腸カテーテル
腎機能障害（クレアチニン＞2.0mg/dl）	中心静脈カテーテル
肝機能障害（ビリルビン＞2.0mg/dl）	
HIV感染	
アルコール中毒	
向精神薬の使用	
低栄養	
高い重症度スコア	
薬剤の過量使用	
低 / 高血糖、低 / 高ナトリウム血症、甲状腺機能低下（亢進）	
低体温/発熱	
敗血症	
BUN/クレアチニン≧18	

Devlin JW, Fong JJ, Fraser GL, et al. 『Delirium assessment in the critically ill. Intensive Care Med』 2007 ; 33 : 929-940. より改変

4　せん妄の看護　ケアのポイント

せん妄患者は、注意力の障害や精神状態の変動、意識の障害をされている状態です。「お腹に管が入っています。大切な管なので、引っ張ったりしないでください。」と説明していても、注意力が散漫して説明を聞くことができなかったり、説明したすぐ後に「これはなんですか？」と質問されたり、ドレーンを抜こうとすることがあるかもしれません。

せん妄の看護、ケアのポイントとして大切なのは、せん妄を予防することです。もしせん妄になったとしても、早期に脱すること、せん妄状態にある患者の安全を守るとことです。安全確保のポイントには次の４点があります。

①身体抑制をする

安易に身体抑制を行ったり力で無理やり制止することは、さらなる興奮状態の助長につながります。しかし臨床では、本人もしくは医療者に危険を及ぼす可能性が高い場合や、身体抑制以外に代替する安全確保の方法がない場合、マンパワーの限界で一時的に身体抑制を必要とする場合があります。身体抑制をしないのであれば、誰かがそばに付き添って、穏やかに患者の行動を静止し、患者の要望や苦痛を引き出すことが必要ですが、受け持ち看護師だけで身体抑制が必要な患者を管理するのは困難です。患者の安全を守るために患者の情報の伝達・周知を徹底し、看護師同士だけでなく他の医療スタッフとの連携、家族の支援を得ることも必要になります。

②ドレーンの置き方を工夫する

患者の目に入るところや、手の届くところにドレーン類を置いておかないことも大切です。患者に抜去するつもりはなくても、引っ張ったり、無意識に抜いてしまったりして、不本意な自己抜去につながりかねません。自己抜去を予防するために、バスタオルや布団でドレーン類が視界に入らないようにする、刺入部を包帯や腹帯で保護するのは有効な対処法です。

③痛みを緩和させる

ドレーンの刺入部に痛みを感じるとドレーンの存在が気になることがあります。創部痛やドレーンの刺入部痛に関しては鎮痛薬などを使った痛みの緩和が重要になります。体動時にドレーンが中で当たって痛みを生じる場合には医師への報告が必要になるでしょう。テープなどの固定方法で痛みを生じることもありますので、観察とスキンケアも重要な援助になります。

④術後環境を理解してもらう

術前に術後のイメージを具体的に理解できるようにオリエンテーションをしていても、覚醒の段階で理解できないことも生じます。緊急手術の場合だと十分に術前に説明が行えておらず、術後に自己の状況が理解できないということがほとんどでしょう。患者の意識レベルを確認すると共に、患者が興奮しないように状況を説明し、ドレーンや入っているチューブ類に関しては、絵や鏡を利用してその必要性や重要性を説明し理解を得る事が大切となります。不穏でもせん妄でもなく、状況が理解できれば患者も落ち着く場合もあります。

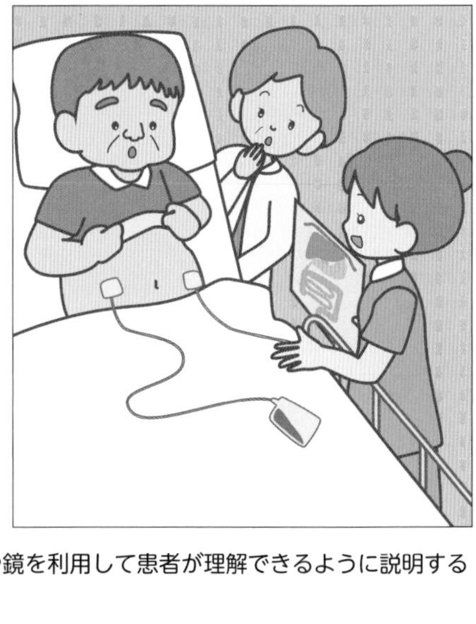

図１　絵や鏡を利用して患者が理解できるように説明する

索引

欧文

あ

い

う

え

お

か

索引

索引

す

せ

そ

た

ち

て

と

な

に

ね

の

索引

監修者・著者一覧

●監修者

渡邉 孝　名古屋女子大学 健康科学部健康栄養学科 教授
藤田医科大学 医学部心臓血管外科（兼）大学院保健学研究科 客員教授

●編著者

廣末 美幸　藤田医科大学病院中央診療部 FNP 室 診療看護師

●著者

永谷 ますみ　藤田医科大学病院中央診療部 FNP 室 診療看護師
第 1 章 ドレーン管理の基本を知ろう！ ①ドレーンとは？ ②ドレーン挿入による影響 ③ドレナージの目的による分類 ④ドレーンの排液方法による分類 ⑤ドレーンのしくみ／ p.10-19

山下 愛　関西ろうさい病院看護部 診療看護師
第 1 章 ドレーン管理の基本を知ろう！ ⑥ドレーン管理に必要な器具・種類と特徴／ p.20-28

竹松 百合子　藤田医科大学病院中央診療部 FNP 室 診療看護師
第 2 章 看護師が行うドレーン管理 ①ドレーン管理のポイント ②ドレーンの観察ポイント ③感染予防のポイント ④チューブの固定方法と抜去防止のポイント／ p.30-45

河野 絵里　診療看護師
第 2 章 看護師が行うドレーン管理 ⑤精神的な看護 ⑥診療看護師とは／ p.46-50

田山 裕介　心臓病センター榊原病院診療部 診療看護師
第 3 章 ドレーン管理を実践しよう！ 3－1 消化器系のドレーン ①食道切除・再建術 ②胃全摘術 ③噴門側胃切除術 ④幽門側胃切除術／ p.52-68

村上 友悟　長崎大学病院心臓血管外科 診療看護師
第 3 章 ドレーン管理を実践しよう！ 3－1 消化器系のドレーン ⑤肝切除術 ⑥肝門部領域胆管がんの切除術 ⑦胆嚢摘出術 ⑧ -1 内科的胆道ドレナージ法 内視鏡的手技 ⑧ -2 内科的胆道ドレナージ法 経皮経肝的手技 ⑩膵頭十二指腸切除術／ p.69-93

塩沢 剣　藤田医科大学病院中央診療部 FNP 室 診療看護師
第 3 章 ドレーン管理を実践しよう！ 3－1 消化器系のドレーン ⑪虫垂切除術 ⑫結腸切除術 ⑬直腸前方切除術 ⑭腹会陰式直腸切除術／ p.94-101

伏見 直記　市立川西病院診療部 診療看護師
第 3 章 ドレーン管理を実践しよう！ 3－2 頭部・頸部のドレーン ①脳室ドレナージ ②脳槽ドレナージ ③腰椎ドレナージ ④その他の脳のドレナージ／ p.102-115

岡島 淳志　関西ろうさい病院看護部 診療看護師
第 3 章 ドレーン管理を実践しよう！ 3－2 頭部・頸部のドレーン ⑤喉頭摘出術後のドレーン ⑥甲状腺切除術 ⑦耳下腺切除術後のドレーン／ p.116-127

伏見 聖子　関西ろうさい病院看護部 診療看護師
第 3 章 ドレーン管理を実践しよう！ 3－3 呼吸器系のドレーン ①胸腔ドレーン／ p.128-133

谷田 真一　藤田医科大学病院中央診療部 FNP 室 診療看護師
第 3 章 ドレーン管理を実践しよう！ 3－4 循環器系のドレーン ①心嚢ドレナージ ②縦隔ドレナージ／ p.134-143

後小路 隆　社会医療法人陽明会 小波瀬病院 看護部 診療看護師

第３章 ドレーン管理を実践しよう！ 3—5 腎・泌尿器系のドレーン／ p.144-149

廣末 美幸　藤田医科大学病院中央診療部 FNP 室 診療看護師

第３章 ドレーン管理を実践しよう！ 3－6 整形外科系のドレーン／ p.150-156

眞子 美紀　藤田医科大学病院中央診療部 FNP 室 診療看護師

第４章 ドレーン管理の臨床お助けガイド ①テープ剤による皮膚障害 ②刺入部の炎症・感染 ③閉塞・屈曲 ④機器のアラーム対処法 ⑤抜去・接続部の外れ／ p.158-168

山添 世津子　大同病院診療部 NP 科 診療看護師

第４章 ドレーン管理の臨床お助けガイド ⑥急変とその対応 ⑦術後のスケジュール／ p.169-175

酒井 博崇　藤田医科大学保健衛生学部 講師 診療看護師

第４章 ドレーン管理の臨床お助けガイド ⑧ドレーン管理中の早期離床 ⑨ドレーン挿入患者の清潔ケア ⑩ドレーン挿入中の術後せん妄／ p.176-182

参考資料・参考図書

『胃がん治療ガイドラインの解説』日本胃癌学会 金原出版（2004）

『解剖学講義』伊藤隆著　高野廣子改訂　南山堂（2012）

『肝癌診療ガイドライン 2017 年版』日本肝臓学会編　金原出版（2017）

『看護技術 52 巻６号』メヂカルフレンド社（2006）

『完全対応ドレーン・カテーテル管理』吉野肇一編　医学書院（2005）

『癌の臨床 Vol 61 №6』篠原出版新社（2015）

『急性・重症患者ケア２巻４号』総合医学社（2013）

『急性膵炎診療ガイドライン 2015』急性膵炎診療ガイドライン 2015 改訂出版委員会　金原出版（2015）

『急性胆管炎・胆嚢炎診療ガイドライン 2018』高田忠敬編集 医学図書出版（2018）

『系統看護学講座 専門分野Ⅰ 基礎看護学［3］基礎看護技術Ⅱ』任和子著者代表 医学書院（2017）

『消化器外科 NURSING 15 巻５号』メディカ出版（2010）

『消化器外科 NURSING 2012 春季増刊』メディカ出版（2012）

『消化器外科 NURSING 19 巻６号』メディカ出版（2014）

『消化器外科 NURSING 20 巻３号』メディカ出版（2015）

『消化器外科 NURSING 20 巻８号』メディカ出版（2015）

『消化器外科 NURSING 20 巻 11 号』メディカ出版（2015）

『膵癌診療ガイドライン 2019 年版』日本膵臓学会、膵癌診療ガイドライン改訂委員会編　金原出版（2020）

『胆道 29-4』日本胆道学会（2015）

『胆と膵 Vol 34 №12』医学図書出版（2013）

『胆と膵 Vol 37 №1』医学図書出版（2016）

『DSM-5 精神疾患の診断・統計マニュアル』日本精神神経学会日本語版用語監修 髙橋三郎、大野裕監訳　医学書院（2014）

『ドレーン・カテーテル・チューブ管理　完全ガイド』窪田敬一編　照林社（2015）

『ドレーン管理デビュー はじめてでも すぐできる すぐ動ける』道又元裕監修　学研メディカル秀潤社（2015）

『日本外科感染症学会雑誌 10 巻４号』日本外科感染学会（2013）

『認定看護師に学ぶ　救急看護の手技Ｑ＆Ａ』森田孝子、岡本和文編　総合医学社（2008）

『HEART nursing Vol.19 №4』メディカ出版（2006）

『HEART nursing Vol.26 №.4』メディカ出版（2013）

『看るべきところがよくわかる ドレーン管理』藤野智子、福澤知子編　南江堂（2014）

『臨床外科 67-3』金原優　医学書院（2012）

『臨床に活かせるドレーン＆チューブ管理マニュアル』永井秀雄、中村美鈴編　学研メディカル秀潤社（2011）

本書に関する正誤等の最新情報は下記のURLでご確認ください。
http://www.seibidoshuppan.co.jp/support

※上記URLに記載されていない箇所で正誤についてお気づきの場合は、書名・発行日・質問事項(ページ数等)・氏名・郵便番号・住所・FAX番号を明記の上、郵送かFAXで成美堂出版までお問い合わせください。
※電話でのお問い合わせはお受けできません。
※ご質問到着確認後10日前後に回答を普通郵便またはFAXで発送いたします。

【画像提供】(五十音順)
アズワン株式会社／アルケア株式会社／株式会社秋山製作所／株式会社カネカメディックス／COOK JAPAN株式会社／ジョンソン・エンド・ジョンソン株式会社／住友ベークライト株式会社／泉工医科工業株式会社／日本コヴィディエン株式会社／日本シグマックス株式会社／日本フリッツメディコ／富士システムズ株式会社／藤田医科大学病院／松吉医科器械株式会社

●編集制作・本文デザイン　株式会社エディット
● DTP・本文デザイン　株式会社千里
●本文イラスト　はやし ろみ／さややん。
●企画編集　成美堂出版編集部

ゼロからわかるドレーン管理

2021年5月1日発行

監　修　渡《わた》邊《なべ》 孝《たかし》
発行者　深見公子
発行所　成美堂出版
〒162-8445　東京都新宿区新小川町1-7
電話(03)5206-8151 FAX(03)5206-8159
印　刷　株式会社フクイン

ISBN978-4-415-32237-7
落丁･乱丁などの不良本はお取り替えします
定価はカバーに表示してあります